健康社会工作教学
案例精选

JIANKANG
SHEHUI GONGZUO
JIAOXUE
ANLI JINGXUAN

U0386075

林艳伟　池文华　朱祥磊　主编

中山大学出版社
SUN YAT-SEN UNIVERSITY PRESS
·广州·

图书在版编目（CIP）数据

健康社会工作教学案例精选/林艳伟，池文华，朱祥磊主编 . —广州：中山大学出版社，2023.9

ISBN 978 - 7 - 306 - 07796 - 7

Ⅰ . ①健… 　Ⅱ . ①林… ②池… ③朱… 　Ⅲ . ①健康教育—社会工作 Ⅳ . ①R193

中国国家版本馆 CIP 数据核字（2023）第 072492 号

出　版　人：王天琪
策划编辑：金继伟
责任编辑：杨文泉
封面设计：曾　斌
责任校对：周　玢
责任技编：靳晓虹
出版发行：中山大学出版社
电　　话：编辑部 020 - 84110283，84113349，84111997，84110779，84110776
　　　　　发行部 020 - 84111998，84111981，84111160
地　　址：广州市新港西路 135 号
邮　　编：510275　　　　传　真：020 - 84036565
网　　址：http://www.zsup.com.cn　　E-mail：zdcbs@ mail.sysu.edu.cn
印　刷　者：广州市友盛彩印有限公司
规　　格：787mm×1092mm　　1/16　　22.25 印张　　396 千字
版次印次：2023 年 9 月第 1 版　　2023 年 9 月第 1 次印刷
定　　价：68.00 元

本书编委会

主　　编：林艳伟　　池文华　　朱祥磊

副主编：褚成静　　常海燕　　傅崇辉

编　　委：许国梁　　钟柳青　　陈文华

　　　　　杨　薇　　程　航

前　　言

　　案例呈现，是社会工作者用生命影响生命的文字，记录受助者回归社会、找回自己的心路历程。十年来，我国广大的社会工作者在实践中借鉴发达国家和地区的先进经验，结合我国实际情况，在扶贫、济困、扶老、救孤以及城乡社区服务方面创造出了许多本土的社会工作方法，取得了较好的服务效果，同时也积累了丰富的本土经验。

　　此次精选的案例都来自在广东医科大学社会工作教师团队指导下开展的实际社会工作，这些案例鲜活、真实、实用、具体，涉及广泛的社会工作服务对象以及众多实务领域。

　　其中案例的主要内容由以下几个方面组成：医务社会工作、老年社会工作、残障康复社会工作、家庭少年社会工作。

　　医务社会工作的服务在多种医疗情境下开展，包括公共卫生领域、疾病治疗领域、精神卫生领域、人口与计划生育领域等。医务社会工作的功能包括对患者及其家庭的问题与需要进行诊断与评估、为患者及其家属提供咨询与辅导、寻找患者所需要的物资和服务资源、促使医院内部对患者服务的政策和程序等方面的改善，以及与医院内部或者社区机构的工作人员联系讨论如何采用有效的方法解决病人的问题等。整体来看，医务社会工作的特点包括与医疗体系相融合、以服务对象的健康为主导、以患者为中心、服务规范专业化。在汇总的案例中，案例人群类型比较多样，包括各病种的患者以及工伤群体等；在问题的复杂程度上也囊括了单一问题和不同程度的复杂问题；在服务对象方面，既包括个人也包括家庭，年龄覆盖面也从青年到老年，性别兼顾男性与女性；在工作方法上，以个案工作和个案管理工作为主，同时包含小组工作的展示。

　　老年社会工作包括老年社会救助、老年生活服务、老年家庭关系处理、老年心理辅导、老年社会参与和社会融合。目前，老年服务需求持续升温，老年社会工作案例涉及失独、失智、失能、孤寡、空巢、"三无"等老人问题，相应的工作方法包括个案工作和小组工作，如老人与子女关系协调的个案、失独老人互助小组。其中，老年危机干预以及老年人生命教育等针对性强、难度较高的老年社会工作方法近年来在老年丧偶危机干预、老年临终关怀等方面得到越来越多的运用。可以预见，未来很长一段时期，随着我国养老政策的逐步完善，老年社会工作将在为老服务方面大有可为。

残障康复社会工作的主要内容包括康复、残障人士教育、劳动就业等。总之，残障康复社会工作的范围相当广泛，涉及残障人士的生活、发展等各方面内容。目前，我国残障康复社会工作还处于由"准专业和经验化"向"专业化和职业化"发展的转变过程，大部分残障人士服务还缺乏社会工作的理念和方法，与残障人士群体对社会工作服务的需要相比，无论是专业服务机构还是专业社会工作者的数量都严重不足。对于残障服务社会工作，本书案例的贡献主要体现在社会资源的整合，例如在个案中的社区康复服务等。

家庭少年社会工作案例主要内容包括青少年犯罪、留守儿童、困境儿童的健康等一系列问题，服务过程以多种理论为依据，分析问题，评估需求，继而开展有针对性的服务。服务内容包含潜能挖掘、能力提升、社会适应、资源链接等。目前，随着家庭结构和家庭问题的多元化变迁，各地区发展不充分、不平衡，因此，家庭少年社会工作的需求缺口会越来越大。

案例中理论和实务相结合、专业化与本土化相结合的原则，充分展现了广东医科大学教师团队坚守"助人自助"的社会工作理念、恪守科学有效的社会工作方法，从而实现服务对象和社会工作者共同成长的工作过程。案例中呈现出的一些特征有：接案过程注重专业关系的建立，更有"人情味儿"；预估过程有理论支撑，更加科学精细；方案设计规范具体，操作性强；介入方法的选择凸显"以服务对象为本"的价值理念。在这些案例中，无论是个案工作的计划书，还是小组工作的方案设计，都充分体现了社会工作者的专业水平。仔细分析服务内容会发现，社会工作者在实际开展服务时，对于西方的一些经典社会工作操作理论与方法，既有继承，又有创新，加入了很多中国元素，很适合我国的实际情况。

社会工作专业引入我国的时间尚短，教育教学还行走在探索的路上。正如习近平总书记的讲话，"'志之所趋，无远弗届，穷山距海，不能限也。'对想做爱做的事要敢试敢为，努力从无到有、从小到大，把理想变为现实。要敢于做先锋，而不做过客、当看客"。热爱、奋斗、坚持，我们有仰望星空、坚守信念又脚踏实地努力前行的教学团队，有朝气蓬勃、思想活跃、奋发向上的学生，相信前面的路会越走越宽，越走越广，离我们的梦想越来越近。

广东医科大学人文与管理学院院长、教授　万崇华
2022 年 10 月 1 日

目　录

第一部分　医务社会工作

第二部分　老年社会工作

第三部分　残障康复社会工作

第一部分

医务社会工作

乳腺癌患者的社会工作介入

杨薇①　贺彩霞②

案例摘要： 医务社会工作是社会工作专业实务领域之一，重在关注和照顾患者及家属的全人需要。本文以 A 医院社会工作部乳腺癌病友互助为例，以"身心社灵（身体、心理、社会以及灵性）全人健康"的理念为基础，从具体的实务经验出发，呈现社会工作专业介入医院乳腺癌患者的实践策略和反思。社会工作者主要从个案支持、活动支持和小组支持三个层面介入，为乳腺癌患者及其家属提供系统性支持，并提出社会工作者介入乳腺癌患者的性别视角和针对女性乳腺癌患者的政策倡导两个层面的反思。

一、背景介绍

乳腺癌，已经成为妇女最常见的恶性肿瘤之首。2010 年中国人口协会公布《中国乳腺疾病调查报告》，指出我国主要城市 10 年来乳腺癌发病率增长了 37%，发病率正以每年 3% 的速度递增。[1]而且，我国女性乳腺癌发病率从 30 岁左右开始增加，发病高峰为 40~49 岁，比西方国家提前了 10~15 岁。[2]疾病，是每个人成长过程中都可能遇到的危机。患者在生理、心理和社会层面均可能会因为疾病的发生而出现不适。首先，疾病往往伴随着生理上的疼痛和身体的残缺，比如有时候患者需要接受乳房切除手术，这些可以反映出患者在自身身体机能受到损害时的脆弱性。其次，患者本人承受着与疾病抗争的心理压力，也会因为把自己当作家庭和社会的负担而垂头丧气。最后，疾病和死亡在不同的文化中有着特定的意义，比如罹患癌症可能让一些人觉得羞耻和命运坎坷，这种文化定义导致很多患者降低了对生活的希望。

社会工作者（简称"社工"）在患者的身心康复过程中可以起到不可替代的作用。作为一门专业，社会工作在其中是一种处理受到疾病影响的个人、家

①　杨薇，广东医科大学。
②　贺彩霞，广东省长江公益基金会。

庭及其独特的心理、社会和精神需要的研究和实务领域。具有专业知识的社会工作者熟悉各种不同类型的疾病所带来的身心压力，并且可以在病情发展的不同阶段，熟练地对服务对象的心理社会需求进行介入。A 医院乳腺癌患者当年统计数据有 150 余人，分别就诊于心胸外科、普外三科、肿瘤科 3 个不同科室。本文以社会工作者在 A 医院中开展的乳腺癌患者服务为例，介绍社会工作者针对特定临床病种（乳腺癌）开展社会工作专业服务的经验。

二、分析预估

准确并清晰地把握患者及家属的需求是开展服务的前提，也是保证服务的关键因素。社会工作者主要通过三种方式评估患者及其家属的需求，首先是调查问卷，例如，针对每位参与乳腺癌患者互助会的成员设计"生活质量评估表"。其次是访谈，具体方式可以是"一对一"或"一对多"的形式，访谈对象主要以乳腺癌患者为主，以科室医生、护士为辅，内容涉及患者在患病过程中的生理状况、心理状态的变化，以及社会康复情况。最后是活动观察，社会工作者通过开展专题讲座、休闲聚会等发展性的服务，在过程中观察记录不同患者的表现，分析他们的需求。通过以上三种方式评估得到乳腺癌患者存在以下需求：康复信息掌握的需求、社交及同伴支持的需求、个别心理辅导的需求、个别特困家庭经济援助的需求等。

三、服务计划

（一）服务理念

"身心社灵全人健康"模式是一种全新的社会工作介入模式，它将西方心理辅导形式和中国传统文化相结合，具有鲜明的本土化特征。在中国香港，该模式已在不同的专业机构和对象群体中使用，如离婚女性、抑郁症患者、癌症患者等，并取得了良好的效果。[3] 根据"身心社灵全人健康"理念，乳腺癌作为对女性身体健康的一种严重威胁，破坏女性身体、情绪和精神的协调，这种破坏不仅会体现在女性身体和情绪上，最终还会威胁患者的精神信念、价值观。本文以"身心社灵全人健康"理念介入乳腺癌患者及其家庭的服务实践，基于身体状况（身）、情感（心）与社会关系（社）和生命价值或意义（灵）

是人的整体组成部分这一前提，运用社会工作综合方法介入乳腺癌患者群体中。

（二）阶段性的服务设计

阶段性的服务设计内容见表1。

表1 阶段性的服务设计

阶段	服务目标	介入层次	具体介入手法
第一阶段	建立乳腺癌患者互助会，建立患者对互助会的归属感，加深相互之间的联结	发展性为主，支持性为辅	①病友探访：定期家访，提供个别化关怀；②专题讲座：生理、心理、社交恢复的知识；③休闲聚会：放松心情，相互支持
第二阶段	扩大患者互助会的服务受众，回应个别乳腺癌患者的困扰，提升公众对于乳腺癌的关注和对乳腺癌患者的支持	支持性为主，发展性为辅	①休闲聚会：放松心情，相互支持；②成长工作坊：探讨共同的处境、分享彼此的经验；③大型宣教活动：院内院外公众健康宣教
第三阶段	改善新症患者的身心状态，提升其自我康复能力；发掘和培育同路人患者义工，实现乳腺癌患者之间的互助	治疗性为主，发展性和支持性为辅	①同路人义工小组：支持新症患者，如科室探访与活动组织；②治疗性主题小组：自信心建立、家庭关系等主题小组聚会

四、服务计划实施过程

为了协助乳腺癌患者客观、全面地对待疾病，生理上积极配合治疗，促进康复，心理上提升自信心，回归家庭及社会，我们建立起"社会工作者 + 医务 + 同路人义工"的全人关怀模式，运用多元化的工作方法发展乳癌患者专项服务。多元化的工作方法包括个案辅导、治疗性小组、工作坊、病友互助会和社区活动等，取得了良好的成效。下面分别就多元手法支持、院内跨专业合作，以及院外资源链接三个层面介绍该项目的实施过程。

（一）多元手法支持

1. 个案支持

个案支持指针对乳腺癌患者个体及其家庭需求，以个别化的方式为乳腺癌患者及家属提供物质和心理方面的支持和服务，以协助其降低因疾病带来的压力，提高乳腺癌患者及其家庭的生活质量。乳腺癌患者患病后的治疗过程十分漫长。一般而言，经历手术、化疗、放疗后，患者在康复期间需要定期服药和接受身体检查。在这个过程中的每个阶段，患者都会承受不同程度的心理和社会压力，每位患者的身心反应差异性很大。给予患者个别化的关怀，持续评估患者的身心状况，及时发现患者需求并跟进就显得尤为重要。基于以上理由，社会工作者建立了乳腺癌患者的个人档案。个人档案涵盖乳腺癌患者的基本信息、治疗情况、心理社会状态、社会工作者评估，以及参与服务等情况。结合社会工作者定期的科室走访和家访反馈，每个月更新和补充档案资料。个人档案是社会工作者跟进和评估患者需求的媒介，为持续开展服务奠定基础；同时，档案的不断完善和规范，有利于社会工作者同科室医务人员深入合作。

2. 小组支持

小组支持是透过有目的的小组经验来增进乳腺癌患者的社会功能。从小组的性质和目标来看，社会工作者联结院内相关科室成立乳腺癌病友互助会，属于互助小组或支持小组。此类小组的核心目标在于建立乳腺癌患者的同辈支持网络，通过小组聚会的交流和互助，患者间共同鼓励、相互影响以增强面对乳腺癌疾病的勇气和信心，使患者能以积极和正面的态度面对疾病和生活。同时，乳腺癌病友互助会也旨在从中发现和培育病友"同路人义工"。首先，同路人义工体现为义工愿意用自己过来人的心得和经验支持新症患者，也愿意付出一定的时间和精力。其次，同路人义工作为患者同一般意义上义工的差异在于，她们在助人的同时自身也处于疾病的康复过程中。要想达到过来人对新症患者的支持和鼓励，不论从同路人义工的团队培训，还是针对患者义工身心状况的评估，社会工作者都需要保持不同程度的敏感度和警惕性，结合患者义工和新症患者不同层面的需求开展服务。因此，社会工作者可以组织乳腺癌患者开展成长工作坊和同路人义工小组。成长工作坊是在社会工作者引导下，鼓励乳腺癌患者之间通过探讨共同处境、分享彼此经验来实现相互支持。例如，社会工作者同患者及其家属一起，在体验式互动游戏基础上开展以"风雨同路"为主题的成长工作坊，旨在交流乳腺癌患者及家属应对疾病的心路历程。工作坊让患者及家属相互支持，也增强了患者对乳腺癌病友互助会的归属感。

3. 活动支持

活动支持指组织乳腺癌患者参与集体聚会，满足患者对康复信息知识了解和社会交往的需要；让患者在参与过程中形成对病友互助会的归属感，建立联结；鼓励公众参与，倡导对乳腺癌患者及其家属的接纳和关爱。从服务内容来看，活动支持主要包括专题讲座、休闲聚会和社区宣教活动。专题讲座内容涉及乳腺癌患者的生理、心理、社交恢复等层面，旨在增长乳腺癌患者康复期间的健康知识。一方面，通过联结院内资源，邀请乳腺专科医师定期开展乳腺癌患者身体康复的健康知识讲座，讲座主题涉及预防术后淋巴水肿、术后身体康复运动、乳腺癌与饮食等。另一方面，通过联结院外资源，邀请资深社会工作者和其他专业人士介绍如何在疗身的同时更好地疗心，主题涉及正向心理学等。休闲聚会则通过组织患者聚餐、出游、生日会等娱乐性活动，鼓励患者在放松身心的同时结交新的朋友，发现新的生活目标。此外，社会工作者可通过院内、外资源的对接，在社区内开展乳腺健康宣教活动。其目的在于提升公众积极预防乳腺疾病的意识，加深对乳腺健康知识的了解；同时鼓励、倡导公众给予乳腺癌病友及家属接纳和关爱。例如，借国际乳腺癌关注月，社会工作者联合 A 院乳腺肿瘤相关科室，举办"如果爱，心系爱"的乳腺健康宣教活动。医务人员义务进行乳腺健康知识的咨询和为市民做身体检查，同时派发乳腺健康知识手册，传递正确的乳腺健康信息。

（二）院内跨专业合作

社会工作者、医生、护士的角色功能各有不同。科室的医务人员具有丰富的临床实践经验且精通某临床专科领域的知识和技能；社会工作者可以为患者及家属提供心理支持、社会支援、医患关系协调等服务，三者的目标都是更好地为患者提供有效服务。社会工作者进驻医院开展服务，必然涉及同医院系统内不同科室的合作。医院系统内部对社会工作者的认识和专业认可，是需要在开展服务过程中不断建立起来的。一方面，社会工作者需要加强同各个乳腺癌患者科室的沟通，增进两个不同专业间的相互认识，加强跨专业合作的紧密程度；另一方面，社会工作者和医务人员共同的目标是促进患者康复，在基本目标一致的前提下，二者需要发挥不同专业所长，才能有效地提升患者及其家属的福利。对此，我们成立由社会工作者、专业医生、护士组成的"乳腺癌专业支持小组"，建立了针对科室乳腺癌患者的个案转介和沟通机制。通过召开个案讨论会，鼓励各个科室表达诉求，征求意见。个案转介和沟通机制对社会工作者和医务人员的角色和任务有明确的界定。具体而言，临床科室医生护士的主要职责有：为患者提供医疗护理上的专业指导；筛选个案，符合条件的转介社会工作者；定期参与个案讨论会议，交流患者信息。社会工作者在科室的主要职责有：建立乳腺癌患者档案；为乳腺癌患者及其家属提供个别心理疏导；组织小组和团体聚会，促进自助互助组织发展；链接并整合院内和院外资源。

（三）院外资源链接

一方面，乳腺癌患者的治疗和康复是一个长期的过程，伴随着身体和心理状态的变化，这也意味着患者家庭经济负担的加重，帮助有经济困难或社会支持欠缺的患者联系社会资源是社会工作者的工作职责之一。另一方面，呼吁社会各界对乳腺癌患者的关注和关爱，提升社会公众对于预防乳腺疾病的意识，宣传"及早预防、及早发现、及早治疗"的观念，也是十分必要的社会工作。在此方面，社会工作者主要扮演"资源链接者"的角色。针对个别需要经济援助的乳腺癌患者，在进行多方评估的基础上，收集和掌握来自社会不同层面的援助信息，如中国香港"粉红革命"运动、广东省妇联"粉红春天"行动、腾讯公益基金、报纸或电视媒体等，为患者争取经济援助的机会。针对公众对于乳腺健康知识的需求，社会工作者联合中国电信、卜峰莲花等企业，举办大型乳腺癌防治宣传活动，提升公众对于乳腺癌的关注和对乳腺癌患者的支持。

五、总结评估

乳腺癌病友互助会是从乳腺癌患者的全人需求出发，运用社会工作专业手法建立起来的"社会工作者 + 医务 + 同路人义工"的全人关怀模式，取得了良好的成效。A 医院社会工作者与院内肿瘤科、外科等相关科室合作，建立了"乳腺癌专业支持小组"，成立了"粉红之家"乳腺癌病友会。

从量上来看，在为期两年的社会工作介入过程中，社会工作者组建并培育了一支乳腺癌患者互助组织，互助组织目前有稳定的会员 90 余人；社会工作者进行科室探访和家访 200 余次，开展深入的个案辅导服务 30 余例，组织专题讲座 6 次、成长工作坊 3 次、主题小组 2 个、休闲聚会 10 次、院内院外宣教活动 2 次，累计服务乳腺癌患者及家属 500 多人次。同时直接引入媒体、企业等社会力量为几名患者联系到经济资助，解决了实际困难。

从本质上来看，服务成效体现在以下两个方面。第一，乳腺癌患者及家属的反馈和改变。接受过社会工作者直接个案服务的患者及家属，均能获得实际的帮助或改变，如心理压力的疏导、合适的工作机会等。多数服务对象从一开始被动接受社会工作者的邀请而参与服务，转变为服务中后期主动表达需求并介绍其他乳腺癌患者加入。1/4 以上的患者积极为互助会的后续发展提供意见参考，并愿意尽己所能投身到同路人病友义工队伍中，帮助更多新症患者。第二，医务人员对服务的认可和主动合作。在我国港台地区和欧美等地区，经过几十年的发展，在医院系统内，社会工作者、医务人员、康复治疗师等专业人士各有分工、共同合作，服务患者。在我国内地，医务社会工作发展仍处于初级阶段，即便医务人员与社会工作者有共同为患者提供有效服务的共识，在实际工作过程中仍需要不断磨合，这尤其体现在医务人员对社会工作者角色定位的认识和理解上。自社会工作介入以来，医务人员对社会工作者的角色有了更多的认识，患者的改变也促进了医务人员对社会工作专业服务的认可，越来越多的医务人员在自身服务过程中开始关注患者的全人需要而非单纯重视疾病的治疗，也开始主动尝试同社会工作者进行分工合作。在服务过程中，患者及其家属、医务人员在态度和行为上的细微改变，是社会工作者持续服务的原动力。

六、专业反思

（一）介入乳腺癌患者的性别视角

在我们熟知的文化里，乳房是女性身体的一个重要象征。对于女性而言，乳腺癌不仅意味着要面临死亡、恐惧等，同时影响着女性对自身的建构。大众文化宣传身体的各种可能性，但这些信息并不是鼓励女性成为独一无二的美好个体，而是按照一个特定的标准——更多的是男权主义文化下的标准——建立一个"近乎完美"的身体。[4]作为女性身体的一部分从女性的观点来看，乳房的感觉、敏感度等才是更重要的，而非视觉。在许多乳腺癌患者案例中，乳房切除已经是唯一或最好的治疗方式，安装义乳和乳房重建也是在切除后多数患者可选择的途径。然而，许多女性因失去乳房而产生的身份认同问题并未得到足够的重视。作为服务乳腺癌患者的社会工作者，在提供一线服务的同时，也应该做深入研究与教育，从女性的角度而非社会的标准去看待乳房对于乳腺癌患者的意义，从而给予已经失去乳房的患者更多真正的支持服务。

（二）针对女性乳腺癌患者的政策倡导

乳腺癌给女性生理、心理和社会认知带来极大的冲击，女性同时承受着身体、家庭和社会的多重压力。乳腺癌患者不仅需要承担手术过程中的各种疼痛和不适，而且需要有足够的勇气去适应术后放疗、化疗过程中的抵抗力下降、恶心、头发脱落等副作用。同时，女性本身在家庭里面扮演着重要的角色，疾病打乱了其家庭原有的生活规律和亲密关系，这种压力既体现在长期治疗的经济负担上，也体现在家庭照顾角色的转移上。从社会层面上来说，乳腺癌患者要承受性器官病变而引起别人异样的眼光，要承担性器官病变给她们带来的身份认同危机。对于女性乳腺癌患者的政策倡导可体现在两个方面：其一，对乳腺癌患者及家庭群体的关注和关怀，倡导从国家、社会、组织以及媒体层面给予该群体支持，例如，针对乳腺癌患者的救助基金、针对乳腺癌患者家庭的服务等。其二，对乳腺癌疾病的预防，倡导女性重视自身身体，建构一个属于女性自己的健康乳房。

参考文献：

[1] 唐丽丽，张艳玲，张瑛，等. 婚姻、社会支持对乳腺癌复发、转移影响的对照研究 [J]. 中国肿瘤临床与康复，2002（2）：101 - 104.

[2] 吴航洲，李峥，金维佳. 乳腺癌患者的疾病不确定感及其与社会支持的相关性研究 [J]. 中华护理杂志，2006（2）：101 - 104.

[3] 陈丽云. 身心灵全人健康模式：中国文化与团体心理辅导 [M]. 北京：中国轻工业出版社，2009.

[4] 艾莉斯·马利雍·杨. 像女孩那样丢球：论女性身体经验 [M]. 何定照，译. 台北：商周出版社，2007.

耳鼻喉科伤医高风险介入案例

覃雪丹[①]　袁达光[②]

案例摘要：一张张威胁要改变耳鼻喉科主任人生轨道的字条令人心惊，一场因颌面部脓肿切开手术埋下的伤医风险即将演变为伤医案件……在医务科的要求下医务社会工作者紧急介入，及时安抚服务对象的愤怒情绪，运用同理心思维、技巧顺利获取服务对象信任，协调医患沟通，最终有效缓解了医患冲突，避免了恶性伤医事件的发生。

一、背景介绍

（一）服务对象基本信息

服务对象，张先生，42岁，未婚，湖南籍人士，自诉为退伍军人，住院前在东莞市长安镇一餐馆做厨师。家里还有年迈的母亲以及一个哥哥，都在湖南老家，在东莞无其他亲属。

（二）因颌面部脓肿入院，行颈部切开排脓手术

服务对象因感觉咽痛伴颌面部肿胀、吞咽困难、头晕头痛、呼吸困难，自行到镇街医院看门诊，予以静滴抗感染、激素冲击等对症治疗后症状仍逐渐加重，伴轻微声嘶、无法进食。2020年8月24日，服务对象独自一人来到东莞市人民医院耳鼻喉科门诊就诊，经检查，颌面脓肿已感染至右侧胸腔，质硬、压痛，门诊以"颌面部脓肿"收入住院。入院后服务对象拒绝提供家属信息，表示自己能够照顾自己。在服务对象的同意下，医师为其行颈部切开排脓手术。在手术中，医师发现脓肿压迫气管，原本直径约20毫米的气管仅留有8毫米的缝隙且呈压扁状，考虑服务对象入院时有呼吸困难合并缺氧、头晕、头

---

①　覃雪丹，东莞市乐雅社会工作服务中心。
②　袁达光，东莞市人民医院。

痛等情况，存在严重窒息风险，随时可能因窒息而死亡，且服务对象是在麻醉状态下，无法与其沟通，手术医生请示科室主任后为服务对象行气管切开术（常规手术），手术顺利，效果明显。

服务对象术后回到病房麻醉清醒后开始质疑治疗方案，提出自己是在被迫的情况下被切开气管并留气管套管（更换需要费用，住院过程中需要照顾，后期需要闭合），认为医生是为了强行留他继续住院，以讹诈他交更多的医药费，昧着良心赚黑心钱，自述要不是还载着气管套管，他早就出院了。当时情境，存在较高伤医风险。

二、分析预估：心理－社会模式

弗洛伦斯·霍利斯认为社会个案工作是一种心理及社会治疗的方法，个人的社会功能失调情形可能是由服务对象的内心因素与外在社会环境因素交互影响所导致。因此，社会工作者可致力于协助服务对象内在需求的满足以及外在社会关系和社会功能的修补。[1]

（一）生理层面：有治疗需求，但拒绝配合治疗，依从性差

服务对象颌面部脓肿是由长期酗酒所致，之前曾经发生过但治好后未能戒酒，长期生活作息混乱。做手术后气管套管创口需要护理，并需要及时观察病情恢复情况，避免感染风险。其因上述原因拒绝配合治疗，提出要拔掉气管套管早日出院。

（二）心理层面：情绪暴躁，有伤医风险

术后几天，服务对象每天都情绪暴躁，不配合各种治疗，强烈要求拔除气管套管，并对每日费用清单提出种种质疑，担心外省社保报销问题。

因插管暂时无法说话，服务对象书写了很多诉求及威胁科室主任的话语。科室主任报备医务科，医务科要求社会工作者配合医务科工作人员紧急介入，并安排保安在病房监守。

社会工作者请心理科主任过来会诊协助判断服务对象的精神状态，会诊结果显示，服务对象精神正常，排除精神疾病因素导致的情绪暴躁。

（三）社会层面：无家属陪护，经济困难，担心丢工作

服务对象家中还有年迈的母亲和哥哥，自己性格要强，虽一事无成但不想让家里人担心，无亲友在医院陪护，因术中临时发现窒息风险，无家属可签字，无法决定是否行气管切开手术而埋下医疗风险。

另外，服务对象身上积蓄只有 3000 元，当时医药总花费已达上万元，存在医药费支付困难的情况，同时，他担心住院时间过长会影响到自己的工作。

（四）医务科风控要求

因服务对象存在较高医疗风险，社会工作者咨询医务科后了解到：如果服务对象确实存在困难，基于社会公益的责任并不要求他把欠着的医药费交完，秉承生命至上的理念，希望他能够配合治疗，一定要避免出现伤医行为。

医务社会工作者作为在医院和医疗卫生机构中为患者提供心理关怀、社会服务的专业社会工作者，为患者提供的是"非医学诊断和非临床治疗"。结合服务对象的情况分析可知：在心理层面，服务对象不认同麻醉中未经其同意执行气管切开并留置气管套管的医疗行为、质疑医院各种收费，存在排脓手术后即可痊愈出院的过高期望，情绪处于非常愤怒的状态，不信任医生、不听从医嘱，且拒绝配合治疗，存在较高的伤医风险。

三、服务计划

（一）服务目标

（1）服务对象提出的诉求能够得到正面答复，情绪能够得到缓解。
（2）服务对象所担忧的医药费问题能够找到解决的途径。
（3）服务对象能够转移对医生的愤怒，关心自己病情的治疗方案。
（4）服务对象能够感受到被尊重与理解，进而信任社会工作者，通过有效引导服务对象通过合理合法途径进行维权，避免矛盾激化并有效缓解医患冲突。

（二）服务计划

（1）通过同理服务对象的感受，及时回应服务对象的需求，获得服务对

象的信任。

（2）安抚服务对象的情绪，平复其愤怒的情绪，使其恢复理性沟通状态。

（3）协助服务对象解决医药费支付困难的情况，并跟医务科协调欠费问题的解决办法，让服务对象可以卸下医药费负担。

（4）从服务对象的角度出发，随时关心服务对象的伤口愈合情况，让服务对象感受到被关注，转移对医生的不满；同时在认知层面让服务对象认识到伤医带来的严重后果，协助服务对象反馈其合理的诉求。

（5）关注并安抚主治医生的情绪，探讨有效提升服务对象依从性的办法，并协助医患进行有效沟通，引导服务对象通过合理合法的途径进行维权。

（6）及时跟进服务对象可能提出的新的质疑，直至服务对象达到出院标准，因为服务对象没有家属陪护，待其病情稳定后在其需要的情况下协助其出院并进行跟踪回访。

四、服务计划实施过程

（一）安抚服务对象愤怒的情绪，建立信任关系

医务科工作人员跟服务对象协调，一开始服务对象拒绝社会工作者介入，要求见医院领导。在社会工作者表示自己是市政府财政购买的第三方服务的工作人员，是为患者服务的，会保持中立，不会偏袒医院的前提下，服务对象仍半信半疑。其再三在网络搜索了解医务社会工作者的工作性质之后，才愿意跟社会工作者会谈。

服务对象跟社会工作者说了很多他通过网络或媒体报道所了解的自我认为的医疗行业潜规则的报道和案例，认定他昏迷的时候在没有经过他同意的前提下行气管切开术并留置气管套管的医疗行为就是为了让他继续留在医院以讹诈他支付更多的医药费。倾诉时，服务对象情绪激动、愤怒不已。社会工作者表示，要是自己遇到这样的事情也会很生气，同理其感受后，引导服务对象放松呼吸、先冷静下来。社会工作者还表示会认真倾听他的想法，并接纳其感受。随后，社会工作者询问他是不是怕还要住院会耽误其他的事情。服务对象表示，一方面觉得医生的做法属于医疗欺诈行为，另一方面认为自己切除脓肿就可以出院去上班，而现在做了气管切开术导致后续还需要住院，住院太久就会影响到工作，断了收入。

（二）澄清误解，协助沟通延期返岗

社会工作者把从医生方面了解到的信息跟服务对象做进一步的澄清，告知其已经发现原本直径约 20 毫米的气管仅留有 8 毫米的缝隙且呈压扁状，考虑服务对象入院时有呼吸困难合并缺氧、头晕、头痛等情况，若不行气管切开术，窒息风险会很高，可能会影响生命。服务对象听了之后，半信半疑，表示就算是出于风险方面的考虑，也是医生想让他多住院好收取更多的医药费。社会工作者表示，任何一个医生，为了自己的职业发展，都不希望自己所负责的患者后续有手术风险。服务对象听了社会工作者的话语后闷声不语，没再辩解。

对于服务对象因住院时间超过预期而产生担心，社会工作者及时协助服务对象跟餐馆老板沟通延期返岗的事宜，在电话中社会工作者及时反馈了服务对象目前的病情及之后还需要进行伤口的护理等情况，餐馆老板表示能够谅解，并安慰服务对象先安心配合治疗。解决了延期返岗的问题后，就服务对象担心家里人知道自己住院会担心的方面，社会工作者对服务对象进行了关于医闹或伤医会给他带来的后果及影响的分析，向服务对象阐述道："你要知道你来就医是希望能够把病治好，还在治疗期跟医生闹僵对自己终究不是一件好事，并且现在伤医入刑后果很严重，父母把你养大不容易，不能冲动办事情。"服务对象暂时同意先观察气管切口的伤口愈合情况，再决定是否要出院。

（三）协调处理服务对象拔管诉求，安抚医患双方情绪

跟进后的第一个周末，服务对象在微信里跟社会工作者说自己被医生困在病房里，让社会工作者赶紧过去救他。社会工作者不是很明白具体发生了什么事情，打电话过去才了解到是服务对象要求立即拔管，但医生考虑到会复发，有感染风险，不同意这个时候拔管，出于安全考虑还派了保安跟着他。社会工作者去到科室后先去医生办公室找主治医生了解情况，并安抚医生的情绪。医生告诉社会工作者服务对象刚做完手术不久，还不能拔管，否则会感染复发，前功尽弃，但服务对象就很犟，说什么也不听。社会工作者到病房跟服务对象进行沟通，先关心了他目前的身体状况及伤口恢复情况，询问其病史及病因。服务对象表示自己的病是长期酗酒导致的，之前就去治疗过一次，但是因为没有戒酒而复发。对此，社会工作者语重心长地跟服务对象说酗酒对身体造成的伤害，并列举了身边因酒致病的例子，以示警醒。服务对象说能够感受到社会

工作者对他的关心，这一次出院后争取能够把酒戒掉。之后社会工作者就拔管的事情跟服务对象进行分析，但没能改变服务对象的认知，坚持要在 2 天内拔管。

（四）参加医疗团队全院会诊，替服务对象拍摄拆线拔管视频作证

社会工作者将服务对象的诉求反馈给医务科之后，医务科的袁主任也跟服务对象进行了近 2 个小时的会谈，阐述手术过程中的医疗规范问题、关心服务对象之后的治疗方案，但服务对象依旧坚持自己的诉求。随后袁主任组织多个科室专家进行全院会诊，在会诊中让社会工作者阐述服务对象的心理－社会层面分析及服务对象的诉求，最后全院会诊决定，如果服务对象强行要求拔管的话，感染风险太大，不排除需要转到重症监护室（ICU）进行监护治疗的可能。社会工作者把专家会诊意见转述给服务对象的时候，服务对象再一次被激怒，表示拒绝接受转到 ICU，认为把他转到 ICU 就是在打击报复他，整个人都处于盛怒的状态，拳头不时握紧砸在病床上。社会工作者再次安抚服务对象的情绪，轻轻拍打服务对象的肩膀帮助他放慢呼吸、舒缓情绪，表示会把他的意见及时跟医生及医务科反馈，并多次表明社会工作者会站在服务对象的角度替他综合考量、协调后续的治疗方案。最终，医务科及主治医生同意给服务对象拆线拔管，但需要服务对象在风险知情同意书上签字。对此，服务对象无异议，并向医务科领导及医生要求，拆线时医务科工作人员和社会工作者需要在场，并要求社会工作者把拆线拔管的过程全部拍摄记录下来作为证据。后来，在社会工作者的全程拍摄下，医生给服务对象完成拆线拔管。

（五）协助服务对象解决医药费困难及办理出院手续

拔管后第二天，服务对象就要求出院，因为面临欠费问题，服务对象再次联系社会工作者协助，社会工作者询问其是否需要他们协助申请医疗救助。服务对象表达了自己的担心：①不希望亏欠任何人；②但是如果医院后续向他追索欠费，可能会影响到自己的工作和生活。综合考虑后他表示需要申请医疗救助。随后社会工作者跟服务对象介绍了目前的医疗救助途径，鉴于服务对象无法提供在东莞居住一年的证明，不符合申请条件。社会工作者提议其先通过朋友圈发轻松筹或水滴筹，但服务对象一听说要在自己的朋友圈转发就不肯了，觉得很丢脸，拒绝筹款。后来了解到服务对象在老家有缴纳农村医疗保险，社

会工作者便及时协助其办理异地就医登记备案。但社保结算后剩下的自费部分，他暂时也难以支付，社会工作者请示了医务科袁主任的意见后，同主治医生沟通，最终医院同意给他签欠条办理出院手续。社会工作者协助服务对象办理了出院手续后，叮嘱他出院后及时到社区卫生服务中心去换药。考虑到服务对象还有不满情绪，社会工作者提醒其可循合法的维权途径去解决医疗争议，并进行了简要的个案回顾及结案说明，服务对象对社会工作者的协助表示非常感谢，说要不是有他们协调沟通，肯定会有人身伤害的事件发生。他看到社会工作者这么用心跟进，出院后也不想再找麻烦，表示会努力工作赚钱补齐所欠的医药费。

五、总结评估

（一）个案成效评估

面对服务对象质疑治疗方案、威胁伤害医务人员的愤怒情绪状态，社会工作者及时、有效地安抚了服务对象的情绪，引导其倾诉感受、宣泄情绪并提出诉求，平复其愤怒情绪，在获得服务对象充分信任的基础上，使其从对医生感到愤怒转为关心自己疾病的治疗方案；经过对医患双方的情绪安抚及同双方的沟通协调，有效引导服务对象遵从自己的意愿完成就医，避免了极端事件的发生。同时，服务对象欠费及延期返岗的问题也得到了及时的解决。

（二）服务对象现状评估

结案后社会工作者持续 2 个月对服务对象进行跟踪回访，了解到其目前创口愈合情况超过预期，不影响正常工作和生活。虽然服务对象时不时会向社会工作者发几句关于医疗方面的牢骚，但在社会工作者的及时回复、借机会澄清医生为他考虑的出发点的影响下，服务对象渐渐不再纠结住院过程中发生的不愉快事情。

六、专业反思

医务社会工作者是促进医患有效沟通和医疗信息传递的桥梁。医务人员、患者及其家属往往站在不同角度考虑问题：①医务人员更关注患者的疗效而非经济承受能力，只希望患者能从医疗中获得最大的受益；②患方虽然关注疗效，但前提是"经济实惠"，把医疗行为视作一个消费行为。而基于医患双方各自立场的不同，加之医患沟通技巧有可能使用不当，容易引发医患关系的紧张和矛盾。[2]

医务社会工作者加入临床诊疗团队，可以基于前期对服务对象的资料收集及需求预估，从患者心理和社会角度提出切合实际的诊疗建议，同时会花费很多时间跟精力维系双方的信任关系，帮助患者理解诊疗方案。在与医生和患者双方充分沟通的情况下，避免患者出现对治疗方案的认识误区，有效提高诊疗效率，推动构建和谐的医患关系。

在个案跟进过程中，社会工作者充分使用同理心的服务技巧，让服务对象能够感受到被尊重与理解，进而信任社会工作者，使社会工作者能有效引导服务对象较为理性地表达自己的诉求，促进医患双方的有效沟通，很好地发挥了医患关系缓冲带的作用，最终有效解决医患冲突，避免恶性伤医事件的发生。

参考文献：

[1] HOLLIS F. Casework：a psychosocial therapy ［M］. New York：Random House，1964.

[2] 金雨红. 加强医务社会工作，助推医患和谐 ［N］. 北京青年报，2020 - 10 - 27.

医务社会工作者介入神经康复患儿领域的服务策略及成效研究

——以东莞市儿童医院为例

梁远① 张敬② 朱祥磊③

案例摘要： 随着神经康复患儿发病人数逐年上升，神经康复患儿家庭的康复及生活困境备受关注。在神经康复患儿承受生理痛苦的同时，其家人也承受着心理和经济上的巨大压力。研究发现，社会工作者针对经济、社会发展功能、家属情绪及照顾技能方面不同项目的介入能有效改善神经康复患儿及其家庭的困境。文章以东莞市第八人民医院（东莞市儿童医院）为例，通过研究服务过程中的服务对象需求、项目开展及服务改变，来探索医务社会工作服务发展的模式思路，以供行业借鉴。

医务社会工作是现代健康照顾体系的重要组成部分，医务社会工作者作为医务人员与患者之间的重要媒介和桥梁，以社会工作的专业方法和路径来介入医患双方的沟通领域，从而改善医患关系，促进医患和谐稳定。在临床实务中，医务社会工作者结合实际情况进行服务探索研究，发展并逐渐形成了适合儿童专科医院医务社会工作者开展的一种新的服务辅助模式。[1]

一、背景介绍

（一）政策发展

随着现代医学模式由传统的生理治疗模式转向生物－心理－社会医学模

---

① 梁远，东莞市第八人民医院（东莞市儿童医院）。
② 张敬，东莞市第八人民医院（东莞市儿童医院）。
③ 朱祥磊，广东医科大学。

式，医务人员从注重患者的生理健康，逐渐延伸到关注患者及其家属的心理方面需求，以及患者康复后回归社会的相关问题，由此，医务社会工作者应运而生，为缓解医患关系起到了积极有效的作用。[2]2017年人力资源和社会保障部印发《关于公布国家职业资格目录的通知》（人社部发〔2017〕68号），社会工作者职业资格成为国家职业资格。2017年，国家卫生和计划生育委员会与中医药管理局联合发布的《进一步改善医疗服务行动计划（2018—2020年）》指出，公立医疗机构要建立并增加医务社会工作岗位，明确社会工作者"提供诊疗、生活、法务、援助等患者支持等服务"的角色；2018年，国家卫生健康委员会出台《进一步改善医疗服务行动计划（2018—2020年）考核指标》，将设立医务社会工作制度列为一级指标，规定了公立医院的医务社会工作者配备情况和志愿者服务时长等。

（二）项目试点

2017年5月，在东莞市民政局和东莞市卫生健康局的支持下，市政府向东莞市展能社会工作服务中心配置2名医务社会工作者服务，派驻到东莞市儿童医院，由医院团委进行管理。神经损伤和神经发育障碍导致的脑瘫、自闭症、智力发育障碍患病率逐年上升，是儿童残疾的主要原因，也是全球重大公共卫生问题。在深圳市妇幼保健院，每年儿童康复门诊、心理门诊、高危儿门诊的就诊量超过1万人次，康复诊疗达3万多人次。

东莞市儿童医院是最早开展儿科神经康复的医疗机构，面对经济、社会发展功能、家属情绪及照顾技能等多方面的复杂困境，医院将社会工作者服务重点放在神经康复患儿病区，社会工作者通过病区走访，从"生理－心理－社会"全人层面了解患儿的疾病康复过程、心理活动状况、家庭－社区－社会各个支持系统状况，建立档案，并通过咨询、个案、小组、活动、子项目开发与平台搭建等形式提供针对性的心理情绪疏导、社会保障政策与社会救助资源对接、社会功能成长、康复照料及养育知识提升等服务，促进患儿家庭支持能力的提升和患儿的全面康复成长，并进一步推动现代化人文医疗的发展。

二、分析预估

通过神经康复患儿家庭的需求问卷和访谈调查，围绕患儿及其家庭的现状、需求和问题、期待提供的服务内容来展开调研，并对调研结果进行分析预估，了解到服务对象群体的服务问题主要包括以下四个方面的内容。

（一）患儿家庭的经济负担大

神经康复患儿需要较长时间的康复，康复费用较高，加上长期支出，一些严重的神经系统疾病如脑瘫等情况的治疗支出更高，康复周期甚至是终身。而且患儿康复均需要家长陪同，这就让很多患儿家庭形成一个劳动力工作、另一个劳动力全职照顾孩子康复的局面，收入来源变得更为单一，进一步加剧了患儿家庭的经济负担，不少患儿家庭因为经济问题不得不选择放弃康复，孩子也就失去了进一步康复成长的机会。

（二）患儿早期教育与社交等社会功能发展不足

医院进行康复的患儿年龄集中在 2～6 岁，因为长期在医院康复，患儿缺少与同伴交流游戏的机会，也没办法到幼儿园接受早期教育，较多患儿除了单纯疾病因素以外的社交，认知和交流能力均呈现不同程度的落后，早教资源的不足（公立早教机构的不足、私立早教机构的不成熟、非户籍早教学位的不足等）、缺少早教获得的条件（经济支持的不足、时间的不允许等）和家长缺少早教意识（只关注患儿病情和生计而忽略了早教的重要性）等都是影响患儿早期社会功能发展的因素。

（三）患儿家属的焦虑、抑郁等负面情绪凸显

因为经济负担大、照料压力大、对孩子病情的担忧等，患儿家属的心理压力巨大，同时由于患儿呈现出和同龄人较大的能力差距，家属容易不自觉地陷入周围人的异样眼光和歧视语言等的压力情境，核心照料者还面临失去社会职业角色、因长期投入康复照护工作而失去自我社交生活等状况，家属出现焦虑、抑郁等负面情绪的情况非常普遍。

（四）患儿家属家庭康复照料技能较弱

神经康复患儿除了在医院康复外，家庭康复和教育对孩子的成长尤为重要，由于患儿的特殊性，很多父母都没有教育和引导特殊患儿的经验，再加上很多父母日常照料孩子很疲惫，容易忽略家庭康复和教育的重要性。

三、服务目标与计划

（一）服务目标

（1）总目标：促进神经康复患儿的身体、心理和社会交往功能的全面康复成长。

（2）具体目标：搭建神经康复患儿的在院社会康复平台，促进患儿社会功能成长；完善神经康复患儿的家庭和社会支持网络，包括改善家属情绪困境、提升家属支持能力、获得社会资源支持等。

（3）长期目标：促进神经康复患儿的社会服务融入医疗服务过程；形成神经康复患儿社会服务的多学科干预流程与规范。

（二）服务计划

医院对患儿提供的医疗服务不仅应包括疾病诊断和治疗，还应考虑到患儿精神、心理、社会、经济及政治上的需求，为其提供医疗以外的人性化服务。目前依据患儿及其家属需求，医务社会工作者重点规划了以下服务子项目进行服务推进。

1. "助医行动"

通过资源整合、政策科普对接、社会倡导、服务对象能力挖掘等个别化个案介入与项目开发、倡导性活动的开展等多种形式，为经济困难患儿提供医疗救助与资源整合、能力挖掘服务。

2. "书香启萌""慢小孩"早教计划

培育和组建早期社会服务志愿服务队、整合社会资源搭建院内早教成长空间，运用志愿力量和社会扶持资金在空间内开展丰富且具有针对性的早教服务，如音乐、律动、故事、手工、绘画、游学等的课题服务。

3. 家属互助计划

搭建线上线下互助平台，线上有一般互助微信群、病种类别接近的互助微信群等，线下主要通过情绪治疗性小组、个案服务、减压类活动的开展，给予家属喘息和关注自我的机会，转移压力。

4. 居家康复课堂服务

通过康复科医生、康复师和社会家庭教育资源的合作，定期为患儿家属举办居家康复、家庭教育的讲座和面对面交流活动，也通过个案服务对家属支持进行跟进，提升家属对患儿的照料支持能力。

除了子项目运作外，社会工作服务部还结合医疗过程开展个案管理服务介入，从多维度开展服务介入。

四、具体服务内容与实施情况

（一）患儿家庭经济缓解层面

医务社会工作者有针对性地对接本地社会救助资源，包括本地慈善会和红十字会的救助帮扶项目、爱心企业基金会的帮扶项目等，除了已有资源的挖掘，社会工作者也依据基金会筹款项目的发展规律，通过和基金会合作发起网络专项的项目筹款，一方面开展大型公益画展，争取社会力量的支持；另一方面也满足基金会的社会力量需求，形成更大的社会合力。同时，社会工作者也积极在社会组织、慈善会等各类资源平台进行项目创投，获得资金，以减轻困境患儿家庭的经济压力；积极进行政策资源的科普，包括医保政策、低保政策和各地康复资源等，让家属充分运用资源；积极鼓励家属发动身边的力量、树立信心，寻找更多可能性，增加治疗希望。

（二）早期社会功能成长层面

作为社会工作实务领域一个重要分支，社会工作专业助人自助的工作理念、增能赋权的工作方法在介入儿童健康管理行动中具有独特优势。[3]"书香启萌""慢小孩"早教计划是针对患儿早期社会功能成长不足的项目，通过建设院内早教关爱空间、培养早教志愿服务老师志愿者队伍、开展系列集体性早教服务，达成促进患儿功能成长的目的。

项目通过医院支持规划发展和基金会扶持，形成长颈鹿儿童关爱空间和小水滴爱心课堂两个患儿成长空间，组建超过200人的早教志愿服务队伍，形成包括早教、音乐、绘画、绘本故事微剧场、亲子故事会、亲子出游等系列成长服务，每月固定服务课程超过4期，部分课堂采用共融式教学，通过招募正常亲子家庭和康复患儿一起上课，营造更好的学习氛围，给予患儿更好的成长支持。（见图1）

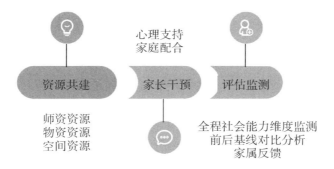

图 1　患者关爱空间医务社工的服务内容示意

（三）家属心理情绪支持层面

儿童生活计划是美国儿科医院护理的重要组成部分，其中提及家属互助能提升儿童应对问题的能力，并最大限度地解决儿童住院治疗和其他医疗保健过程中所出现的心理、社会问题，减少住院、医疗保健或其他潜在压迫性治疗所带来的负面影响。[4]家属互助计划采用类似的服务模式，核心内容是搭建家属互助交流平台，组建互助线上交流平台。社会工作者每半年开展一次家属互助小组活动，为家属之间互助、分享、表达提供支持，并通过艺术、园艺、瑜伽的方式让家属更好地放松身心，可以暂时离开家庭和医院环境；通过欣赏户外风景和玩游戏放下压力，得到喘息。另外，社会工作者针对重症神经康复患儿家庭建立月沟通计划，让家属能够定期宣泄内心的压力，获得认同和支持。

（四）患儿家属家庭康复照料技能提升层面

开展居家康复课堂和教育技能培训活动是家庭康复照料技巧成长的主要服务内容，社会工作者联合医务团队，依据患儿康复情况和家属需求开展针对性的居家康复课堂，促进家属更好地了解康复照料和学习如何在家为孩子进行康复。同时，社会工作者会邀请具有早教、阅读等幼教经验的老师给予家属教育技巧的培训，促使家属提升教育、引导孩子的技巧，目前每年开展居家技能成长活动 4 期，惠及患儿家属超过 30 户。

家属个案会谈是进行患儿家属支持照料的重点工作，每月社会工作者和家属会谈评估家属状况，进行家庭居家康复情况评估和指导，及时和康复师沟通，确保家庭康复的有效进行，每年通过个案会谈跟进家庭康复干预的患儿超过 35 人。

五、总结评估

根据机构成效测评相关机制，驻点采用成效导向制订年度计划和开展成效评估，参考程序逻辑模式（PLM），从投入、过程、产出、成效四方面去评估已开展的服务情况。

（一）项目过程监测与评估

1. 收集月监测表，报备机构，做好实施监管

社会工作者每月都上交月工作量统计表，通过组长每月提交的个案、小组、活动、建档、咨询、每月监测表以及常规服务情况统计表，机构及时地了解社会工作者专业服务的进度、类型和成效。

2. 绩效、会议监督

机构每半年举行一次绩效评估，开展述职会议，监督社会工作者半年工作情况；每两个月举行一次机构例会/中层会议/督导会议，传达相关事宜和听取社会工作者的意见和建议，进一步完善机构管理。

3. 实地走访，提供个别督导支持

社会工作者督导每月实地走访驻点，查阅服务档案记录，对报表数据进行核实，填写工作记录表并作为年度评估的重要参考。根据团队同工[①]的需求，对驻点每位新同工每月至少接受一次个人督导。督导内容以督促驻点社会工作者定期完成机构规定的任务为常规内容，加入社会工作者督导当月所遇到的困惑解答，及时为社会工作者授业解惑，改进服务手法，提升服务质量。

4. 组织交流，共享资源

根据团队情况及时召开小组会议，至少每两个月开展一次集体小组督导会议，统筹同工开展集体督导，相互交流服务工作的疑难问题，并及时为他们解答。通过集体督导模式，提高同工的专业文书能力、专业实践能力。

---

① 同工是指社会工作者的同事。

（二）服务成效分析

1. 资源投入情况

按政府购买服务标准配置 2 名医务社会工作者，固定服务经费成本投入为 4800 元，另外通过项目创投和社会筹款等方式投入项目资金超过 30 万元，还配备了 2 个儿童关爱空间场地，里面有儿童绘本故事书籍、儿童玩具等服务用品，建立合作关系的组织资源超过 20 个，包括东莞市慈善会、东莞市红十字会、深圳市崇上慈善基金会、石龙镇志愿者协会、××早教中心、××艺术中心等，扶持资金单位包括东莞市社会组织、东莞市慈善会、爱德基金会等。

2. 目标达成情况分析

项目介入 4 年时间，年均服务康复患儿超过 60 人、服务人次超过 3000 人、开展集体介入活动超过 30 场、个案介入超过 50 个，介入目标达成情况对应需求实现情况如下：

（1）改善康复患儿经济困境目标层面。项目介入 4 年内，年均救助患儿 30 人，整合资金在 50 万元左右，98% 以上的患儿家属认为项目能够促进其困境的改善，92% 以上的患儿家属认为服务提升了他们对资源和政策的运用能力。

（2）促进康复患儿社会功能成长目标层面。项目介入 4 年内，采用长期能力评估的方式，在有数据记录的评估跟进中，持续参与服务超过 2 期的患儿中，超过 60% 的患儿在社交、认知、动手能力层面取得进步。

（3）家属心理情绪舒缓目标层面。服务监测中，超过 87% 的家属认为社会工作者通过活动、小组、个案等形式可以缓解其心理压力，成效维度涉及增进对自我情绪的关注、对负面情绪调解方式的进步等。

（4）家属家庭康复和照料技能成长目标层面。以家属主观反馈的目标程度作为监测方式，93% 以上的参与家属认为可以提升自己在家为孩子进行康复的能力和照料技巧。

六、专业反思

（一）打造医疗体系人文关怀的示范性病人关爱空间

"长颈鹿儿童关爱空间"是项目打造的东莞医疗体系的首个患儿关爱中

心，运用"医院支持＋社会共建"的方式建设，建成后积极发挥示范性效应，吸纳东莞市图书馆绘本馆进驻，成为广东省首个医院体系的儿童绘本馆，并在2021年借鉴其成功的运作模式，开辟住院部的儿童关爱空间——小水滴爱心课堂，形成了长颈鹿儿童关爱空间的空间群落布局。这推动了人文医院的进一步发展。对比国内发展较好的医疗儿童空间建设（主要依靠政府部门和丰富基金会资源投入），"长颈鹿儿童关爱空间"由医务社会工作者牵头作为核心力量从下而上推动发展的过程，可以为其他医院发展病人关爱空间提供更多参考经验。

（二）探索形成神经康复患儿的多专业合作的"全程全人介入"①模式

经过4年多的项目探索和项目个案管理模式的运作，项目有效探索出多专业全程全人介入模式和清晰的介入指引，有效推动社会心理服务与康复治疗的结合，为患儿康复和全面成长提供更好的支持，具体运作模式如图2所示。

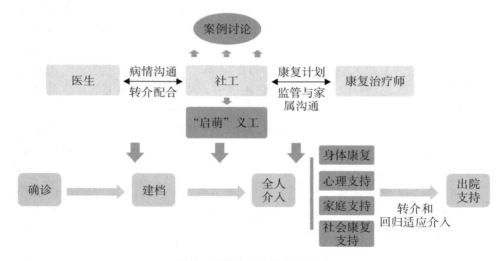

图2　全程全人个案管理模式

① 指神经康复患儿从癌症患者死亡的整个疾病过程中的各种检查、治疗、随访等全方位的全过程的管理。

在整个模式体系中，医生负责病情诊断和治疗方案确定并转介医务社会工作者进行社会服务层面的全程跟进。社会服务层面关注身体康复情况、心理支持、家庭支持后、社会功能状况等并配合"启萌"义工开展早期社会功能成长教育、持续跟进到患儿康复回归家庭和社会。康复师负责病人康复计划、评估和康复执行。每个案例由医务社会工作者作为个案管理人组织医生、康复师开展个案管理会议，包括回顾康复过程和落实情况、康复效果和调整的讨论、家庭康复需要支持工作的配合、社会因素的影响情况等内容。

（三）通过"社会工作者+义工"双工联动和社会资源的持续引入，实现"专业社会服务+补充性社会服务"的可持续发展

项目服务开展一直注重集结社会资源、培训早教队伍形成持续的"补充性社会服务"，通过社会工作者的努力，项目也顺利集结了多层次的志愿者资源和早教老师资源开展集体性早期社会功能教育层面的补充性社会服务，逐步弱化社会工作活动组织者的角色，强化社会工作者的专业社会服务角色，加强社会工作者在医疗整合、评估监测、家属支持层面的专业社会服务作用，有效弥补了人力和专业多样性要求的不足。医务社会工作者通过"网络筹款+项目创投"的方式募集社会资金，随着社会资源的不断引入，医务社会工作者和固定基金会达成合作，并通过引入市图书馆绘本馆的资源整合，使物资支持经费、活动经费不足的问题得到了有效的解决，保障了项目可持续开展。

参考文献：

[1] 傅茜，傅丽丽，徐虹，等．某儿童专科医院医务社会工作者有效融入医疗团队的实践探索 [J]．中国医学伦理学，2018，31（3）：4．

[2] 王小璇，胡建立，刘晨曦．医务社会工作者介入先天性心脏病儿童救治可行性及实践探索 [J]．健康周刊，2018（11）：211–212．

[3] 董颖，傅丽丽，王胤．医务社会工作者介入儿童健康管理实践路径研究：立足"梦想医学院"项目的分析 [J]．中国社会工作，2021（36）：5．

[4] 龚晓龙，钱昆．美国儿童生活计划模式对我国儿童医务社会工作者实践的启示 [J]．中国医学伦理学，2019，32（10）：6．

增能理论在工伤康复个案中的应用

容淑娟①　池文华②

案例摘要：本案例呈现社会工作运用增能理论介入精准扶贫对象工伤康复的实务过程。在精准扶贫对象康复过程中，社会工作者充分发挥社会工作特有的助人自助理念。本案例中，服务对象既是一名工伤职工，又是一名精准扶贫对象。社会工作者运用增能理论，采用个案工作法，关注个体本人的内在力量，没有把贫困对象标签化，而是注重服务对象自身能力建设，整合身边资源，挖掘自身潜能，根据不同的阶段制定不同的服务目标，并扮演引导者、支持者、联系人、谈判者、资源联结者的角色，提高服务对象对治疗的依从性和利用资源的能力，使服务对象实现生理康复和社会康复的双重康复，走出工伤困境。社会工作者还发挥其"工伤维权经验"优势，实现自身的"自助"和"助人"。

一、背景介绍

（一）基本资料

姓名：阿全（化名）；性别：男；年龄：38 岁；疾病：右手压榨伤。

（二）背景资料

（1）接案原因。医务人员反映，服务对象在治疗期间欠费，多次出现情绪低落，治疗依从性低，且多次提出放弃治疗的请求。医务人员希望医务社会工作者了解服务对象的困境及给予支援。

（2）生活情况。服务对象是贵州人，长期以来与母亲、妻子和子女共同居住，感情良好；入院前，服务对象在妻子的陪同下，到江门市务工，在江门

---

① 容淑娟，江门市利民社会工作综合服务中心。
② 池文华，广东医科大学。

市无良好的社会支持网络。

（3）经济情况。服务对象家庭居住在贵州的一个山村，经济十分落后，家里几乎没有积蓄，属于精准扶贫户。平日夫妻二人的工资收入是家里的收入来源，需要赡养年迈的母亲和抚养3个学龄孩子。

（4）病情及治疗情况。服务对象在维修机器时右手不幸卷入齿轮，被P医院诊断为"右手压榨伤"。他已接受钢板固定手术，但伤口愈合效果不好，经常发炎，且治疗依从性低，多次提出放弃治疗的要求。

（5）社会支持网络情况。服务对象来到江门市务工的时间较短，平日生活以工作为主，很少与外界接触，非正式社会支持网络系统薄弱。服务对象及其妻子作为外来人员，对江门市的环境充满陌生感，又由于知识水平较低，未掌握向正式支持网络求助的方法。

（6）心理及情绪状态。服务对象是带着希望来到江门市务工的，目标是缓解家庭经济困难，但遭遇工伤后，服务对象最担心的是其母亲及3个孩子的温饱问题，心理落差较大，服务对象对家人感到愧疚；服务对象已多次跟老板协商，请老板前来续交医疗费用，但老板一直推脱，并在服务对象伤口发炎时要求服务对象立刻出院。但医生告知，服务对象的病情不适宜出院，且门诊没有相应可使用的药物。服务对象既担心病情因得不到及时的治疗而恶化，又担心愈后会影响其劳动能力，为此感到无助和担忧；服务对象担心后续老板不再支付治疗费用，也不知道维权的办法和途径，为此感到焦虑和迷茫。

（7）曾做过的调解。服务对象发生工伤后，其妻子第一时间报警，但工厂老板得知情况后随后取消报警并立刻自驾车载服务对象到P医院就医。服务对象多次通过微信、电话联系老板到医院续缴医疗费用，但老板一直以缺钱为由拖欠，并在服务对象伤口发炎时要求服务对象出院。服务对象的妻子为了阻止老板进行财产转移，到工厂强行妨碍老板的正常交易，最后被派出所约谈。

二、分析预估

（一）工伤维权问题

（1）根据劳动法规定，在工作时间和工作场所内，因工作原因受到事故伤害的应被认定为工伤，并享受工伤待遇。然而，该工厂并未在工商管理局登记，没有与服务对象签订劳动合同，也没有为服务对象购买任何形式的工伤保险，且工厂老板不主动承担相关费用责任。

（2）工厂老板提供虚假个人资料并实施了财产转移的行为。

（3）服务对象的文化水平较低、法律意识淡薄，工伤维权困难。

（二）治疗费用问题

（1）服务对象是因工受伤，不能通过城乡医疗保险来减轻治疗费用压力。

（2）在服务对象入院后，工作单位的老板在医院支付了 2 万元押金，没有续缴治疗费用。

（3）服务对象后续还需要接受 3 ～ 5 次的手术治疗，治疗周期长。

（4）服务对象家庭属于精准扶贫户，家里没有积蓄支付后续的治疗费用。

（三）情绪问题

（1）服务对象既担心病情会因得不到及时的治疗而恶化，又担心愈后会影响劳动能力，为此感到无助和担忧。

（2）服务对象不知道维权的办法和途径，为此感到焦虑和迷茫。

（3）服务对象在治疗期间没有了收入，老家的母亲和 3 个孩子也没有了经济支持，服务对象担心家人在此期间影响温饱，为此感到愧疚。

三、服务计划

（一）服务目标

1．总目标

通过协助服务对象维权，解决服务对象因工伤带来的经济问题、情绪问题和治疗问题，使服务对象可以尽快得到适合的治疗和康复，恢复正常的社会生活。

2．具体目标

（1）情绪支援。协助服务对象接受工伤带来的生活冲击，帮助服务对象缓解多种负面情绪和压力，理性接受治疗和应对困境；提升服务对象对自身病情和治疗方案的认识和了解，提高服务对象的康复信心。

（2）增能。支持和鼓励服务对象学习相关劳动法规和合法维权的途径，鼓励服务对象通过合法途径解决治疗费用问题和工伤待遇问题。

（3）资源链接及运用。鼓励服务对象挖掘身边的可利用资源，建构社会支持网络，提升服务对象解决目前多重问题的信心。

（二）服务计划

（1）医务社会工作者关注服务对象的病情和治疗进度，以接纳的态度与服务对象一同分析当前的困难，与主治医生、服务对象三方共同制订治疗和康复计划。

（2）通过陪伴、倾听、鼓励和支持等方式，疏导服务对象的负面情绪，适当激发其解决问题的主动性和积极性，增强其应对困境的信心。

（3）协助服务对象整理社会资源，对服务对象进行法律知识的宣教，增强服务对象的法律意识，鼓励服务对象建立维权的信心并尝试行动。

（4）挖掘服务对象可利用的资源，鼓励服务对象梳理并运用这些资源来渡过难关。

四、服务计划实施过程

（一）第一阶段

1. 目标

与服务对象建立专业关系，评估服务对象的需求，疏导服务对象的不良情绪。

2. 内容

医务社会工作者以尊重、接纳的态度，倾听服务对象工伤后的无助和彷徨、对老板处理态度的不满，同理和积极回应服务对象的不良情绪，并在过程中收集信息和评估需求。服务对象主要困扰有：①担心影响日后劳动能力；②工伤维权困难，治疗费用压力大；③担心没有收入而影响家人的生活质量。

（二）第二阶段

1. 目标

与服务对象一起梳理和分析目前遇到的困难，并且制订行动计划。

2．内容

服务对象工伤入院后，觉得自己面临很多问题，认为超出自己的应对能力。如：①入院后，老板支付了 2 万元押金后，就没有继续支付后续的治疗费用，并要求服务对象出院。而服务对象家庭是精准扶贫户，家庭经济比较拮据，没有足够的存款用于治疗，也担心没有足够的治疗费用会影响治疗进度和康复效果，进而影响日后的劳动能力。②服务对象认为自己文化水平低，缺乏相应的劳动法知识，认为自己没办法与老板抗辩。另外，工作单位没有在市场监督局注册登记，也没有为服务对象购买工伤保险，也没有同服务对象签订劳动合同；服务对象没有打卡记录和工资单等凭证，导致维权信心不足。③服务对象夫妻的收入是家里唯一的经济来源，服务对象担心自己无收入会影响家庭成员的温饱。

此外，服务对象向医务社会工作者诉苦，老板不仅不重视服务对象的治疗情况，还提供了错误的个人身份信息，并且把工厂机器出售和变卖。服务对象担心老板会逃跑，因此其妻子每天在工厂门口蹲点，并通过强制手段阻挠老板的正常交易。后来由邻居报警请来派出所警察进行现场处理。医务社会工作者同理服务对象的担忧，并与服务对象及其妻子共同探讨其行为、动机以及由此带来的不良后果，引起服务对象的反思。

医务社会工作者协助服务对象将面临的问题进行梳理，对所有问题的重要性进行排序，以及探讨解决问题的多种办法，从而帮助服务对象从"问题的提出者"转变成"问题的解决者"。如：①向主治医生和护士长解释说明工伤的处境和承诺支付治疗费用的立场，希望医院予以理解并支持其继续接受治疗；②向服务对象的弟弟提出经济支援的请求，分担赡养母亲的经济压力；③学习劳动法和工伤维权知识，通过合理的方式与老板调解，或通过合法途径维权。

（三）第三阶段

1．目标

协助服务对象了解自身病情和治疗方案，鼓励服务对象积极接受治疗。

2．内容

医务社会工作者约谈服务对象、主治医生和护士长，开展三方会谈，协助服务对象了解自身病情、了解治疗方案和愈后效果等问题，鼓励服务对象积极接受治疗，提升服务对象康复的信心。

（四）第四阶段

1. 目标

与服务对象一起学习工伤法律知识，并陪伴和支持服务对象进行合法维权。

2. 内容

服务对象存在自我评价过低、工伤维权信心不足的问题。医务社会工作者向服务对象提供劳动法、工伤法律知识、维权流程等资讯，通过宣教、培育和鼓励的方法，让服务对象掌握相关知识，在这个过程中增强服务对象应对问题的能力。

医务社会工作者陪伴服务对象分别到法律援助中心、市场监督局、劳动局、法院提出维权申请，在这一过程中激发服务对象的内在潜能，鼓励服务对象优先通过自己的能力向相关专业人士提出维权申请，而医务社会工作者在过程中也协助阐述服务对象自身的需求，让服务对象在维权过程中感受到通过学习掌握知识带来的喜悦，同时，减少服务对象对医务社会工作者的依赖。

医务社会工作者与服务对象进行沟通，听取了服务对象的想法，决定以调解的方式与老板进行谈判。于是，医务社会工作者与服务对象通过角色扮演的方式学习谈判的技巧、学习给老板演示工伤理赔条款的计算方式，进一步增强服务对象维权的能力。

在初次谈判时，老板完全不愿意赔付，认为服务对象受伤原因是与其操作机器不当有关，导致服务对象非常沮丧。后来，医务社会工作者进一步帮助服务对象深化对工伤的认识，让服务对象知道"在工作时间和工作场所内，因工作原因受到的事故伤害，且不存在故意犯罪、醉酒或吸毒、自残自杀的行为等情况属于工伤"。经第二次谈判后，老板以服务对象之前妨碍合法经营为由，只愿意给服务对象赔付 2 万元，但这笔钱远不够支付手术治疗费用，更不用说是护理费用了。最后，医务社会工作者再一次帮助服务对象梳理和分析老板的想法和需求，引导服务对象理解老板的心情，了解到老板不喜欢被威胁的感觉，同时，老板的法律知识也比较少，认为不赔付也不会影响到切身利益。经面谈后，服务对象又重新规划了自己与老板谈判的方式，把最初仅考虑自身利益的内容调整为动之以情、晓之以理的谈判，说明造成工伤并非自己的主观意愿，自己只是希望获得合理的赔偿，并对前期妨碍经营的错误做法表示歉意；同时，告知老板，如果不履行工伤赔偿的义务，后续会对老板的经营带来的负面影响。最后，老板与服务对象达成一致协议，老板会支付后续的治疗费用，待治愈后再商议生活赔付费用，但老板希望服务对象暂时不要通过法律途径起诉。服务对象认为治疗是迫切的问题，担心如果采取太激进的方式维权，会影响老板支付治疗费用的意愿，于是，他同意老板提出的方案。

（五）第五阶段

1. 目标

挖掘服务对象可利用的资源，鼓励服务对象梳理并运用这些资源来渡过难关。

2. 内容

服务对象在治疗期间没有了收入来源，医务社会工作者鼓励服务对象梳理身边可利用的社会支持资源，以获得经济支援。经分析后，服务对象计划先请弟弟提供经济支持和照顾支持，希望在自己治疗期间弟弟能分担母亲的生活开支和照顾责任；服务对象家庭属于精准扶贫户，服务对象计划向当地民政部门说明困难情况，并提出支援需求。另外，服务对象在此期间需要收集老板及工作单位的相关信息，保留证据以便日后维权；于是，服务对象主动联系了介绍工作的中介、工友以及工作地点的业主，请求他们的协助及提供信息。通过拓宽服务对象的社会支持网络，增强服务对象解决问题的信心和能量。

（六）第六阶段

1. 目标

协助服务对象发现自己的成长，总结自己的经验和知识，并实现自助助人。

2. 内容

医务社会工作者引导服务对象回顾和反思 3 个月以来康复和维权的经历、感受以及成长。服务对象表示虽然维权过程很艰辛、很痛苦，但是收获非常大，自己不仅通过学习大量的相关知识和谈判方法获得了一个理想的赔偿，还学会利用身边的资源来缓解自身的困境。另外，服务对象也明白作为精准扶贫户，要脱贫的关键在于多学习新的知识，而不仅仅是"埋头苦干"。最后，医务社会工作者肯定了服务对象的努力和成长，鼓励服务对象总结维权的经验心得，并邀请服务对象成为志愿者，以便日后以同路人的身份鼓励更多的工伤病友。

五、总结评估

（一）提升了服务对象对康复的信心

通过三方会谈，服务对象充分了解了自身的病情及后续治疗方案，虽然还需要继续接受 3 次手术，但服务对象知道只要自己积极接受治疗，康复的机会还是非常大的，此次经历改善了服务对象对病情的焦虑，提升了康复的信心。

（二）提升了服务对象学习的动力，增强了服务对象应对问题的能力

服务对象对于工伤维权的无助感已转化为主动学习的动力，通过不断的学习和求助于医务社会工作者，增强了解决问题的能力，以积极的态度去向相关部门提出维权申请、向社会支持网络提出资源需求等，从最初的自我评价偏低，到认为自己有能力应对和解决问题。

（三）服务对象获得了理想的医疗费用赔付

服务对象最终通过自己的努力和医务社会工作者的协助，与老板达成一致协议，由老板支付治疗和康复费用。服务对象对于赔付方案较为满意。

（四）服务对象的自我成长

服务对象表示，在接受服务的过程中，通过与医务社会工作者共同学习相关法律知识，提升了自己维权的底气，学习了正确的维权途径和方法，也明白了通过非法行为表达诉求可能会带来的不良后果。同时，有了医务社会工作者的陪伴和支持，服务对象提升了维权的信心。服务对象开始相信自己也有解决问题的能力，虽然以前上学机会少，但现在也不能放弃学习提升的机会，在不断学习中提升自己的"脱贫能力"。

六、专业反思

（一）发挥医务社会工作者的专业优势，精准帮扶贫困户

精准脱贫是党的十九大提出的国家三大攻坚战之一，只有扫除农村贫困，解决农民因病、因伤致贫，才能早日实现全面小康社会。外来务工人员为城市化建设和经济发展做出了巨大的贡献，但部分贫困户、知识缺乏的进城务工人员由于自身的维权意识、法律知识匮乏，往往只能忍气吞声、任人摆布，仅仅得到少许赔偿金，有时候甚至连医疗费都不能得到赔偿。医务社会工作者应当发挥其在医院场所的地理位置、熟悉相关法律知识等优势，根据危机干预理论，以引导者、支持者、教育者、资源链接者等角色，协助工伤患者及时维护合法权益，预防工伤患者因伤加大脱贫的难度。

（二）以"增能"为目标，实现服务对象"自助"

医务社会工作者以增能理论为工作依据，鼓励和支持服务对象提升解决问题的能力，而非直接帮助服务对象解决问题。在这个过程中，医务社会工作者鼓励服务对象梳理和挖掘自身的潜力和整合身边的资源，通过宣教法律知识、角色扮演、认知调整等方式，协助服务对象建立解决问题的基础知识；以肯定和支持的方法，鼓励服务对象把学习到的知识应用到实际维权工作中去，实现了服务对象的"增能"，让服务对象建立起应对问题的信心，最后以"自助"谈判的方式获得了理想的工伤赔付。

（三）适当延长服务周期，增强服务对象社会适应能力

本案例在服务对象完成谈判工作及出院以后，就没有再后续跟进。但考虑到服务对象是体力劳动者，工伤后由于自身机体的损伤，已经不适合再从事繁重的体力劳动，且这类型群体常常会因为生活中的挫折和困难导致自信心受挫。因此，医务社会工作者不仅可以介入服务对象前期的维权工作，还可以关注服务对象回归后的适应社会问题，帮助他们走出工伤困境，在未来实现真正的"脱贫"。

生命有尊严，生死两相安

——全人照顾模式在临终关怀服务中的运用

周英姿①

案例摘要：服务对象肝癌伴多发转移，预估生存期 1 个月。服务对象对于死亡早有预期，可真正死亡临近时，还是有诸多不舍，心中有牵挂。社会工作者以全人照顾模式从其身、心、社、灵四个层面介入，让其能依照自己的意愿接受安宁疗护服务，填写了生前预嘱、完成与亲朋好友见面及表达爱、谢谢及告别的卡片，最终安然离世。

一、背景介绍

服务对象阿勇（化名），男，38 岁，肝癌晚期伴多发转移。2015 年发现肝癌，经治疗后病情平稳；2020 年底切除肝肿瘤后进行靶向治疗；2022 年春节后肝癌复发转移，肝部多发肿瘤，肝脏进行性衰竭，已不具备肝移植的条件，采用保守治疗，预估生存期半个月左右。服务对象体形消瘦，全身皮肤黄染，时不时吐出分泌物（肝腹水、食道扩张导致），神情倦怠，睡眠一般，进食量很少，无食欲，大小便正常。住院期间蜷缩在床，表情淡漠，寡言少语，互动少，无痛苦面容。服务对象心态平和，接受事实，想尽快安排身后事。

服务对象在深圳独自打拼，从事仓库管理工作，收入一般。父母年事已高；父亲 80 多岁，患有认知障碍；母亲 80 岁，腿有残疾，需拄拐行走。父母独自在老家生活。服务对象兄妹三人，大哥 58 岁，从事保安工作；二姐 48 岁，从事保洁工作，家境一般。服务对象自诉生病以来花费 12 万元（自费），已再无财力支撑继续治疗。此次住院主要照顾者为服务对象二姐和大哥，也有4 ～5 位知心的同学和朋友。服务对象平时待人真诚，生病前爱好广泛，喜欢结交朋友，也喜欢外出旅游，也会时常回家看望父母。服务对象因和哥哥姐姐

---

① 周英姿，深圳市龙岗区春暖社会工作者服务中心。

年龄跨度大，极少与他们沟通交流。

二、分析预估

（一）理论分析

　　医学模式是指人们研究医学问题和医学实践中所遵循的总原则和主要方式，即人们从总体上认识健康和疾病的哲学观点。[1]继神灵医学模式、自然哲学模式、机械论模式、生物医学模式之后，1977年，美国医学专家乔治·恩格尔提出"生物－心理－社会"医学模式。乔治·恩格尔在原有医学模式的基础上，考量现代社会疾病原因的复杂性、人口疾病谱的变化等，认为应将心理和社会维度整合至病因谱和康复因素环节，这一模式适应了新的医学发展的特点和需求。

　　"生物－心理－社会"模式的发展是在医学模式转变的背景下产生的，是在诊疗过程中将患者看作整体的"人"，而非生理上的"病"，从全生命周期和社会关系情境中理解疾病与康复，综合生理、心理、家庭、社区等多维度介入和分析病情。所以，"生物－心理－社会"模式又称为"全人照顾"模式。[2]该模式基于以人为本的理念，旨在提供包括身体、心理、社会及灵性的全方位的照顾，具体到生命末期对象的医疗服务，有创伤的侵入性治疗越来越受到社会诟病。很多癌症或慢病重症终末期服务对象所面临的是疾病无法治愈、死亡的胁迫，除了生理症状外，还有许多心理、灵性、家庭、社会的问题，是身体、心理、灵性及社会层面复杂的"整体苦难"煎熬。全人照顾模式是针对服务对象及家属提供包括身体、心理、灵性及社会上的全面服务，不仅是为了改善服务对象的身体症状，而且可以在一定程度上缓解服务对象心理上的痛苦，从而提高其生活质量。

　　本案例中，服务对象已经处于生命末期，预期生存期不足半个月，面对有限的生命，服务对象主动提出了捐献遗体，实现生命最后的意义；心理上虽有生命逝去的遗憾，离别的伤感，未能尽孝尽忠的复杂情绪，社会工作者协助服务对象完成"道爱、道谢、道歉、道别"等心愿，使其得以坦然、安详地离去。

（二）需求分析

社会工作者先与管床医生了解服务对象的疾病情况、预估生存期及服务对象的需求后，再分别与服务对象及家属进行面谈，明确了服务对象真实想法及面临的困境有以下四个方面。

1. 症状控制的需要

因疾病恶化，服务对象几乎无法进食，身体虚弱，基本上只能卧床靠输营养液和基础治疗维持生命体能，生活无法自理。服务对象一直表态想尽快解决进食问题，出院处理个人事务。需要社会工作者联合管床医生渐进式告知服务对象相关症状的表现及面对死亡的来临。

2. 情绪排解需要

服务对象疾病恶化后一直没有告诉父母，想着回老家最后看望一次父母，可因疫情原因，无法成行，一想到白发人送黑发人，心中的悲凉便难以排解。综合医院焦虑抑郁量表（HADS），焦虑（A）得 4 分，抑郁（D）得 3 分，总分 7 分，表明服务对象情绪稳定，只是难舍父母，需要社会工作做好"四道"人生的引导，减少临终前的遗憾。

3. 处理社会事务需要

因想要见同学，也想和家人做一些交代，可因疫情防控，能否可行也困扰着服务对象。这需要社会工作者协调院内相关部门去落实。

4. 善终的需要

服务对象期望捐献遗体，但不知道具体的操作方式、流程等，再者其担心不在深圳过世，如何实现遗体捐献与达成最后心愿成了服务对象需要解决的问题。这需要社会工作者给予明确的指导以帮助其实现心愿。

三、服务计划

（一）服务目标

1. 总目标

服务对象的生命得到尊重，症状得到控制，生活质量得到提高，家属的身心健康得到维护和增强，服务对象在临终时能够无痛苦、安宁、舒适地走完人生的最后旅程。

2. 具体目标

（1）协助服务对象正确认识自己的病情，提供照护服务，减少身体的不适反应。

（2）协助服务对象疏导负面情绪，引导其完成道爱、道谢、道歉及道别，减少遗憾。

（3）协助服务对象及家人之间化解冲突，妥善安排未完成的事务。

（4）陪伴服务对象度过人生的最后一程，尊重并保护服务对象的权利。

（二）服务策略

（1）向医生了解服务对象的病情，同时多方收集有关服务对象病情的资料，使其对病情有更全面的认识。

（2）通过与服务对象及家属的面谈，全面地了解服务对象的基本情况、过往经历、家庭沟通模式，从而提供人性化的服务。

（3）陪伴支持，提供情绪疏导服务，减轻服务对象的痛苦，引导服务对象完成道爱、道谢、道歉及道别。

（4）发挥资源整合者作用，构建社会支持网络，协助服务对象完成未完成的心愿，升华生命的意义。

（三）服务程序

专业关系的建立是服务开展的基础，而了解需求则是服务开展的方向。服务对象表达性需求为捐献器官的心愿如何达成，深层次需求为如何确保生命自主权不受侵犯及如何减少遗憾，升华生命的意义。

社会工作者在与服务对象商讨后，尊重其自主选择，按照其未完成的事务的优先次序，在专业关系建立之后，签署"我的五个愿望"的意愿书确保其尊严得到保证，再引导其完成"四道"人生事项，协助其转院，达成心愿，让逝者安然离去，生者更有力量。

（1）建立关系，了解需求。

（2）签署心愿，缓解压力。

（3）完成"四道"人生事项，化解冲突。

（4）协助转院，安然离世。

四、服务计划实施过程

第一阶段：建立关系，了解需求（2022年3月1日）。

介入重点：建立良好的专业关系，收集服务对象的基本资料，了解服务对象的病情及服务需要，评估服务对象的需求，制订服务计划。

介入过程：社会工作者接科室医生电话，告知服务对象因肝衰竭，咨询器官捐献一事。社会工作者来到病房，与主管医生了解到：服务对象肝癌复发转移，社保内的靶向药无效，肝功能衰竭，预估生存期1个月左右。因其不了解捐献一事，故寻求社会工作者帮助。随后社会工作者与医生一起来到病房，由医生主动介绍社会工作者服务内容后离开。社会工作者采用开放、真诚、接纳、同理等微技巧了解到服务对象的面临困境及需求，确定了服务目标，专业关系建立顺利。

第二阶段：签署心愿，缓解压力（2022年3月2—3日）。

介入重点：缓解服务对象的心理压力，了解服务对象对于死亡的态度，协助其签署"我的五个愿望"意愿书。

介入过程：社会工作者详细讲解"我的五个愿望"意愿书内容及签署注意事项，并将意愿书交给服务对象，其慎重填完所有选项。谈及父母时，服务对象忍不住落泪，担心还没见父母一面就离世。谈起生命最后阶段哪些东西是最重要的，服务对象说出亲人、朋友、开心。亲人不言而喻，父母及哥哥、姐姐是亲情牵挂，生病后，哥哥、姐姐轮流请假来陪护，服务对象心存感激；朋友尤其是初中同学，有4～5位知心朋友，平时也会聚餐或生日庆祝，生病期间，同学们还说由他们出治疗费，也让其深受感动；至于开心，是自己一直以来的为人处世原则，简单、开心就好。对于死后去哪？服务对象是无神论者，不担心也不焦虑死亡，只是想起白发人送黑发人时，有些难过和愧疚。

第三阶段：完成四道人生事项，化解冲突（2022年3月4—6日）。

介入重点：引导服务对象完成道爱、道谢、道歉、道别，协助其完成临终心愿，了无遗憾。

介入过程：社会工作者鼓励服务对象向其大哥表达想见父母最后一面的请求时，遭到其大哥的强烈反对，担心母亲无法承受。后经社会工作者的反复劝说，服务对象大哥同意视频连线母亲。社会工作者鼓励服务对象赶紧和母亲通话，哥哥立马拨打电话，与母亲接通后交给服务对象，服务对象眼睛有光，声音洪亮和母亲唠嗑，说着没事没事……哥哥在一旁用手擦着眼泪……对服务对象的临终自主选择，哥哥表示愿意尊重。服务对象的哥哥反馈想让服务对象下地走走，服务对象不愿意。社会工作者向服务对象的哥哥说道："生命末期机体功能在逐渐衰退，服务对象会感觉很累，没有劲，也不想吃东西，不要勉强，一定要以他的意愿为主。"

谈及出院安排时，服务对象表示想先回老家看父母，然后去云南大理洱海看看，最后回到深圳，后因深圳疫情与自身身体状况（极少进食）改为：通过视频见父母，去深圳大鹏葵涌农家乐游玩（与同学一起）。社会工作者也协助服务对象完成力所能及的心愿：比如和同学最后一次视频聚会，给 13 位生命中最重要的人留下了亲手书写的明信片。有的写给发小，回忆了青葱岁月，约好来世再做兄弟；有的写给一起打拼的伙伴，感谢曾经的帮助；有的写给曾经的恋人，感谢那段难忘的情愫，祝福现在的她……每一张都是人生缩影，每一张都是爱的回忆，每一张也都做了告别。服务对象信任社会工作者，嘱托在自己离世后寄出明信片，社会工作者欣然应允。

第四阶段：协助转院，安然离世（2022 年 3 月 7—15 日）。

介入重点：协助服务对象转至安宁疗护医院，完成器官捐献的签署，安然离世。社会工作者也如期寄出爱的明信片。

介入过程：医生建议后续疗护可转院，社会工作者也解释了安宁疗护不是放弃治疗，而是可以按照服务对象想要的方式有尊严地走完生命最后一段路，那家医院有着安宁疗护团队，入住后可用社保等，服务对象表示愿意转院且表达了此生已无遗憾，自己想做的也做了，虽说回不去老家，可也以和母亲通话。对于自己的真实情况还是不想告知，毕竟母亲身体不好，还是先不说了。最后阶段希望姐姐在身旁，也会和姐姐交代后事，感谢社会工作者的陪伴。服务对象在转院入住安宁疗护病房 8 天后离开人世，如愿完成了器官捐献的手续，成了一名"大体老师"。社会工作者也按照约定，寄出了那些爱的明信片，完成了服务对象的嘱托。

五、总结评估

（一）预期目标达成情况的评估

服务对象安详离世，个案服务的目标已经达成。

（1）社会工作者定期探访及陪伴，让服务对象打开心扉，抒发情感及未完心愿并能得以——实现。

（2）社会工作者协助服务对象签署"我的五个愿望"意愿书及器官捐献，得以有尊严地离世。

（3）社会工作者协助服务对象道爱、道谢、道歉及道别，亲自书写明信片并依约寄出明信片。

（二）社会工作者自评

在本个案服务中，社会工作者通过关心、接纳、尊重与服务对象建立了专业关系后了解到服务对象的病情，了解到其对未来生活有预期计划。在与服务对象及家属探讨了服务需求后，尊重服务对象在有限的时间内，自主决定"我需要什么治疗或者不需要什么治疗""我希望谁帮助我"等意愿，并提供心理、社会的支持。同时，社会工作者协助服务对象转入安宁疗护医院，生理方面得到了最大限度的照护，完成了生命末期的遗愿，服务对象及其家属彼此完成了"道爱、道谢、道歉、道别"，实现了生者与逝者的两相安。

六、专业反思

本案例中，社会工作者是直接的服务提供者，扮演着服务对象的陪伴者、支持者、倾听者、资源链接者、引导者、协调者的角色。陪伴、支持、倾听体现在服务的全过程，也正是社会工作者的这些基本职业要求，故服务对象信任社会工作者，主动寻求社会工作者帮助，也愿意接受社会工作者的建议留下爱的明信片等。资源链接者主要体现在社会工作者链接安宁疗护医院并协助服务对象转院，让其可以自主选择离世的方式，有尊严地走完最后一段路。引导者体现在社会工作者引导服务对象本人及家人看到彼此之间的深沉的爱，适时表达爱。协调者是指社会工作者在终末期服务对象与家属之间理念冲突时所发挥的作用，如告知服务对象的哥哥终末期患者的身体机能的表现，不想动，不想吃时不要勉强，依其意愿就好；服务对象的哥哥反对服务对象回家见父母时，社会工作者协商之后达成双方都可接受的方式，视频或电话，至于是否告知服务对象的真实情况，则尊重他们的选择和决定。

（一）医社联动有利于专业关系的建立及服务的开展

该案例中服务对象需求明确，医生转介社会工作者并亲自向服务对象介绍社会工作者，迅速获得服务对象的信任，减少了专业关系磨合阶段，方便社会工作者快速投入工作。在跟进服务中，针对服务对象的生理症状及其他事宜，社会工作者也会鼓励服务对象及时告知医生，也会将相关知识转化为服务对象可理解的内容告知，促进医患双方的理解与沟通。

（二）病情知情在开展安宁疗护服务中尤为重要

社会公众一般忌讳谈论死亡，其实终末期的患者对于自身状况很清楚，或许担心家人没做好准备，或许还抱有一线希望，或许彼此心知肚明但没人挑破，不敢当面谈及病情。可不谈及并不能阻止死亡的来临，而只会让终末期患者的自主权得不到保障，无法真正实现其意愿。家属也只能在懊悔中苦苦思念，无法排解心中的郁闷。在开展安宁疗护服务时，如何告知病情，由谁告知及告知事项都需仔细斟酌后再进行。该案例中，服务对象知悉自己病情，也愿意正视死亡，从而才能做出符合自己意愿的离世方式。

（三）安宁疗护服务是对逝者与生者最好的告慰，具有重要的现实意义

该案例虽说只有短短的 15 天，可服务对象在社会工作者的陪伴及支持下，可以自主决定死亡前的系列准备，真正地有尊严地离开人世。安宁疗护服务强调全人、全家、全队、全程的服务，对于生命终末期患者来说，注重控制症状，缓解痛苦，提升生命质量，让生死两相安。从而说明了生前预嘱的普及的必要性和重要性，如一个人能在清醒状态下自主选择"我要或不要什么医疗服务""我希望使用或不使用生命支持治疗""我希望别人怎么对待我""我想让我的家人和朋友知道什么""我希望谁帮助我"并完成签署，那么对于医疗机构及患者和家属来说，减少无谓的消耗及纠结，让医疗资源发挥最大的效用，也不失为一种选择。希望多普及一些安宁疗护的理念，让临终服务对象多一个选择，多一分安详，少一些遗憾。期待深圳市 2023 年 1 月 1 日实行的《深圳经济特区医疗条例》中的生前预嘱能让每人都能思量生命终末期时究竟是生命长度重要还是生命质量重要，从而好好生活，活好当下的每一天。

参考文献：

[1] 巩睿智，吴晋，张琼，等. 从"4P"到"5P"医学模式的转变及其对肿瘤研究的影响 [J]. 医学与哲学，2017，38（5）：1–3.

[2] 郑凌，王爱敏. 理性情绪行为疗法在居家慢性阻塞性肺疾病伴抑郁状态病人中的应用效果 [J]. 护理研究，2019，33（7）：1135–1140.

孤寡长者陷入照顾困境，社会工作者紧急介入个案

陈秋珍①

案例摘要： 服务对象是居住在社区的高龄、重病的孤寡长者，一直照顾服务对象的丈夫于 2021 年初去世，之后服务对象便处于独居且无人照顾的现状。丈夫去世之前委托侄女的前夫华叔照顾服务对象，但华叔居住在他区，不能每天看顾服务对象。服务对象身体状况差且患有认知障碍症，同时服务对象还有酗酒的习惯。丈夫去世后，服务对象无人约束，经常外出喝酒，昏睡在家门的楼道中，经由邻居联系华叔才得以回家安置。华叔表示服务对象的状况持续变差，照顾压力加大，因此向居委会提出不再承担服务对象的照顾责任，希望居委会联络服务对象的法律照顾人即居住在 Q 市的侄子。

一、背景介绍

服务对象桂姨是 80 岁的孤寡长者，高龄独居，患有高血压、认知障碍症、坐骨神经痛及大血管粘着导致刺痛、尿失禁。由于疾病，服务对象会经常失眠、间断性刺痛，经常由于晚上刺痛发作在家放声大叫呼救，因而常被邻居投诉。同时，服务对象有酗酒的习惯，经常外出买酒，喝醉后随地睡觉。一直照顾服务对象的丈夫在 2021 年 3 月去世，去世之后便没有人照顾服务对象的饮食起居，服务对象的生活质量急剧下降。社会工作者介入前，服务对象由于坐骨神经痛发作而一直卧床在家，不愿入院治疗。服务对象的丈夫去世前委托前侄女婿（华叔）照顾服务对象，但由于服务对象的情况复杂且难以沟通，让华叔产生退意，多次向社区退管工作人员表示要将服务对象的资料放在居委会从而卸下照顾责任，因此，社区退管工作人员将服务对象转介给社会工作者跟进。据了解，华叔是基于感恩前叔父而接受委托的，照顾服务对象的华叔是其远在清远的侄女婿，不能时刻关注服务对象的情况，因此，目前服务对象陷入了无人照顾的困境，需要紧急介入。

---

① 陈秋珍，广州市黄埔区同人社会工作服务中心。

二、分析预估

（一）需求界定

社会工作者接到转介后立即约了华叔及社区退管工作人员进行面谈，并上门探访服务对象，共同梳理目前的情况。经过梳理，服务对象有如下需求：

（1）服务对象目前由于坐骨神经症发作饱受折磨，卧床在家无人照顾，急需入院接受治疗以保障生命健康安全。

（2）实际上华叔是由于服务对象情况复杂且难以沟通而产生不想继续照顾服务对象的想法，他多次向居委会表达将服务对象交由居委会负责的意愿，服务对象将陷入无人照顾的困境。

（3）服务对象属于孤寡长者且酗酒，患有认知障碍及多种疾病，承担服务对象日常照顾的丈夫已经去世，即便是出院了，也同样需要照顾，因此需提前做好养老规划以安享晚年。

（二）社会支持理论

社会支持理论认为每个人都处于社会关系之中，无法自绝于社会而存在。人类的生存需要与他人合作，并且依赖他人从而获得协助。人的一生中都会遭遇一些可预期和不可预期的事件，在遭遇这些事件时需要自身资源以及外部资源的支持。服务对象桂姨明显存在社会网络资源不足且利用社会网络的能力不足的情况，社会工作者一方面需积极与华叔配合劝服服务对象入院治疗，另一方面需疏导华叔的情绪，鼓励其继续承担服务对象的照顾工作，保障服务对象的生活质量。与此同时，社会工作者还需积极联合华叔及退管工作人员商讨适合服务对象的养老方式。

三、服务计划

（1）与华叔及退管工作人员上门探访，劝服服务对象入院接受治疗，保障服务对象生命健康。

（2）为华叔提供心理疏导及情绪支持服务，减缓华叔由于照顾服务对象而产生的压力，尝试劝服其继续承担服务对象的监护工作。

（3）社会工作者积极联络社区的养老资源并鼓励华叔动用自身的社会支持网络寻找适合服务对象的养老资源，协助华叔为服务对象选择合适的养老照顾方式。

四、服务计划实施过程

社会工作者介入初期，服务对象已经因坐骨神经痛发作卧床在家休养，但卧床期间其身体状况并没有好转且缺乏照顾，而服务对象又一直不愿入院治疗，导致华叔承担的照顾压力较大，多次找到退管工作人员尝试丢下"照顾包袱"。由于服务对象患有中重度认知障碍，表达不清晰。基于生命安全第一的原则，社会工作者建议华叔强制送服务对象入院接受治疗，确保服务对象的生命健康，同时也缓解了华叔的照顾压力。服务对象入院治疗后，社会工作者通过同理、倾听的方式为华叔提供一个倾诉的平台，耐心倾听其在照顾服务对象时遭受来自各方的压力，肯定其一直以来为服务对象的真心付出，并表示社会工作者的介入会陪伴其与服务对象共同寻求合适的解决方法。经过社会工作者的耐心倾听和专业分析，华叔的态度有所转变，愿意继续承担服务对象的照顾任务。

社会工作者在服务对象住院期间积极发掘各种养老资源，与此同时，也鼓励华叔动用自身社会资源为服务对象寻求合适的照顾途径。介入中后期，社会工作者为服务对象及华叔分析了社区养老及院舍养老的各种利弊。通过服务对象自决的方式，华叔也同意为服务对象选择院舍养老作为服务对象出院后的养老照顾方式。社会工作者在了解服务对象及华叔对院舍的要求及经济能力后协助服务对象申请公立养老院轮候，并积极寻找合适的养老院舍资源，陪同华叔进行院舍参观。最终，在社会工作者的协助下，华叔为服务对象找到了合适的养老院，服务对象出院后便入住养老院，获得了专业照顾。

五、总结评估

社会工作者在介入个案时运用专业知识清晰定位服务对象的需求，并以生命健康安全为第一原则及时劝服华叔将服务对象送至医院接受治疗，稳定服务对象病情；个案跟进的过程中社会工作者充分尊重服务对象的意愿，服务对象及华叔经过慎重考虑后选择院舍养老作为出院后的养老方式；社会工作者运用专业的手法和技巧，发挥社会工作者情绪支持者及资源筹措者的角色，为华叔疏导情绪，令华叔以更加积极的态度面对照顾压力；为服务对象申请公立养老院，并寻找合适的院舍转介给华叔。目前，服务对象的身体情况已经稳定，出院后便入住了合适的养老院从而获得专业照顾。与此同时，华叔也因服务对象到院舍生活而大大减轻了照顾压力，退管工作人员也肯定了本次个案成效。

六、专业反思

在本个案的跟进过程中，华叔是个案介入的关键。由于服务对象是中重度认知障碍症患者，服务对象不能清晰地表达自己的想法和理解社会工作者的意思。如果华叔因面临各方压力而坚决放弃照顾工作，服务对象便会陷入无人照顾的困境。在这种情况下，缓解华叔的压力，疏导其情绪，陪伴其解决当下照顾问题是本案介入的重点。社会工作者在跟进过程中通过多鼓励、多肯定华叔，相信其有能力承担服务对象的监护责任及利用自身资源助力服务对象解决养老照顾问题。通过多次的鼓励和陪伴，华叔感受到自己并不是"孤军奋战"，从而更积极地解决问题。

让无力者有力

——脑瘫患儿崎岖的康复之路

叶丽平①　　毛华锋②　　谢以鹏③

案例摘要：服务对象退休在家照顾智力和肢体一级残疾的儿子和患肾病晚期的丈夫，一直以来身心疲惫，她观察到儿子的情况比其他一级残疾的人要好很多，因此服务对象原本对儿子的康复抱有很大的希望。由于儿子在家常常不配合康复训练，服务对象很是无奈且逐渐丧失信心，因此求助社会工作者，希望有康复师能够上门帮助儿子做康复训练，同时想让儿子学点技能，将来有一技傍身。因服务对象的儿子和丈夫两人长期治疗及康复花费了巨额费用，如今服务对象已家徒四壁，无力再负担昂贵的康复费用。社会工作者分析服务对象儿子的能力，为其链接资源，促进服务对象的儿子进行康复及技能训练。同时改善服务对象与儿子沟通及互动，提升服务对象的照顾技能，重燃服务对象对儿子的康复信心。

一、背景介绍

服务对象56岁，目前已从高校退休。服务对象的儿子25岁，患智力和肢体一级残疾。服务对象的丈夫是一名初中老师，目前尚未退休，服务对象的母亲患阿尔茨海默病，与服务对象的弟弟隔周轮流照顾，因此服务对象的照顾压力很大。服务对象的儿子小学和初中都读普通公办学校，之前每逢寒暑假，服务对象都会带着儿子四处求医，目前其儿子的恢复状态比同等级别的残障人士好。由于服务对象的丈夫患肾病晚期，且一直以来在儿子身上花费了巨额的医疗费，因此服务对象已家徒四壁，而服务对象仍然对儿子的成长进步不放弃，

---

① 叶丽平，广州市启维心智社会工作服务中心。
② 毛华锋，广州启维心智医院。
③ 谢以鹏：广州市启维心智社会工作服务中心。

希望社会工作者能找到免费的医疗资源给儿子做康复训练。另外，服务对象认为儿子这个年龄应该学一门技术，以便将来可以谋得一份工作，实在不行也可以去图书馆或者公益机构当志愿者，增加与别人的互动交流，等他们老去以后不至于孤身一人。

二、分析预估：社会支持理论

社会支持理论认为，社会支持是一组个人之间的接触，通过这些接触，个人得以维持社会身份并且获得情绪支持、物质援助和服务、信息与新的社会接触。依据社会支持理论的观点，一个人所拥有的社会支持网络越强大，就能够越好地应对各种来自环境的挑战。个人所拥有的资源又可以分为个人资源和社会资源。个人资源包括个人的自我功能和应对能力，后者是指个人社会网络中的广度和网络中的人所能提供的社会支持功能的程度。以社会支持理论为取向的社会工作，强调通过干预个人的社会网络来改变其在个人生活中的作用。本案中，服务对象对资源的需求较为突出，因此，社会工作者重点为服务对象链接相关资源并跟进其资源运用情况，以协助服务对象解决困扰。

（一）生理方面

服务对象身体状况较好，每年有做体检，目前身体没有异常指标。服务对象手脚灵活，完全能够自我照顾且能照顾好家人，退休后开始容易感到腰酸背痛，人更容易变得疲惫。

（二）心理方面

服务对象心态较为乐观，给人一种亲近感和随和感，能坦然接受儿子和丈夫的病况。对儿子的康复总体上仍抱有希望和目标，并一直为此努力。偶有情绪起伏，服务对象会通过参加社区活动等方法排遣情绪。

（1）照顾压力。服务对象长期照顾患病的丈夫和儿子，以及患有阿尔茨海默病的母亲，母亲隔周就会过来，服务对象一个人要照顾三个患者，分身乏术，因此照顾压力巨大。

（2）落差感和无力感。服务对象为了能更快帮助儿子达到更好的康复效果，会急于讨好或指挥儿子，而服务对象的儿子不配合做康复训练，常常达不到服务对象的预期，由此产生的期待落空，使服务对象很无奈，此时的无力感和落差感很强，也影响了服务对象对儿子康复的希望及信心。

（三）社会方面

（1）经济状况。服务对象目前有退休金，丈夫为学校老师，家庭收入较为稳定。由于父子俩长期治疗及康复花费了巨额费用，如今服务对象已是家徒四壁，无力负担昂贵的上门康复训练及技能培训费用。

（2）社会支持。在照顾儿子这件事上，服务对象独力支撑，其丈夫很少给予帮助，服务对象家庭支持薄弱。尤其是患阿尔茨海默病的母亲过来的时候，更是无力分身。服务对象与邻里关系较好，即使有困难，但碍于情面，不会主动找邻里帮忙。服务对象偶尔会参加单位及街道社会工作者站组织的活动，并从中获得情绪支持。

三、服务计划

（一）服务目标

（1）链接康复资源，促进服务对象的儿子的康复训练水平，从而提高服务对象对生活的希望感。

（2）链接技能培训资源，增强服务对象的儿子的技能水平，从而增强其自信心。

（3）改善服务对象与儿子的沟通状况，增强服务对象的照顾能力，从而减少服务对象内心的落差感。

（二）服务计划

（1）与服务对象建立专业关系，详细了解服务对象目前的困扰。

（2）分析服务对象及服务对象的儿子的需求和能力，共同制定客观合理的目标。

（3）社会工作者协助服务对象链接相关资源，并与服务对象针对相关资源进行分析。

（4）社会工作者与服务对象探讨资源链接后的应用情况分析及改进，强化服务对象及其儿子做得好的地方。

（5）与服务对象探讨如何对话才能使儿子才更愿意接受她的好意，提升服务对象的沟通技能。

（6）评估与结案，与服务对象回顾个案过程与收获，巩固个案成效。

四、服务计划实施过程

（一）建议专业关系，了解服务对象的困扰及需求

服务对象求助动机较强，有强烈的诉说欲，社会工作者运用真诚、倾听、共情等技巧，迅速与服务对象建立专业关系，并对服务对象有用的信息进行概括，引导服务对象表达重点。服务对象告知社会工作者，其主要希望他们能找到免费的医生一周上门一次给儿子进行康复训练，另外，也希望儿子能学一门技术，以期将来可以找一份工作。社会工作者对服务对象过往的求助经历进行具体了解，进一步明确服务对象的服务需求，并初步确定资源挖掘的方向，并表示需要对服务对象的儿子目前的能力水平做一个初步的评估，而后才能去链接相关的资源。此外，对服务对象在叙述的过程中流露出的无奈、担忧等情绪给予情感支持。

（二）与服务对象的儿子面谈，评估其能力及意愿

虽然服务对象的想法看起来是好的，但最终受助者是服务对象的儿子，服务对象的需求需要其儿子配合，因此服务对象的儿子的意愿极为重要。社会工作者与服务对象的儿子进行面谈，并了解其内心想法。通过面谈得知，服务对象的儿子目前有随机做一些康复训练，社会工作者询问服务对象的儿子主要是做哪些锻炼，并鼓励其做给社会工作者看，服务对象的儿子在社会工作者的鼓励下做了抬腿和上下蹲的动作，也扶着墙挪着走了几步路，社会工作者看到服务对象的儿子做的时候有些吃力但仍坚持的样子给予表扬，服务对象的儿子告诉社会工作者他做这些很容易感到疲惫，因此无法坚持训练。在电脑操作方面，服务对象的儿子有一定的操作基础，并告诉社会工作者其一直想要学习办公软件。通过现场的观察，社会工作者看到服务对象的儿子会开、关机，会挪动鼠标，会打字，也会上网页查询资料，会查看视频等，对于服务对象的儿子自身的生理状况而言，有这个水平已经是一个很不错的状态，可见服务对象一直以来在儿子身上真的花了很多心思。服务对象的儿子有学习的能力及意愿，社会工作者也有信心在合适资源者的带领下使服务对象的儿子能有所学。于是

社会工作者与服务对象的儿子做了初步约定，会尽快去寻找相关资源来帮助他，也希望他到时候能够认真地配合学习成长。

（三）链接相关资源，跟进服务对象及其儿子的资源运用过程

就服务对象的儿子学习办公软件事宜，社会工作者与责扬天下（广州）管理顾问有限公司丁主任取得联系，了解到该企业有帮扶的意愿。社会工作者作为资源方及服务对象双方的桥梁，与企业志愿者一起多次上门。企业志愿者现场评估了服务对象的儿子的能力，在企业志愿者的建议下，服务对象和服务对象的儿子同意学习 PPT 制作，企业志愿者也根据服务对象的儿子的实际情况，制定了个人教学方案。此外，为明确三方权益与义务，三方就服务对象的儿子关于 PPT 教学事宜签订了三方协议。

服务对象看到企业志愿者教授其儿子学习 PPT 制作时的场景喜极而泣，社会工作者及时给予支持，促使服务对象抒发情绪。服务对象表示很久没看到儿子这么认真地学习了，那一刻她的内心充满了希望，同时想起儿子在小学与初中求学阶段的艰辛，不禁落泪。同时，社会工作者与其探讨资源运用过程中可能会遇到的困难，比如服务对象的儿子在学习的过程中会跟不上或感到疲惫，提醒服务对象及时给予其儿子安抚和鼓励，也要督促其儿子在家多练习巩固。另外，由于企业的工作安排，也许他们每一次上门的志愿者都不一样，不保证志愿者都能做到万无一失，因此在必要的时候服务对象也可以指出来，也可以跟社会工作者进行反馈沟通。

就服务对象的儿子康复训练事宜，社会工作者与益蕊慈善基金会联系，并在确认对方有帮扶意愿后带康复师上门。康复师提出让服务对象的儿子做一些肢体动作来进一步评估其身体状况。在此过程中，康复师一边指导一边鼓励，服务对象的儿子做每一个动作都努力且费劲地在配合着。评估结束后，康复师告知服务对象平常在指导儿子训练过程中，哪些动作是对其儿子有利的，哪些动作是不能做的。经过反复的沟通，最后基金会给出的帮扶方案是借康复仪器给服务对象家庭，让服务对象在家帮助其儿子进行康复训练。在服务对象同意后，社会工作者与基金会人员一起上门送康复仪器，并由基金会康复师教导服务对象如何使用康复仪器。

在学习使用仪器的过程中，服务对象表现得有些不安，且流露出紧张和担心自己做不好的神情，社会工作者同理并安慰服务对象，表示这个仪器看起来有些复杂，对于第一次接触的人确实会有点费神，多做几次就能摸索出来了，

并建议服务对象用手机录像以便之后也可以回看参考。服务对象在给儿子尝试使用仪器时，其儿子也表现出紧张的情绪，社会工作者告知服务对象的儿子该仪器的作用并安抚其紧张的情绪。在社会工作者和康复师的指导和鼓励下，服务对象掌握了康复仪器基本操作，服务对象的儿子在训练过程也越来越放松。社会工作者真诚地告诉服务对象其从初始使用仪器的困窘到娴熟这个过程，社会工作者看到服务对象有一种为了儿子不轻易放弃的动力，社会工作者将这个感受在服务对象面前反馈给她的儿子，以此鼓励服务对象的儿子接下来能够给予服务对象更多的理解和正向的回应。

（四）关注服务对象与其儿子的互动，提供照顾引导

社会工作者跟进服务对象的儿子的 PPT 学习情况时，服务对象告诉社会工作者，儿子很愿意听社会工作者和志愿者的话，但是对自己的话，他就不怎么听。社会工作者进一步了解服务对象的儿子不听她的话的具体表现，同时引导服务对象觉察其与儿子沟通时的情绪及语气，并分析服务对象的儿子在康复训练上缺乏动力，也可能是习惯性依赖服务对象的照顾。服务对象意识到自己与儿子沟通会比较着急、缺乏耐心，并经常因为着急而直接帮助儿子代办很多事务。随后，社会工作者与服务对象总结在照顾过程中，服务对象可以改善的地方，并鼓励服务对象去尝试，如注意语气不要过于着急，过程多一点耐心，鼓励和表扬，放手多让儿子去尝试。

五、总结评估

（一）个案成效评估

（1）服务对象的儿子能在家进行规律的康复训练，且康复动力及配合度提升。

（2）服务对象的儿子能在家免费学习 PPT 制作技能，在结案时已能独立制作一个简单的 PPT。

（3）服务对象意识到自己与儿子沟通存在的问题，能增加对儿子的鼓励和肯定，服务对象的儿子的配合度也更高了，重新燃起了服务对象对儿子康复的希望及信心。

（二）服务对象现状评估

（1）服务对象目前已意识到在与儿子沟通的时候要注意多一些耐心，并留意儿子细小的变化，及时给予正向的肯定，因此，在儿子康复训练这件事情上，其无力感得到极大的减轻。

（2）在康复仪器的使用和 PPT 技能的学习上，社会工作者已逐步撤出沟通桥梁的角色，服务对象及其儿子和志愿者们都能够在脱离社会工作者的介入下做好自主运营了，有问题双方会直接沟通。

（3）服务对象的儿子从原来见陌生人会有回避的行为表现，在服务对象的儿子与志愿者的数次接触过程中，变得会主动与志愿者打招呼，也会主动与志愿者开启话题，整个人看起来更加阳光和开朗，其人际交往能力无形中得到了提升。

六、专业反思

回顾本次服务，社会工作者结合服务对象的实际情况，选用了社会支持网络理论进行介入，对服务对象所需要的资源进行整合和评估，运用和改善社会支持网络，使之能够满足服务对象的需要，解决其问题。在这个过程中，社会工作者扮演了多个专业角色，包括以下四个方面。

（1）支持者。在服务对象感到生活无力之时，社会工作者为服务对象提供心理支持、情绪支持、情感认可等表达性支持，鼓励服务对象克服困难。

（2）资源链接者。根据服务对象及其儿子突出的康复训练和技能学习资源的需求，社会工作者筹集服务对象及其儿子所需的资源，并将资源传递到服务对象手中，将资源与服务对象及其儿子链接起来。

（3）引导者。体现在服务对象与儿子的沟通相处过程中，社会工作者引导服务对象察觉自身存在的不足，引导服务对象结合儿子的性格，思考怎么说话儿子才更愿意接受并做出行动。

（4）关系协调者。服务对象的期望与资源方能提供的服务不是完全一致的。如服务对象希望每次上门教授 PPT 的企业志愿者是固定的两个人，另外，服务对象希望有专门的康复师能够定期上门带领服务对象儿子进行康复训练。然而，每个资源方都有其自身的考虑，如何使企业在参与公益帮扶的同时不损害其自身的利益，又能满足服务对象的基本需求，需要社会工作者在其中进行协调，从而促进双方的理解，建立和谐的关系。

八旬长者遇难关，多措并举助解困境

吴雪蕙①　　江远婷②　　林东耳③

案例摘要： 启维社会工作者在例行探访康复者过程中，发现服务对象的情绪存在一定的困扰，服务对象有较严重的不良情绪。询问后才得知服务对象是想要把自己名下的房子过户给患有精神疾病的小女儿，但是由于其小女儿患有精神疾病，被视为无民事行为能力人，无法过户。为此服务对象感到愤怒和无奈，也因为房子问题，服务对象觉得大女儿突如其来的关心是想要抢夺房子，服务对象与大女儿之间也产生了误会，导致父女感情破裂。

一、背景介绍

（一）服务对象基本信息

服务对象为男性，89岁，丧偶，育有两女，目前与患有精神疾病的小女儿居住在一起，与小女儿关系较密切。服务对象当过兵，曾经参加过抗美援朝，也曾当过空军，获得过较多的荣誉。

（二）因支气管扩张、炎症、呼吸困难而入院做手术

随着年龄的增长，服务对象没有了从前那般健壮的身躯。2021年4月因咳嗽导致呼吸困难，去医院检查发现是支气管扩张发炎而需入院做手术，手术顺利，只是术后远行需要借助轮椅。目前服务对象在小女儿的照顾下恢复得较好，只需定期去医院复诊。

---

① 吴雪蕙，广州市启维心智社会工作服务中心/广州启维心智医院。
② 江远婷，广州市启维心智社会工作服务中心/广州启维心智医院。
③ 林东耳，广州市启维心智社会工作服务中心/广州启维心智医院。

（三）因房子过户问题，服务对象与其大女儿之间产生矛盾

服务对象想着要是自己以后不在了，小女儿日后需要有个住的地方，所以想把自己名下房子过户给小女儿。由于小女儿患有精神疾病，被视为无民事行为能力人，因此过不了户。服务对象为小女儿将来的居住问题而深感担忧，并认为大女儿对他突如其来的关心不怀好意，觉得大女儿是想和小女儿抢夺自己的房子才这么做。

二、分析预估：社会支持网络－人生回顾

服务对象交际圈狭窄，缺乏资源支持，社会工作者应该努力挖掘开拓其个人资源和社会资源，协助服务对象重新建立人际交往圈，增强服务对象的朋辈支持网络。另外，社会工作者引导服务对象对亲朋好友或晚辈谈论往事，针对性地让服务对象梳理自己一生的经历，让其在回顾的过程中分享快乐，抒发郁结。和服务对象一起回顾其在各个年龄段人生中重大的事件或者值得保留和回忆的往昔，其对别人产生的影响和别人施以其的影响，引导其提升满足感、成就感和知恩之感，对于一些负面的或者不够积极的方面和元素进行弱化处理。

（一）生理方面

1. 温饱问题

服务对象因为支气管发炎，气管插管，所以平时服务对象的小女儿需要将食物用破壁机打成糊，服务对象才能吃，因此服务对象整个人看起来较憔悴和瘦弱。

2. 生活照顾问题

服务对象由于支气管扩张发炎动过手术以及 2020 年不小心摔过一跤，现在去远的地方需要部分依靠轮椅；服务对象目前生活上部分需要小女儿协助。

3. 看病问题

服务对象每个星期需要去复诊，因为行动不便，每次去医院治疗都需要有人协助，而小女儿又患有精神疾病，如遇病情不稳定或其他因素会耽误服务对象看病。

（二）心理方面

服务对象年轻时当过兵，得到过许多荣誉，如今退休在家自觉很无用。而小女儿又患有精神疾病，至今还未婚，在此之前都是服务对象照顾小女儿，现在自己体弱多病，害怕自己哪天就突然不在了，为小女儿以后的生活问题感到担忧，并且服务对象表示自己与大女儿的关系不好。在说到两个女儿时，服务对象很是无奈，觉得自己年轻时没有做好一个父亲，很是惭愧。

（三）社会方面

服务对象多年前丧偶，独自一人照顾着患有精神疾病的小女儿，大女儿已经成家，与服务对象关系淡漠疏远，较少联系。由于服务对象住的是老城区，以往的亲朋好友都搬走了，除了几个可以联系的老战友以外几乎没有朋友，个人的社会支持网络薄弱。

（四）因为支气管扩张做了手术，目前面临着以下问题

1．经济问题

服务对象因呼吸困难，去医院查出是支气管扩张发炎，导致需要做手术，做这个手术，服务对象甚至花光了毕生的积蓄。服务对象生活入不敷出，唯一的收入是微薄的退休金，而小女儿患有精神疾病，赋闲在家，没有工作，父女两人依靠着服务对象退休金和小女儿的残疾补贴过日子。手术出院后，服务对象无法行动，暂时失去自理的能力，生活一时陷入困境。

2．后续治疗和养老问题

服务对象年事已高，在变故发生之前，生活已经朝不保夕，难以为继。加上这次手术后，服务对象需要时间进行治疗和康复，在这期间，服务对象更是离不开人的照顾，重任落在其患有精神分裂症的小女儿的身上。

三、服务计划

（一）服务目标

（1）缓解服务对象的不良情绪，提高服务对象的自我情绪管理能力。

（2）协助服务对象建立朋辈支持网络，并整合社区资源，链接法律援助

帮助服务对象，解决房子过户的问题。

（3）帮助服务对象搭建与大女儿沟通的桥梁，缓和其与大女儿之间的紧张关系。

（二）服务计划

（1）积极与服务对象进行沟通，了解服务对象内心的想法及服务对象的具体情况，与其建立信任的专业关系。

（2）预估服务对象需求，与服务对象协商服务计划和目标。

（3）整合社区资源，帮助服务对象链接法律援助，解决服务对象房子过户的需求。

（4）引导服务对象回顾人生中的重要经历，从过往的体验中提高对生活的信心和调整现有的不良情绪。

（5）为服务对象与大女儿搭建沟通的桥梁，解除两人之间的误会，缓和父女关系。

（6）评估与结案，与服务对象回顾个案过程与收获，沟通结案。

四、服务计划实施过程

（一）了解服务对象问题，建立专业的个案服务关系

因为服务对象的小女儿是社会工作者负责的精神康复者，平时社会工作者会接触到服务对象，所以服务对象对社会工作者也较熟悉，求助的主动性较强，这也为建立服务关系奠定了基础。服务对象一直倾诉自己的无奈，特别是说到把房子过户给小女儿这件事情上异常激动，心中的愤怒久久不能平息，在整个交谈过程中，社会工作者便运用尊重、接纳、同理心等专业介入技巧，安抚服务对象的情绪。服务对象慢慢打开自己的心扉，主动跟社会工作者说一些关于家人的事，愿意多透露一些信息，例如自己小女儿之前是在幼儿园上班的，大女儿嫁去哪里，与女儿之间的关系如何等。而这些信息的收集，也让社会工作者了解到服务对象的需求，同时也为社会工作者后续开展服务提供了重要支撑。

（二）多方支援，传递爱心

服务对象的问题比较多元，包括经济问题、房子过户、伤患治疗、情绪问题、父女关系等，单凭社会工作者的介入不足以回应服务对象多方面的需求。因此，社会工作者运用社会支持理论，协助服务对象梳理社会支持网络（正式与非正式支持），进行多方资源沟通协调，进行资源的有效配对。

1. 区残联、街道社区，解决服务对象的经济难题

社会工作者将服务对象的情况反馈给街道社区，街道社区及时反映到区残联处，为服务对象家庭链接正式支持。区残联迅速为个案救助提供救助补贴的政策支持，如残障人士补贴、监护人补贴，并及时联系到街道残联跟进；所在社区为社会工作者开展该个案救助提供意见指导，并且从接案之日起为服务对象提供了救助补贴，让服务对象在生活上多了一些保障。

2. 无偿律师为服务对象伸出援手，解决房子过户问题

解决了生活上的经济问题后，房子过户给小女儿也成为困扰社会工作者与服务对象的问题。服务对象自己一开始联系了好几个律师，但是因为要收取律师费，服务对象便拒绝了咨询。社会工作者几经周转，在网上看到一篇免费的法律援助的信息，社会工作者便按照上面的联系方式与律师事务所取得联系，一位律师在听说了服务对象的情况后，非常热心地给出建议，让服务对象带着患有精神疾病的小女儿去做个鉴定，恢复小女儿的民事行为能力，便可以把房子过户给小女儿。最终在这位律师的帮助下，小女儿的鉴定顺利通过，房子也得以过户，房子过户问题得以解决。

3. 社会工作者变身临时陪护，陪同服对象解决复诊拿药难题

服务对象由于支气管扩张发炎，呼吸困难，因此服务对象做了手术，气管插管，一些日常的行动就变得困难起来，例如吃饭、洗澡、外出等。出院后每周定期的复诊拿药成了服务对象的一大难题，原本是服务对象的小女儿协助服务对象一同去复诊拿药。有段时间，服务对象的小女儿受疫情影响，被赋予黄码，无法陪服务对象复诊。社会工作者在了解情况后临时陪同服务对象去医院复诊拿药。

（三）回顾人生，体验过去，提升服务对象对生活的信心

服务对象退休后就一直在家照顾着小女儿，自从做了支气管手术后，变成小女儿照顾自己。在此之前，服务对象是一个比较强势的人，能自己做的事情

都自己搞定，手术后什么都做不了，落差较大，自我效能感较低。服务对象与社会工作者诉说"自己之前当过兵，身体非常不错，还可以出去跑步，但是现在需要依靠轮椅，现在什么事情都要小女儿操心……"的时候，不禁哽咽。社会工作者通过倾听，帮助服务对象抒发不良情绪，并运用人生回顾理论，让服务对象体验过去。服务对象在说起以前当兵的事迹时滔滔不绝，说到自己之前参加抗美援朝独自一人给部队送情报以及当空军所获得的一些荣誉时很是自豪。通过人生回顾，服务对象回顾年轻时的成功经历，从中体验自尊、自信，从而提升了对生活的信心。

（四）搭建桥梁，解除误会，重建父女关系

服务对象对大女儿还心存芥蒂，觉得大女儿对其的关心是想要争夺他的房子。之前，大女儿曾给小女儿介绍过一个外省的对象，认为小女儿嫁到外省就不好继承服务对象的房产，这导致服务对象一直对大女儿不待见。在整个跟进过程中，社会工作者与服务对象的大女儿保持联系，及时反馈服务对象的情况。在9月初，社会工作者第一次联系服务对象的大女儿时，她的态度比较冷漠，表示不愿意参与。社会工作者继续与她保持联系，肯定了她对服务对象的关心，她才跟社会工作者说出实情："其实我并没有想要抢这个房子的想法，我真的是想要关心我爸，但是因为他一直偏心我的妹妹，我才心有不甘，而且我爸说我介绍外省人给我的妹妹，说我不安好心，我其实就是想要妹妹在老年后有个可以陪伴她的人而已，自己当时也没想那么多，我爸就这么说我，我真的很心寒。"社会工作者认同大女儿的想法，同时也赞赏了她不计前嫌，愿意与父亲见面说清楚。最终，大女儿在社会工作者的引导下，慢慢放下心中的芥蒂，尝试主动修复他们之间的父女关系，最终答应社会工作者到服务对象家里解开两人之间误会。

而服务对象还在执着认为大女儿对其的关心是不怀好意，一直不太愿意与大女儿交谈。社会工作者这时充当着协调者的角色，鼓励服务对象主动告诉大女儿自己的想法，并询问大女儿的想法。两人最终都把自己的内心表达出来，把误会解开，父女间的情感得以修复。在后续的跟进中，服务对象表示原来误会的根源是自己的偏心所致，感觉自己愧对大女儿，幸亏大女儿不计前嫌愿意回来照顾自己，服务对象也表示以后有什么事情都会和大女儿一同商量。最后，大女儿也回归服务对象的大家庭里面，一同照顾服务对象并主动与妹妹一起陪服务对象去医院复诊拿药，一家人又有了往日的欢乐。

五、总结评估

（一）个案成效评估

服务对象在社会工作者介入服务后，原有的社会支持得到增强巩固，如跟家人的联系解决了服务对象患病期间的生活照料和后续的治疗、养老等问题。另外，社会工作者链接了新的支持，如政府为其提供救助补贴政策支持，社区对服务对象给予关心和支持，为其寻找免费的法律援助解决房子过户问题，社会工作者协助服务对象去医院复诊拿药等。最后，服务对象在新的社会支持网络合力下得到了救助，无论是短期内的生活照顾，看病就诊问题，还是长期的治疗、养老等问题都得到了解决，生活重新回到正轨。

（二）服务对象现状评估

1．生存问题

社会工作者通过整合多方资源，增强了服务对象的社会支持网络。社会工作者成功协助服务对象解决问题，街道社区对其的关注度加大，服务对象的需求得到及时解决。

2．情绪状况

服务对象解决了房子过户问题以及解决社会支持后，不良情绪有所减少。社会工作者通过人生回顾理论，让服务对象回顾过往的成就，服务对象从中体验自尊、自信，激起了服务对象对生活的激情，提升了对生活的信心。

3．家庭关系

服务对象与大女儿的关系在社会工作者介入之前是破裂的，经过社会工作者在其中搭建沟通桥梁，鼓励双方放下成见和顾虑，开诚布公地沟通，直面目前的困境，最终双方减少隔阂，大女儿也愿意继续肩负起照顾服务对象的责任。9月下旬，服务对象的大女儿回到家中，接上服务对象和妹妹驾车一同前往医院陪同服务对象复诊拿药。社会工作者回访时了解到，大女儿现在经常回去照顾服务对象，而服务对象在两个女儿的一同照顾下，恢复较好。

4．社会支持

服务对象原本有一些社会支持，但是相对零散、支持较少，社会工作者介入后，一方面协助服务对象巩固已有的支持，另一方面，社会工作者链接了新的社会支持，如区残联、街道社区、社区志愿者等，共同为解决服务对象的困难出一份力，使得服务对象更有力量应对挑战。

六、专业反思

回顾本次服务，社会工作者结合服务对象的实际情况，选用了社会支持网络理论和人生回顾理论进行介入，推动多方资源为服务对象纾困解忧，其中社会工作者扮演多个专业角色，增强服务对象现有社会支持，链接新的社会支持，整合各方资源助服务对象渡过难关，使其回归家庭和正常生活。

（一）问题发现和汇报者

社会工作者在例行探访中看出服务对象的不良情绪较大，社会工作者了解到服务对象的问题后，第一时间反馈给所在社区和区残联，联合正式支持网络为服务对象提供帮助。

（二）协调者

服务对象一开始较为排斥大女儿与其亲近，同时也质疑大女儿突如其来的关心是想和小女儿抢夺房子。在了解到服务对象的问题后，社会工作者尝试去联系服务对象的大女儿，服务对象的大女儿一开始听到是关于服务对象的事情时，态度比较冷漠，表现出不重视、不想管的态度。社会工作者发挥协调者角色，继续与她保持联系，肯定其对服务对象的关心，她才愿意放下心中的芥蒂与服务对象一同交谈，解开其中误会。对于服务对象的大女儿，社会工作者保持不批判的态度，积极与其保持联络，认同其感受，同时反馈服务对象的情况。接触一段时间后，服务对象的大女儿才打开心扉与社会工作者说出实情。了解到具体情况后，社会工作者把服务重点放在重建双方的关系上，鼓励双方放下成见和顾虑，进行沟通协商，相互理解，解除了彼此间的误会。

（三）引导者

体现在社会工作者运用人生回顾理论上，引导服务对象回顾人生，从过往的每一个阶段发生的事情，回忆成就，重新体验自尊和自信，从而激起服务对象对生活的激情，提升服务对象对生活的信心。在整个过程中，社会工作者一直引导服务对象倾诉和表达自己，让服务对象的不良情绪得到舒缓。

（四）资源整合者

主要运用在链接法律援助中。在本案中，服务对象因为经济问题，付不起律师费，想要免费法律咨询。就此情况，社会工作者在网上了解相关信息，寻找无偿法律援助，最后解决了服务对象的房子过户问题。

（五）政策落实者

社会工作者根据服务对象家里的实际情况，结合区残联现有的救助政策，给服务对象宣传了其小女儿可以申请残障人士补贴以及其作为小女儿监护人可申请的监护人补贴政策，并协助服务对象及其小女儿申请，申请成功后，区残联的救助补贴在一定程度上为服务对象提供了保障。

参考文献：

[1] 郑杭生，等. 转型中的中国社会和中国社会的转型：中国社会主义现代化进程的社会学研究 ［M］. 北京：首都师范大学出版社，1996.

[2] 贺赛平. 社会经济地位、社会支持网与农村老年人身心状况 ［J］. 中国社会科学，2002（3）：135－147.

[3] BUTLER R N. Successful aging and the role of life review ［J］. Journal of the American Geriatrics Society，1974，22（12）：529－535.

[4] 肖惠敏，邝惠容，彭美慈，等. 人生回顾对晚期癌症患者生存质量的影响 ［J］. 中华护理杂志，2012，47（6）：488－490.

第二部分
老年社会工作

点亮微光，重拾希望

——心理社会治疗模式下的困境老人个案分析

白玉杰①

案例摘要：本服务对象是精神一级残疾民政服务对象（其女儿）的主要照顾者，社会工作者在一次探访的过程中发现服务对象明显表现出焦虑、失眠、心理压力过大等情绪，社会工作者从服务对象的现实情况入手，运用心理社会治疗模式，通过与服务对象谈心、解决其生活基本需求、积极回应服务对象诉求、邀请服务对象参与社会工作者活动等方式，减轻服务对象心理压力，挖掘服务对象自身的潜能，帮助服务对象建立正向的自我反馈机制，帮助服务对象实现社会融入。

一、背景介绍

（一）接案原因

社会工作者在一次针对低保和残障人士家庭进行探访的过程中，发现服务对象生活艰难，心理状况不佳，在和社会工作者交谈的过程中会不停地哭泣。

（二）个案基本情况

服务对象张阿姨64岁，经历过两次婚姻但都以离异告终，思路清晰，无显著疾病，生活能够自理。经济状况不太好，依靠低保金度日。服务对象目前与女儿一起居住在过渡区，其女儿患有一级精神残疾，有暴力倾向，时常需要住院。

服务对象感觉自己生活得很辛苦，可以看出服务对象的精神压力较大，在和社会工作者交谈的过程中有时候会出现自怨自艾的情绪，也为自己女儿的未

---

①　白玉杰，郑州市郑东新区和舜社会工作服务站。

来感到焦虑。

服务对象是二婚嫁到目前所处社区的，离婚之后仍然在社区内过渡区居住，社区内的居民对服务对象多有同情，家里不用的东西都会主动送到服务对象家里，时常有社区居民主动帮助服务对象。当家庭经济开支难以维持时，如女儿住院吃药开销过大时，娘家弟弟会接济一二。

二、分析预估

（一）理论分析

心理社会治疗模式认为人生活在特定的社会环境中，受到生理、心理和社会三个方面因素的影响，这些因素相互作用共同推动个人的成长和发展。人际沟通是保证个人与个人之间进行有效沟通交流的基础，也是形成个人健康人格的重要条件。心理社会治疗模式认为每个人都是有价值的，即使是暂时面临困扰的服务对象，也有自身有待开发的潜能。心理社会治疗模式注重从人际交往的场景中了解服务对象，并运用心理动态诊断、缘由诊断、分类诊断的综合诊断方式确定服务对象问题产生的原因，从减轻服务对象的不安、减轻服务对象系统功能的失调、增强服务对象的适应能力、开发服务对象的潜在能力、改善服务对象的人际交往关系五个层面进行服务介入，进行对服务对象的帮助。[1]

（二）对服务对象问题的假设

心理社会治疗模式认为服务对象问题产生的原因可以概括为三个方面，即不良的现实生活环境、不成熟或者有缺陷的自我和超我功能、过分严厉的自我防卫机制和超我功能。

根据服务对象的现实情况，社会工作者认为服务对象问题产生的原因主要是服务对象面临不良的现实生活环境，具体表现为过大的现实生活压力和缺乏个人社会功能发挥的机会。社会工作者通过提供物质、精神帮扶，帮服务对象争取合法权益，减轻服务对象的现实生活压力，通过帮助服务对象建立正向的自我反馈机制、提升服务对象的社会融入，帮助服务对象实现个人社会功能的发挥。

（三）服务对象问题分析

（1）生活困难问题。服务对象居住在过渡区，无水、电等基本生活设施。

（2）家庭经济问题。经济压力大，收入来源少，仅仅依靠低保金，女儿患有一级精神残疾，住院花费较多。

（3）住房问题。没有属于自己的住房，目前只能居住在过渡区。

（4）情绪问题。精神压力较大，在和社会工作者交谈的过程中有时候会出现自怨自艾的情绪，也对自己女儿的未来产生焦虑。

（5）人际关系问题。服务对象住在过渡区，离主要的居民楼较远，平时与村里其他居民的沟通较少，缺少人际关系的支持。

（四）服务对象需求分析

（1）生活基本设施需求。服务对象住在过渡区，无水、电等设施，基本生活无法保障。

（2）经济支持的需求。服务对象收入来源单一，无法支持女儿的住院开支，面对的经济压力较大。

（3）住房的需求。居住在过渡区，生活条件设施简陋，也存在安全问题。

（4）情绪疏导及支持的需求。服务对象生活环境简陋，女儿的病情让她担忧，生活压力让她精神处于紧张状态，存在焦虑、担忧的情绪。

（5）社会融入的需求。服务对象与其他居民居住较远，社区内的居民对服务对象多有同情，家里不用的东西都会主动送到服务对象家里。

三、服务计划

（一）服务目标

社会工作者与服务对象本人讨论后，制定出服务目标，包括：

（1）帮助服务对象解决生活基本保障需求，让服务对象在用水用电方面得到保障。

（2）帮助服务对象寻找合适的岗位，解决收入来源单一的问题，缓解其经济压力。

（3）帮助服务对象了解社区分配房子的相关政策，促使服务对象争取自己的合法权益。

（4）缓解服务对象的精神压力，让服务对象感受到来自社会的人文关怀。

（5）促进服务对象的角色转变和社会融入。

（二）服务策略

首先，服务对象生活的环境以及女儿的病情让其承担着巨大的心理压力，因为家庭内经济来源较少，服务对象无法保障女儿的住院治疗等各种情况导致其出现焦虑、担心等一系列心理问题。

其次，社会工作者运用心理社会治疗模式中的直接治疗技巧和间接治疗技巧进行介入。直接治疗技巧中，针对服务对象因不良的现实生活环境所导致的问题采用非反思性直接治疗及反思性直接治疗，以支持、直接影响和"探索"－"描述"－"宣泄"的方式直接为服务对象提供心理支持及情绪疏导服务，引导服务对象对自己目前存在的问题进行分析和理解，改善服务对象的身心状况；主动邀请服务对象参与社会工作者开展的活动，让服务对象在活动中感受到社会的人文关怀。[2] 在间接治疗技巧中，社会工作者从服务对象所在社区居民及村委会管理人员着手，让服务对象周围的人了解到服务对象的需要，增加对服务对象的理解和支持，促进服务对象社会支持网络的重建；同时转变服务对象在人际交往中的角色，让服务对象从受助者成为帮助者，实现服务对象个人社会功能的发挥。

（三）服务程序

1．接触和建立关系

（1）与服务对象建立良好的专业关系，获得服务对象的信任，从而进一步了解服务对象的真实感受及需求，帮助其分析现在的生活状态。

（2）与服务对象进行深入沟通交流，明确服务对象最迫切的需求，和服务对象一起制订服务目标和计划，签订服务协议。

2．研究

（1）收集资料。全面收集服务对象有关生理、心理和社会等各方面的资料。

（2）社会工作者通过专业的技巧让服务对象追溯自己的经历，把服务对象以往的心理冲突与现在的情绪行为联系起来，找出其中的逻辑关系。

（3）社会工作者帮助服务对象认识自己的现实情况，了解自己存在的情绪行为以及这些情绪对自己的影响。

3. 诊断

运用心理社会治疗模式的诊断技巧与服务对象进行有效的沟通交流，并运用心理动态诊断、缘由诊断、分类诊断的方式，了解服务对象的情况，提升服务对象自我的认知和自我效能感，帮助服务对象建立正向的自我反馈机制。

4. 治疗

（1）通过非反映沟通动力技术来缓解服务对象不安和焦虑的情绪，引导服务对象述说与其问题相关的情况，通过服务对象的描述以及在描述过程中情绪得到宣泄，使得社会工作者了解服务对象的情况，同时也可以为服务对象提供一些物质帮助。

（2）通过间接治疗的方式帮助服务对象了解社区福利性房屋租赁的相关政策，帮助服务对象争取自己的合法权益以及链接公益性岗位，解决服务对象家庭的经济困难。

四、服务计划实施过程

（一）第一阶段（2021 年 10 月 12—22 日）

1. 阶段重点

社会工作者和服务对象建立关系，缓解服务对象的紧张情绪，接纳并尊重服务对象的感受。了解服务对象的基本资料和背景资料，发现服务对象的需求，和服务对象一起制定服务目标和计划。

2. 介入过程

社会工作者在一次针对低保家庭进行探访的过程中发现服务对象生活艰难，心理状况不佳，在和社会工作者交谈的过程中会止不住哭泣。社会工作者运用同理、鼓励、支持的沟通技巧，舒缓服务对象的心理压力，帮助服务对象渡过难关。服务对象的女儿是精神一级残疾，有暴力倾向，一年中时常需要住院，这种情况让原本拮据的家庭不堪重负，目前服务对象母女二人在过渡区居住，面对服务对象的不良情绪和现实生活困难，社会工作者对服务对象进行了帮助。

社会工作者与服务对象一起共同制订服务计划之后，社会工作者和服务对象进行了解释，让服务对象了解到自己才是解决问题的主体，社会工作者只是起到了一个辅助的作用，只有充分发挥自己的主观能动性，才能让自己的问题得到解决。

（二）第二阶段（2021年10月23日—11月10日）

1. 阶段重点

为服务对象提供物质帮扶，将社区分房子的相关政策传递给服务对象，邀请服务对象参与社会工作者组织的活动，帮助服务对象建立正向的自我反馈机制，邀请服务对象作为志愿者参与社区服务。

2. 介入过程

首先，社会工作者帮助服务对象询问了社区、乡政府政策，双方表示2022年将会进行第三批的分房公示，服务对象的房子将会分下来。社会工作者与乡政府和社区商议，让服务对象到社会工作者站接开水、充电，得到了社区和乡政府的支持，这为服务对象提供了较大的便利。

其次，社会工作者提出了让服务对象参与社会工作者组织的活动的建议，服务对象很乐于参与社会工作者组织的活动。在这次过程中，社会工作者发现服务对象很喜欢手工制作，同时还是一个十分善于学习的人。在服务对象参与活动之后，社会工作者会主动与服务对象了解她在参与过程中的感受，并促进服务对象进行现实情况反思、心理动力反思、人格发展反思，促使服务对象建立正向的自我反馈机制。

最后，社会工作者与服务对象探讨了服务对象的特长，服务对象总结出自己具有织毛衣、剪纸、画画的特长，社会工作者向服务对象表达了想要邀请她作为志愿者，带领其他居民进行手工制作的想法，服务对象本人十分乐意，但仍然有一些顾虑，在此过程中，社会工作者运用鼓励支持、直接影响等技巧，通过直接表达对服务对象信任的态度，打消服务对象的顾虑。

（三）第三阶段（2021年11月10日—12月7日）

1. 阶段重点

帮助服务对象链接公益性岗位和其他方面的物资资源，解决服务对象家庭的经济困难，提升服务对象自助能力。开展志愿服务活动，协助服务对象总结志愿服务开展过程中的经验，并回顾重大进步，让服务对象设想以后生活中可能发生的困难及相应的解决方法，鼓励服务对象用积极的心态面对新生活。

2．介入过程

服务对象目前的主要困难是经济状况难以维系，社会工作者联动各方，充分引进相关物资，在节假日期间为服务对象提供物资慰问，缓解了服务对象的经济负担；同时服务对象作为社区志愿者也积极地参与到社会工作者举办的各类社区活动和小组活动中来，负责手工制作的教授，在这个过程中，服务对象与社区其他居民有了更多的正向沟通交流。另外，社会工作者目前也正在帮助服务对象联系适合的公益性岗位，帮助服务对象有一个更好的生活；在这个过程中，社会工作者询问了服务对象接受他们的服务以来的感受，服务对象感觉自己现在对生活充满了动力，之前的自己一直陷在痛苦和郁闷中，经过社会工作者的帮助之后，服务对象感觉自己的生活有了色彩。

五、总结评估

（一）评估方法

通过服务前后对比和服务后反馈来评估服务成效，运用的具体评估方法主要是参与观察和访谈，评估服务对象的改变状况、服务满意度，并通过社会工作者自评，总结反思服务目标的达成效果及专业实务的成长。

（二）介入效果

1．服务对象的变化

社会工作者帮助服务对象解决用水用电的问题和分房子的问题后，观察到服务对象整个人精神状态明显改善，积极与社会工作者以及旁人沟通，也喜欢与他人打招呼，有明显的正向转变。服务对象也向社会工作者表示："你们帮助我解决了很多问题，我现在觉得心里的石头掉下了，压力也变小了，感觉现在生活也有希望了。还能参与你们举办的活动，也能和其他人聊聊天，说说话，感觉挺好的，真是太谢谢你们了。以后你们有啥需要我的地方也尽管说，我也可以帮助你们。"从现阶段服务对象的状态来看，服务对象完成了正向的改变。

2．目标达成情况

目标达成率90％，目前已经帮助服务对象解决用水用电的问题和节假日会有物资慰问，帮助服务对象完成了本社区分房子相关政策的咨询，带领服务对象参与社会工作者组织的活动，并让服务对象有参与志愿服务的意识，因服务对象年龄较大以及所处社区的资源情况，未能找到适合服务对象的岗位，后续将继续关注这方面的资源，积极寻找公益性岗位。

（三）后续跟进

进行定期电话或入户探访服务，开展小组或社区活动时主动邀请服务对象参与，尝试让服务对象作为志愿者参与志愿服务，继续帮助服务对象寻找合适的公益性岗位。

六、专业反思

（一）对服务对象充分尊重有助于专业关系的建立

建立良好的专业关系始终是个案服务开展的基础与核心。在充分尊重的基础上与服务对象建立良好的关系能够让服务对象产生安全感，从而向社会工作者打开心扉，达成有效沟通。可见，良好的专业关系有助于社会工作者对服务对象产生积极的影响力，有助于提高服务对象的改变动机，更好地促进服务对象对问题的解决。

（二）在实务工作中，坚持理论的指导，使个案方向更加明确

社会工作者在开展个案的过程中，问题和需求的诊断和评估是个案的基础，它们将会影响个案的方向和成效，而社会工作者往往会面临对个案问题诊断的困难或不清晰，导致目标的设立不符合实际需求，或个案的成效不明显。社会工作者在个案开展前期，选择心理社会治疗模式的指导，清晰掌握了解服务对象的过往史和查阅相关资料，并对资料进行了整理和分析，遵从心理、缘由诊断和分类的方法，对服务对象的问题和需求进行诊断，找到问题的根源，清晰了解服务对象实际需求，明确了个案的服务方向，结合理论对个案的计划、介入等环节进行开展，使个案最终取得了显著的成效。

（三）个案管理中要发挥服务对象的能力，他们才是自己生活的主角

相信服务对象是有潜力的，是社会工作者需要熟记的一点。服务对象虽然

在某个阶段陷入困境，但还是有能力去解决目前所面临的问题，只不过这些能力被掩盖了，而社会工作者要做的就是要帮助他们拨开前面的"杂草"，找到被掩藏的能力。社会工作者、各方资源通过努力帮助服务对象找到了打开锁的钥匙，但真正能够打开房门的还是服务对象自身。因此，通过个人管理的方式，让服务对象发现支持力量的同时还能增强其信心，发挥其主观能动性，他人只是助力，问题的真正解决还是要依靠服务对象自身，他们才是自己生活的主角。

参考文献：

［1］王绍文. 社会个案工作理论与案例［M］. 北京：经济科学出版社，2009.

［2］宋丽玉，曾华源，施教裕，等. 社会工作理论：处遇模式与案例分析［M］. 台北：洪叶文化事业有限公司，2017.

个案管理模式在特殊困难家庭养老问题中的应用

罗香清①　　陈彩霞②

案例摘要：服务对象是一名高龄老人，身体机能不断下降，行动能力、自理能力都逐渐变差，却还依旧时刻牵挂着两个均为精神残疾的儿子。即使卧病在床，得不到很好的居家照料，老人也不愿住院治疗，因为担忧两个儿子不能很好地照顾自己，担心自己不在家两个儿子产生矛盾无人调解等等。社会工作者采用个案管理模式联动多方力量协助老人解决就医、生活照料以及心理情绪问题，并协助老人获得专业的院舍养老服务，解决了老人的养老问题。

一、背景介绍

李伯（化名），87 岁，男，丧偶，中山市 N 区街道 A 类兜底老人。育有 2 个儿子，均为残障人士：其中大儿子 D，38 岁，精神三级残疾，未婚，自理能力一般，与服务对象同住；小儿子 H，36 岁，精神四级残障，未婚，于公租房独自居住；两个儿子之间的关系较差，互动沟通少，且存在一定的隔阂。由于两儿子的自理能力较弱，因此，服务对象承担着整个家庭的照顾责任。家庭的收入来源主要依靠政府补助、服务对象的养老金以及残疾津贴等。

近年来，随着年龄的增长，服务对象的身体状况越来越差，自理能力逐步减弱，但其两个儿子都无法提供照顾服务。2021 年 5 月，服务对象突然身体不适、食欲不振而卧床在家，无法自理，并且情绪极不稳定，表现出焦虑、紧张等现象。服务对象的小儿子 H 致电向社会工作中心求助，希望安排医生上门为其父亲看病，并且解决服务对象的养老问题。

---

① 罗香清，中山市志远社会工作服务社。
② 陈彩霞，中山市志远社会工作服务社。

二、分析预估

（一）身体健康问题

服务对象胸部肋骨疼痛，无食欲，身体消瘦，眼睛内凹且较为浑浊；身体所产生的疼痛感使他不能自理，卧床在家，需要及时就医。

（二）心理情绪问题

服务对象卧床后，其情绪极其不稳定，主要原因有三：一是担心自己离世后无人照顾两个儿子。每当提及两个儿子，服务对象总会流泪，情绪较为激动。二是身体的疼痛让他感到非常不适，情绪较为低落。三是担心治疗费用过高而无法承担。

（三）养老安排问题

服务对象卧床无法自理，两个儿子无法较好地为其提供适当的生活照料，但他希望在家养老，在最后的时光能够在家和两个儿子一起度过。服务对象的两个儿子关系薄弱，存在纠缠的现象。服务对象的家庭生态系统如图1所示。

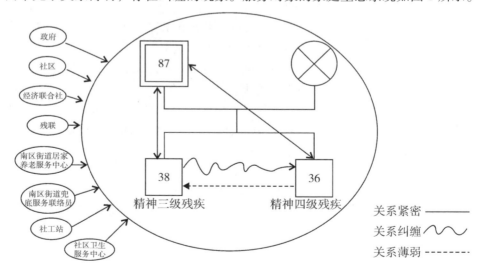

图1 服务对象的家庭生态

三、服务计划

(一) 理论介入

个案管理是指由社会工作专业人员为一群或某一服务对象统整协助活动的过程。[1]过程中各个不同机构的工作人员相互沟通协调,以团队合作方式为服务对象提供所需之服务,目的是扩大服务的成效。个案管理即可发挥协调与监督的功能。个案管理的过程包括建立关系、预估、计划、资源链接及整合、监督实行及结案。在个案管理模式中,社会工作者的主要角色是服务提供者、倡导者、中介人、支持者、教育者等。[2]

服务对象属于"以老养残"家庭的一名高龄老年人,随着其年龄增长、身体机能下降,个人健康、养老安排、心理情绪、家庭经济等都面临较大的挑战。个案管理是社会工作者社会价值的直接反映,重点是要在优化个案管理系统与工作环境之间取得平衡,其中涵盖了治疗疾病与提升系统综合效率两个问题。[3]社会工作者通过个案管理模式的介入,整合当地社区、社区居家养老服务、医院、社区卫生服务中心、养老院、社会工作者站等专业力量资源,注入外界力量以提升其家庭的抗逆力,调节其内部与外部之间的平衡,解决其当前所面临的疾病、生活照料等问题。

(二) 服务目标

1. 总目标

透过整合各方的资源,帮助服务对象得到及时有效的就医服务,解决其生活照料、经济困难及养老安排等问题,让服务对象安享晚年。

2. 具体目标

目标一:为服务对象提供助医服务,通过安排医生上门和住院治疗等方式,让服务对象得到及时有效的就诊,缓解其身体的病痛,解决其身体健康问题。

目标二:为服务对象提供心理辅导,缓解心理压力;同时协调各方资源解决其2个儿子的生活照顾问题、治疗费用问题等,让服务对象可以放心治疗、安心养老。

目标三:链接与整合社区资源,为服务对象提供助餐、助洁、助安等服务，帮助服务对象构建社会支持网络体系，增强其居家养老的能力，从而解决服务对象的养老问题。

（三）介入过程计划

（1）为服务对象提供心理辅导服务，动员服务对象到医院检查和接受治疗。

（2）对两个儿子做心理建设工作，动员其改善服务对象的生活照料问题。

（3）协助服务对象分析当前的养老条件，选择合适的养老方式，缓解家庭照顾压力。

（4）链接并落实民生政策，链接政策性资源缓解其家庭经济问题。

（5）整合社区资源，联动多部门形成合力，共同解决服务对象的养老问题。

四、服务计划实施过程

（一）个案管理，联动多方力量共同关注

2021 年 5 月 27 日，服务对象的小儿子 H 致电社会工作者寻求帮助，他表示父亲身体不适，行动不便，卧床在家，希望中心帮忙找医生上门看病。社会工作者上门家访发现服务对象躺在床上，身体消瘦，精神气色差，情绪稳定，房间环境脏乱差。在沟通过程中了解到服务对象胸部肋骨疼痛且不能随便挪动，只能平躺着；他觉得没必要到医院就医，因为看病贵且麻烦。服务对象的家庭属于典型的"老养残"家庭，家庭抗逆力差，需要各部门联动共同关注。

为此，社会工作者即时向相关部门反映，联动公共服务办公室、社区居委等多部门一起参与解决，一方面联系社区民政干部反馈服务对象情况并咨询社区卫生服务中心的家庭医生是否能够上门看病，另一方面及时上门家访评估服务对象的身体状况，做出下一步应对措施。

（二）分工合作，及时协助服务对象到医院治疗

（1）社区居委会联系社区医生提供服务。受疫情影响，近期社区卫生服务中心的医生疫苗接种任务重，未能及时提供上门服务，上门时间可能会延迟，社区居委会立即建议将服务对象送到就近的医院接受治疗，并协助联系就

近的医院。

（2）社会工作者动态关注服务对象的身体状况。为服务对象做心理辅导，动员服务对象的两个儿子一起劝说其到医院就医；社会工作者通过尊重、倾听等专业技巧陪伴服务对象，引导服务对象将内心的想法、焦虑和担忧诉说出来，然后引导其将关注点放在：只有及时到医院积极配合医生治疗，才能花更少的时间和钱，才能减轻儿子的照顾压力，才能有更好的精力照顾两个儿子。经过劝说，服务对象答应到医院检查治疗。

（3）医院安排"120"救护车上门协助服务对象到医院治疗。医生上门查看后，初步诊断为肺炎，建议住院。社会工作者发现躺在担架上的服务对象更加担心焦虑，他害怕去医院不知道什么时候能回家，担心治疗费用过高。社会工作者立即对服务对象进行安抚，告诉他会陪同他一起坐救护车到医院检查，并协助他办理各种住院手续等。

在救护车上，社会工作者通过陪同服务对象聊天，转移其注意力，缓解其焦虑情绪。在配合医生检查的过程中，社会工作者也全程陪同，让其儿子能够有条不紊地去缴费和办理相关手续。另外，社会工作者还协助服务对象及其儿子协商关于住院期间的照护问题，最终决定由医院的护工照料服务对象在住院期间的起居饮食。

（三）多方联动协商，帮助服务对象寻求最优的养老办法

经过一段时间治疗，服务对象已经康复出院，但随着年龄的增长，身体机能的老化，服务对象几乎失去了行动能力，只能卧床在家，由同住的大儿子 D 照顾。为了更好地照顾服务对象，两个儿子商量为服务对象购置了一张护理床，方便大儿子 D 照料。社会工作者走访了解到：尽管有助洁员定期上门提供居家清洁服务，但服务对象家里依旧脏乱差；吃剩的外卖没有及时扔掉，苍蝇蚊虫到处飞；服务对象几乎没有胃口，在生活照料方面的需求未能得到满足。

为了更好地解决服务对象的养老照顾问题，社会工作者联动相关部门共同协商服务对象的养老照顾问题。社会工作者挖掘了现有的正式支持网络，有公共服务办公室、残联、社区居委会、经济联合社、社区卫生服务中心等；非正式支持网络有居家养老服务中心、社会工作者站、志愿者等。社会工作者透过社区资源的整合，让不同专业人士相互沟通协调，共同关注并讨论服务对象的未来养老照顾问题。最终服务对象决定入住养老院，由专业人士提供生活照料

服务。

(四) 整合社区资源，解决服务对象的养老照顾问题

(1) 街道公共服务办公室。它主要提供了兜底民生政策支持，如帮助服务对象申请 2021 年困难空巢失能老年人照护补助，缓解照护经济压力；指导居家养老服务中心为服务对象提供相应的养老服务，协调养老院争取床位资源等。

(2) 社区居委会和经济联合社。服务对象一家收入来源有限，儿子无工作能力，住养老院的费用会造成一定的经济压力。社区协助服务对象一家申请特困，减轻经济负担；在资源协调层面，对接医院提供救护车上门接送服务对象到医院体检。

(3) 街道社区卫生服务中心。老年人的能力状况直接影响服务对象相关福利政策的享受，街道社区卫生服务中心家庭医生上门为服务对象做老年人能力评估，动态更新服务对象的身体状况及行动能力，以便其及时申请相关政策福利。

(4) 中山市 N 区医院。提供救护车接送服务对象到医院体检及护送到养老院；优先安排服务对象体检及出具相应的体检报告；在等待出报告期间，安排床位给服务对象临时使用。

(5) 中山市 N 区街道居家养老服务中心。先后为其提供了助餐服务 300 餐次、助洁服务 52 次 159 小时，另外，提供个案服务、定期巡访等上门服务，让其在家养老期间得到更好的照顾。

(6) 中山市 N 区街道兜底服务联络员。不定期上门探望，关心慰问等，通过"在地化"的语言和街坊邻里的关系去关心服务对象，及时将其情况反馈给社会工作者跟进。

(7) 养老院。安排床位，做好接收服务对象的入住工作，以及灵活处理服务对象入住养老院的相关手续，为服务对象适应养老院的生活提供便利等。

(8) 社会工作者。对服务对象进行情绪辅导，做其两个儿子的思想工作，动员他们一起劝说服务对象到养老院养老；陪同服务对象到医院体检和入住养老院、办理入住手续，协助服务对象交代两个儿子在家照顾好自己；协助日后的院舍生活适应等。

综上，可以清楚地看到服务对象的社会支持网络已经逐步建立，各个层面的支持者围绕服务对象的需求提供相应的支持，具体如图 2 所示。

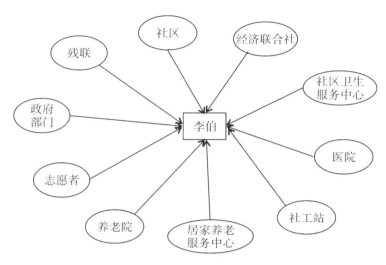

图 2　服务对象社会支持网络

（五）协助服务对象适应院舍养老生活，让其安心在颐老院养老

服务对象入住养老院后，院舍生活适应以及残障儿子自我照顾问题是多方关注的重点。为了让服务对象较好适应院舍养老，养老院作为直接的养老服务提供者，为服务对象提供合适的床铺被褥，并按照疫情防控要求适当让其儿子进来陪伴和探望。公共服务办公室协助服务对象申请困难空巢失能老年人照护补助，减少服务对象的费用支出压力。社区居委会则协助其加快进度提交资料申请低保。居家养老服务中心则安排社会工作者一方面协助服务对象儿子办理后续的入住手续、缴费、购置日用品等，多次到院舍探访，了解服务对象的身体状况及适应情况；另一方面，针对服务对象大儿子 D 的自我照顾及独自生活适应问题，透过上门家访的形式评估其残疾儿子的自我照顾能力，及时转介给街道社会工作站的社会工作者跟进。

经过一段时间，服务对象慢慢适应了院舍生活，社会工作者到院舍探望服务对象，服务对象表示：他在院舍住得挺好的，现在身体没有什么大问题了，并且自理能力也有了一定程度的提升，现在可以自己进行简单的活动。

五、总结评估

本个案服务目标已达成,社会工作者透过个案管理的方法,发挥中介人、支持者等角色,整合政府部门、社区居委会、经济联合社、医务人员、养老院舍以及志愿者等正式资源和非正式资源协助服务对象一家建立合理有效的社会支持网络,并透过该支持网络的助力,服务对象最终不仅生活照料得到改善,病情得到控制和康复,还达成了减轻儿子的家庭照顾压力的愿望,身心健康水平得到了提升。

六、专业反思

纵观本个案服务的流程,社会工作者作为个案管理的统筹者,充分调动了政府部门、社区居委会、经济联合社、医务人员、养老院舍、志愿者等各方的力量,形成了新的合力[4],共同为服务对象提供服务,解决了服务对象正面临的健康问题、养老照料问题等,在很大程度上缓解了困难老年人因衰老而产生的心理及经济压力,保障了困难老年人的生活质量,增强了困难老年人的幸福感、获得感。

(一)个案管理方法应用的优势及困难

1. 优势

个案管理相对于个案工作来说,工作的视角更为宏观,善于运用多方资源,解决服务对象的问题。个案管理通常运用在部分复杂疑难问题解决的个案,它聚焦于更大层面的环境,评估服务对象及其家庭的多样化需求,链接、动员与其相适应的社会资源,共同为其提供一系列服务。[5]所以,社会工作者通常需要承担多元化的角色,如服务提供者、倡导者、中介人、支持者、教育者等。社会工作者的专业角色是综合服务,对服务对象发挥使能者、主持者、教育者和服务提供者的直接服务角色作用;对助人网络合作和资源催化发挥服务中介人的间接服务角色作用。

2. 困难

一是社会工作者作为中介人的角色发挥难,中介人的角色发挥需要社会工作者有较强的协调能力和平衡能力,而协调和平衡的点则是以服务对象的需求为出发点，以人为本才能更好解决服务对象的需求。

二是关于"老养残"家庭的政策还不够完善，各个部门联动介入仍存在较大困难。

三是当前的院舍养老对于"老养残"家庭来说仍然未能满足，服务对象最大的心愿是与儿子一起生活，但迫于现实无奈只能选择院舍养老。

（二）关于"老养残"家庭养老问题的思考

案例中的服务对象仅仅是一个个案，而在中山市 N 区街道甚至是广大社会层面，还有很多类似的个案。老人如何安置，残疾的孩子又该何去何从？其实，"老养残"家庭的问题是社会性问题。笔者认为可以从以下三个层面进行探索：在宏观层面，政府部门出台相关保障政策，加大对该群体服务的财政支持，完善相关法规政策，让"老养残"家庭的服务提供有明确的指引和方向；在中观层面，建设"以老养残"家庭互助中心，探索"以老养残"家庭照顾模式，让老人及其残障子女在照料和供养得到保障的前提下仍然能够在一起生活；在微观层面，社会工作者应该采用"个案管理模式"，遵循以人为本的原则，为服务对象制订有针对性的服务方案，关注服务对象的个别化需求，从而有效满足服务对象的需求。

参考文献：

［1］ 寇俊卿. 社区居家养老中个案管理的研究发现［J］才智，2014（27）：339.
［2］ 王思斌. 社会工作概论［M］. 北京：高等教育出版社，2006.
［3］ 战盈辉. 个案管理在精神残疾人社会工作中的运用研究［J］. 国际公关，2021（3）：70-71.
［4］ 罗咏梅. 个案管理在城市社区残障老年人居家养老中的运用研究：以深圳市 X 社区为例［D］. 桂林：广西师范大学，2018.
［5］ 仝利民. 老年社会工作［M］. 上海：华东理工大学出版社，2006.

情系"五保"，老有所依

李玉凤①　贝荣满②

案例摘要： 服务对象 Z 因为骑自行车意外摔倒受伤，伤情危重，且在家无人照顾，没吃没喝。社会工作者发现后，通过构建服务对象社会支持网络，联系医院住院救治，联系服务对象的好朋友照护等，化解服务对象目前的生活危机和困难，维护了服务对象的生命健康，改善了服务对象的生活环境和状态，使其晚年生活老有所依。

一、背景介绍

（一）个案基本资料

个案服务对象 Z，男，86 岁，为贺州市平桂区黄田镇"五保户"。

（二）个案背景资料

服务对象 2012 年 12 月底骑自行车不慎从车上跌落，造成粉碎性骨折，双腿不能直立行走，靠四脚短板凳轻移慢挪，独自一人到村私人诊所看病，1 个多月未见痊愈，且越来越严重，大小便只能在床前解决。因伤情严重，行动不便，服务对象无法出门采购，偶尔有年长的邻居帮忙买菜，每天只做一顿饭，经常吃了上顿没下顿。而且服务对象有一个多年的习惯，就是在门前放一把长柄斧头，警示外人。服务对象在摔伤后不久买了一条小黑狗，拴在门前，小狗每天在门前拉屎拉尿，长时间无人打扫，环境相对脏乱臭。

服务对象表示自己是钟山人，小时候跟着妈妈改嫁到黄田，钟山的亲戚已经几十年没有联系，跟这里的人也不是很亲。据服务对象反映，服务对象年轻的时候有一个老婆，但是被服务对象打跑了，有两个女儿也被服务对象的老婆

---

①　李玉凤，贺州市平桂区社会工作协会。

②　贝荣满，贺州市平桂区社会工作协会。

改嫁带走。社会工作者询问有没有可能找到他的女儿时，服务对象表示 20 年前他的前妻已经身故，户口已经注销，所以也无从查找其女儿的下落。社会工作者通过询问附近邻居了解其家庭情况，有的村民说很久不见服务对象，以为服务对象离世了。有的说不了解服务对象的情况，一直摇头。社会工作者于是找村干部调查服务对象的情况，据村干部反映，服务对象年轻时手脚不干净，街坊邻居对服务对象都不待见，很多村民都说不知道服务对象以前结过婚。

2013 年 3 月 3 日下午，社会工作者来到服务对象的家里看望服务对象，服务对象说自己一点力气都没有了，服务对象想自己做饭吃，刚下床挪了几步就摔了一跤，走不动。社会工作者到附近的菜市场买了几块面包和饮用水给服务对象，并且针对服务对象的现实情况，劝告其尽快到大医院就诊医治，以免造成伤情加重等。

二、分析预估

（一）身体健康问题，亟须治疗救治

服务对象因为骑自行车造成粉碎性骨折，双腿不能直立行走，靠四脚短板凳轻移慢挪，多月未见痊愈，且越来越严重，有危害生命安全的危险，急需到医院救治。

（二）生活无法自理，需要专人照护

服务对象因行动不便，大小便都只能在床前解决，也没有能力出门买菜做饭，偶尔仅依靠年长的邻居帮忙买菜，每天只做一顿饭，饮食问题就是吃了上顿没下顿，基本生活需求无法保障，生活自理能力和自我照护能力缺失。

（三）家里卫生环境差，需要改善

服务对象家里养了一只小狗，到处拉屎拉尿，导致房子很脏很臭，因为服务对象无法正常行动，也没有能力去改善家里的环境卫生。

（四）家里无收入来源，只有低保，经济能力差

服务对象是村里"五保户"，每月还有民政局 500 多元的生活补助和一定的补贴和福利，但入不敷出，经济捉襟见肘，没有足够的钱生活和看病。

（五）邻里、亲朋关系不佳，缺少邻里和亲朋的支持和互助

社会工作者通过询问附近邻居和村干部了解服务对象家庭情况，因服务对象年轻时手脚不干净，服务对象与邻里关系淡漠，平时很少交流，村民、邻里都不喜欢服务对象，服务对象不受人欢迎和尊重，村民都说不知道服务对象以前结过婚。故服务对象常常独来独往，内心情感空虚，缺少邻里和社会支持。

（六）亲情缺失，缺失家庭的支持和温暖

服务对象是钟山人，小时候跟着妈妈改嫁到黄田，与钟山的亲戚已经几十年没有联系，跟这里的人很少联系，关系淡漠，无依无靠。据服务对象自述，服务对象年轻的时候有一个老婆，但是被服务对象打跑了，有两个女儿也被服务对象老婆带走改嫁。20 年前服务对象的前妻已经离世了，户口已经注销，所以一直也无从查找女儿的下落。

三、服务计划

（一）介入理论

1. 马斯洛需求层次理论

马斯洛认为，人的需求是有层次的，按照他们的重要程度和发生顺序，呈梯形状态由低级到高级需求发展。通常情况下，当低级的需求获得满足以后，就失去了对行为的刺激作用，这时追求更高一级的需求就成为驱使行为的动力。在人们进入高级的精神需求阶段以后，往往会降低对低级的需求。[1]马斯洛理论将需求分为五种，阶梯一样从低到高，按层次逐级递升，分别为：生理上的需求，安全上的需求，情感和归属的需求，尊重的需求，自我实现的需求。服务对象目前的情况是生理、生存、生命安全的紧迫需要，服务对象每月只有民政局 500 多元的生活补助，也没有亲戚可以依靠和帮助，长期独居，而且与邻里关系不好，情感空虚，不受尊重，情感和归属以及尊重的需求都没有得到满足。

2. 社会支持理论

社会支持理论认为社会网络是一种非正式的社会支持，能直接发挥保护性和预防性相结合的社会功能。社会支持理论，指导社会工作者需从系统论角度

分析人与人之间的关系，发挥社会网络中"重要他人"的作用。[2]人类遭遇生活事件时，需要资源以应对问题。而一个人如果所拥有的社会支持网络越强大，就能够越好地应对来自外部的挑战。

在社会支持网络建立方面，可主要从老年伴侣、家庭体系、照顾人支持体系、老年人与社会的融合四个层面进行分析和理解。[3]

目前，服务对象面临家庭支持网络和社会支持网络全部缺失状态，拥有的资源极少，需要社会工作者重构服务对象的家庭支持网络和社会支持网络，解决服务对象当前无人照顾、无法就医、无人关怀、情感缺失的生活困境。

（二）服务目标

（1）为服务对象提供必要的经济、物质、就医支持，帮助服务对象尽早入院治疗，解除服务对象生命安全风险。

（2）缓解服务对象焦虑情绪，加强对其的心理慰藉，提升服务对象后续康复与生活自信心。

（3）联动整合多方资源和支持系统，重建服务对象的社会支持网络，协助服务对象入院后获得安置与照顾，恢复其社会功能，解决其困境。

（三）服务策略

（1）了解服务对象具体情况，联系区民政局、镇民政办征询意见，送其到平桂区"五保户"定点康复医院广济医院治疗。

（2）对服务对象进行心理辅导，缓解服务对象的情绪。

（3）了解"五保户"相关政策，进行政策支持和申请。

（4）寻找服务对象亲朋好友，解决其照护问题和家里环境卫生改善问题等。

四、服务计划实施过程

（一）联动区民政局、镇民政办，联系广济医院送医救治

首先，社会工作者征询镇民政办、区民政局领导意见后，联系了医院，了解了救护车接诊、住院手续、医院费用等相关情况。住院后，经过一系列的检查，医生告知，服务对象因为是陈旧性粉碎性骨折，需要做手术把假肢安装进

去才会得到较好的康复，但因为服务对象年纪大，手术过程风险概率比年轻人要大得多，可能上了手术台就下不来。如果手术成功，服务对象大概半个月的时间都需要一个全程护理。社会工作者经请示黄田民政办、平桂民政局意见，结合服务对象本人意愿等各方面因素，决定把服务对象转院到康复医院进行保守治疗。

（二）联系服务对象朋友，解决服务对象住院照护问题等

服务对象有没有亲戚、朋友可以来陪护，向社会工作者提供了他的老朋友邹叔叔的联系方式。社会工作者便联系找到邹叔叔，让他帮忙收拾服务对象住院用品，帮忙打扫门前的垃圾、陪护、签字、办理手续等相关事宜。

（三）突发证件遗失，联系多方紧急办理入院手续材料证件

在转院过程中，服务对象的身份证、户口本、两本存折不慎遗失，服务对象说给了邹叔叔，邹叔叔说入院的时候给了急诊科医生，而医生说没拿到服务对象的任何证件，后在民政系统打印了户口本复印件办理了出院手续，社会工作者经过多方寻找、多次询问后无果，只能到医院保卫科查询当日录像，因监控视频有死角，只好不了了之。

最后，社会工作者决定帮服务对象重新补办相关证件。社会工作者到黄田派出所补办户口本，然后到平桂分局补办身份证，并办理了临时身份证，拿了临时身份证到桂东农村信用社分行和总行分别补办了两张存折，并补办康复医院的入院手续。

（四）多方鼓励、关心和支持服务对象，改善其精神状态，树立生活信心

在整个入院过程中，社会工作者关注服务对象的精神状态，不断鼓励他、关心他，给予精神上的慰藉。

在此期间，服务对象的一个好朋友，因为家庭琐事，喝农药自杀身亡，服务对象知道后情绪低落，不吃饭，身体每况愈下，医院联系到社会工作者，社会工作者到医院进行安慰、开导。社会工作者跟医院沟通建议给服务对象换到人多的病房，有人跟服务对象聊天，可以转移服务对象的注意力，改善服务对象的情绪。社会工作者联系到两名志愿者和医院护工，天晴的时候会带服务对象到外面晒晒太阳，聊聊天，做一些简单的康复训练，也让服务对象没有过多

时间去胡思乱想。调病房后一段时间，医院向社会工作者反映服务对象的精神状态得到了有效改善，身体也在慢慢恢复中，能走路了。

五、总结评估

（一）目标达成评估

目标一"为服务对象提供必要的经济、物质、就医支持，帮助服务对象尽早入院治疗，解决服务对象生命安全风险"顺利达成。通过观察法、谈话法评估，服务对象经过社会工作者的介入，现病情得到了有效控制，生命健康危险得到解除，生存、生活环境得到了大大的改善。

目标二"缓解服务对象焦虑情绪，加强心理慰藉，提升服务对象后续康复与生活自信心"顺利达成。通过社会工作者和医务人员、邹叔叔、志愿者、病友等群体的关心和帮助，服务对象心理压力减轻了许多，难过的情绪得到了缓解，重建了服务对象良好的生活自信心。

目标三"联动整合多方资源和支持系统，重建服务对象的社会支持网络，协助服务对象入院后获得安置与照顾，恢复其社会功能，解决困境"顺利达成。社会工作者通过联动区民政局、镇民政办、村委、派出所、医院等单位，顺利解决服务对象证件遗失入院手续办理问题，通过联系服务对象的好朋友入院陪护，解决了其照护问题。通过社会工作者＋医务人员＋陪护＋志愿者＋病友，重新构建了服务对象的社会支持网络系统。

（二）服务对象改变评估

1. 身体健康方面

经过医生的治疗，服务对象的伤情得到了控制，摆脱了进一步恶化加重的风险，同时服务对象积极配合医生进行康复训练，目前基本已经能够缓慢走路，身体机能得到了很大的康复，服务对象的生命健康得到了维护。

2. 心理情绪方面

经过社会工作者对其心理的疏导，志愿者、病友、医务人员的关心和联系，服务对象目前的情绪稳定了许多，脸上也经常露出了笑容，也能够跟病友、社会工作者敞开心扉交流聊天、吐露心声，不再焦虑。自暴自弃、负面话语少了很多，慢慢树立了生活信心，心态得到了正向改变。

3. 经济生活保障方面

经过镇民政办领导和村委协商同意，作为村的"五保户"，其各项补贴将照常发放，服务对象也将一直在康复医院康养，解决其老无所依、没能力自我照护的问题。

4. 社会支持网络方面

服务对象从无人理睬和关心的局面到目前多方关注、帮助支持的状态，建立了包含邹叔叔、社会工作者、病友、医务人员、村委干部、民政部门单位等良好的社会支持网络。

六、专业反思

（一）政策支持方面

作为社会工作者，了解、熟悉民政政策十分重要。需要多方调查，多方了解服务对象各方信息，及时研判，链接各方资源，争取政府相关部门的支持，才能实现目的。服务对象作为特困老人，尽可能去熟悉能享受何种政策和待遇，用政策保障特困老人的晚年生活。

（二）建立信任关系方面

社会工作者在发现服务对象的困难后，出于本职帮助服务对象，但是其对社会工作者甚至其朋友邹叔叔都心存戒心，不说实话。服务对象在办理入院时存折一会说给了其朋友邹叔叔，一会说给了医生，前后矛盾的说辞让社会工作者感到十分生气，但是工作还是要继续开展，社会工作者调整好情绪，帮其补办所有证件。对于上了年纪的老人，多跟他们聊天，为他们排忧解难，他们的戒心重，一般不轻易相信人，但又不会明显表现出来，需要时间让他们理解。

（三）感悟分享

社会工作者在深入了解服务对象的很多过往后，也容易对其有排斥情绪，丧失客观中立、接纳的价值观。社会工作者往往容易体会到"可怜之人必有可恨之处"，服务对象现在的处境很大一部分原因是服务对象自己造成的，就像如果当初他不打老婆，老婆小孩就不会抛弃他。如果服务对象没有手脚不干净，他不会像现在这样，邻里对其如此冷漠。很多邻里说这种人不值得帮，社会工作者也曾一度动摇，但是最后在岗位责任的感召和社会工作者接纳等价值理念下调整好了心态，以饱满的热情、专业的态度对服务对象完成了应有的专业帮助，解决了其困难。

参考文献：

[1] 孙江涛. 社会工作实务案例精讲：高级［M］. 北京：中国人事出版社，2021.

[2]［3］社会工作者职业水平考试一本通编写组. 社会工作实务考试一本通：高级［M］. 北京：团结出版社，2019.

五社联动，合力助老

——解决困难失能孤寡老人的养老问题

罗香清①

案例摘要：据笔者对广东中山 N 区的实地调查，孤寡老人的养老问题一般会出现在身体失能（无法自理/部分无法自理）之后，其原因有二：一是家庭的照护功能缺失，没有亲属提供适当的照护；二是外界的照护服务缺位，原因是这部分老年人的经济条件普遍较差，无条件聘请专人上门提供照护服务。因此，当孤寡老人失能后，照护问题就凸显出来。而现有的居家照护、社区照护、机构照护等长期照护供给方式无法完全同失能老人的需求匹配，不但造成大量长期照护资源的浪费，而且无法完全满足失能老人的长期照护需求。[1]针对这部分老年人的养老照护问题能否得到有效解决，直接反映了社会养老水平的高低，也是基层民政部门能否兜住民生底线的重要表现。本文以实际的个案服务为载体，采用"五社联动"的手法，从孤寡老人失能前、中、后三个阶段的实际需求出发，探索如何做好困难失能孤寡老人的养老工作，让困难失能孤寡老人也可以舒适、体面且有尊严地安享晚年。

一、背景介绍

（一）基本情况

梁叔（化名），80 岁，孤寡，独居，属于散居供养孤寡老年人，是当地民政部门、居委会和养老服务中心的重点关注对象，社会工作者与服务对象的关系良好，沟通互动密切。在失能前，其本人希望在家养老，对于院舍养老的抵触心理较强。

---

① 罗香清，中山市志远社会工作服务社。

（二）身心情况

服务对象患有肺炎、高血压等疾病，需长年服药。随着年龄的增长，身体机能的下降，服务对象逐步出现腿关节、膝盖疼痛等症状，上下楼梯及个人出行困难，自理能力也随之减弱。在 2021 年底，服务对象在家摔倒，丧失自理能力，生活照护需求凸显，这也是社会工作者接案的直接原因。

（三）居住情况

服务对象的卧室在二层的阁楼，在其自理能力减退之后，社会工作者帮助其将卧室搬到了一楼。附近有较多的邻居，近邻的关系和谐。

（四）经济情况

服务对象的经济来源主要依靠社保养老金，无其他固定收入；每月除基本的生活开销之外，还需支付医药费用，经济较困难，无法满足外聘专业照护服务的需求。

二、分析预估

服务对象失能后无法生活自理，完全需要依靠外界的照顾。一个失能老人的需求是多方面的、综合性的。经分析，服务对象的需求主要在以下五个方面。

（一）基本经济保障需求

服务对象除社保养老金的收入外，无其他收入来源，并且需要长期服药，开支较大，再加上失能后住院、照护等费用的叠加，进一步加重了服务对象的经济负担，只有解决经济困难才能让服务对象安心养老。

（二）日常生活照料需求

由于服务对象无法自理，且无亲属可以提供有效的照料，因此需要长期、稳定的日常生活照护服务，以满足其基本的生活照料需求。

（三）身体康复护理需求

由于服务对象摔伤导致身体失能，在很长一段时间内，需要持续有效的康复护理，以减轻其身体的伤痛，保障其生活质量。

（四）陪伴情感慰藉需求

由于服务对象长期独居，情感慰藉方面的需求原本就比较强，在失能后离开家乡到一个陌生的环境生活，服务对象难免会有离别的愁绪；因此，服务对象的陪伴及情感慰藉需求将更加强烈。

（五）适应新环境的需求

服务对象从在家的散居生活到院舍的集中生活，其生活场景、生活规律、人际关系等都发生了重大的变化，如何适应新的生活，是服务对象必须面对的问题，也是本个案服务需要重点关注的问题。

三、服务计划

（一）服务目标

社会工作者通过"五社联动"的策略，整合各方资源帮助服务对象解决其失能后的健康护理及养老照料问题，让服务对象能够平稳、舒适、体面且有尊严地安享晚年。

（二）五社联动

"五社联动"是指社区、社会工作者、社会组织、社会资源和社区自治组织五者之间形成资源共享、优势互补、相互促进的联动机制。[2] 任敏等则进一步说明了"五社联动"的内涵，指出"五社联动"是指坚持党建引领，以居民需求为导向，以社区为平台、以社会工作者为专业支撑、以社会组织为载体、以社区志愿者为辅助、以社会慈善资源为补充的基层治理行动框架，本质是以社会工作专业力量介入基层（主要是社区），联合各方主体，促进资源配置，以解决社区问题和满足群众需求，探索一种以专业为支撑的具有中国特色的基层治理体系。[3]

（三）介入计划

1. 紧急介入

紧急介入服务对象的摔伤情况，依托现有的资源及时协助解决就医和照护问题，让服务对象得到应有的治疗和照顾。

2. 政策保障

积极对接政府的政策资源，解决其经济困难问题，通过政策保障其基本生活；同时整合非正式的社区资源全面介入其基本生活照料问题，让其得到适切的照顾。

3. 协助选择

协调各方资源，帮助服务对象分析现状，尊重服务对象的意愿，让服务对象自主选择并且接受院舍养老的方式。

4. 陪伴辅导

通过陪伴式的辅导和精细的安排，缓解服务对象因离别产生的悲伤愁绪，让其坦然面对当前的困难，接受现状，并且解决其恋家及离别产生的悲伤问题。

5. 整合资源

采用"五社联动"的手法，发挥各长，帮助服务对象解决入住养老院的体检、手续以及入住后的适应问题，让服务对象平稳地从散居生活过渡到集体的院舍生活，解决其在生活照顾、身体康复及情感慰藉等方面的问题。

四、服务计划实施过程

（一）第一阶段：遵循保护生命原则，紧急介入摔伤及就医问题

服务对象摔倒在地，由当地的联络员①发现并报告给社会工作者。在社会工作者了解情况后，遵循保护生命的原则，立刻联系医院安排救护车上门为其开展诊治服务；另外，社会工作者与其亲属（侄子）取得联系，让其亲属直接赶往医院，做好服务对象的入院治疗和照顾工作。当社会工作者到达服务对

---

① 为了便于联络和关注困难群众的情况，社区居委会专门成立了一支"兜底服务联络员队伍"，其队员被称为"联络员"。

象家时，服务对象的情绪不稳定，非常焦虑和急躁。在等待救护车期间，社会工作者一直陪伴着服务对象，安抚服务对象的情绪，并且询问服务对象当下的感受，以便掌握更多的信息，为后面的救治工作做好准备。

由于服务对象家门前是一条小而陡的坡路，担架也比较难通行，救护车只能开到村口处。为了确保服务对象能够顺利得到救治，社会工作者马上联系了当地的老龄协会（当地的慈善组织）借用了可折叠轮椅。在医生的指导下，众人合力将服务对象扶坐到轮椅上，并将他安全地送上了救护车。经过半天的跟进，顺利地将服务对象送到医院，让服务对象得到了及时的诊治。

（二）第二阶段：尊重服务对象自决原则，协助服务对象做出选择

经过一周的住院治疗，服务对象顺利出院，但其身体无法恢复到之前的状态，出院后无法自理，因此如何解决服务对象的生活照料问题则成了这个阶段的重点工作。

其间，社区居委会、亲属、邻居及民政部门工作人员都上门建议服务对象入住养老院，以获得更好的照顾。他们一致认为：把服务对象送到养老院是最稳妥、最安全的养老方式。然而，服务对象本人却始终不愿意入住养老院。社会工作者经过多方的了解，并且与服务对象进行了深入的面谈后，本着遵循尊重服务对象自决的原则，决定召开第一次正式的"五社联动"会议，共同商量解决服务对象的养老问题。

会议的地点选择在服务对象家里，服务对象及其侄子也参与会议。参会的"五社"有：社区（社区居委会）、社会组织（社会工作者机构、养老机构、心理咨询机构等）、社会工作者（参与本个案服务的社会工作者）、社区志愿者（联络员）、社区慈善组织（老龄协会、爱心企业组织等）。本次的联动会议由社会工作者主持，引导大家就"如何长期有效地解决服务对象的养老问题"而展开讨论。经过 2 个小时的讨论，最终回归到了"在家养老"和"院舍养老"两种方式的选择上，并且与服务对象一起分析了两种方式的利与弊。

在联动会议上，服务对象并没有做出决定，但是社会工作者掌握了服务对象不愿意选择院舍养老的原因主要有三个：一是思想观念未改变，对养老院有误解；二是对家乡有恋家情结，舍不得生活了几十年的家乡；三是担心无法适应新的院舍生活。针对服务对象的实际情况，"五社联动"会议梳理了以下四个方面的行动方案。

1．协商对策

由社区居委会、社会工作者、联络员、服务对象的侄子等一起商量服务对象做出两种不同选择的应对办法。如果选择在家养老，那么就应该明确由谁提供日常照料、由谁提供心理慰藉、由谁确保照顾安全等；如果服务对象选择院舍养老，那么应该如何解决服务对象对家乡的愁绪问题，让服务对象可以更加安心地开始新的院舍生活等。

2．保障生活

社会工作者与社区居委共同帮助服务对象申请了助餐、助洁服务，并且安排社会工作者开展定期巡访服务，保障服务对象在家养老的基本生活不受影响，让服务对象可以更加自主地考虑自己的养老方式，更有条件地做出自己的选择。

3．情绪疏导

社会工作者联系了心理咨询组织为服务对象开展专门的辅导。突然摔倒导致无法自理，服务对象的内心难以接受现状，对院舍养老存有抵触心理，以上因素的叠加让服务对象的内心非常焦虑。因此，专业心理咨询组织的介入，为稳定服务对象情绪、打开服务对象心结提供了很好的帮助。

4．实地考察

由养老院和当地老龄协会协助服务对象到养老院实地考察，通过实地考察了解院舍养老的真实情况，化解其对养老院的误解和认知偏差，为服务对象做出选择提供参考。在服务对象实地考察养老院之后，提出了试住一个星期的要求，就是在不办理正式入住手续、不缴纳建设费的情况下，在养老院体验一周。经社会工作者与养老院沟通后，最终同意服务对象在养老院试住一周，并且试住期间的费用由老协会赞助支持。服务对象在亲身体验了养老院的服务后，最终决定入住养老院。

（三）第三阶段："五社联动"协调资源，帮助解决入住养老院之前的问题

在服务对象决定入住养老院后，社区居委会帮助服务对象提交了《关于特困老人的认定申请》，经过审批，认定服务对象为特困老人，其在养老院的供养费用将由当地政府承担，解决了服务对象的供养费用问题。

在确定入住养老院的日期后，社会工作者发现服务对象的心情非常沉重。服务对象认为入住养老院之后，就没有机会再回到自己的家乡，因此服务对象

的愁绪愈加浓烈。于是，社会工作者决定召开第二次正式的"五社联动"会议，将服务对象的情况进行说明，并且根据服务对象的意愿，解决服务对象入住养老院之前的愁绪问题，具体分工及服务有以下五个方面。

1. 搞大清洁

由联络员为服务对象的房屋开展一次大清洁活动，并且陪同服务对象到屋前屋后走一遍，让服务对象跟自己的老房子做一次道别，缓解其思乡的愁绪。

2. 做团圆饭

由老龄协会组织一次团圆饭，邀请服务对象的邻居、朋友及居委会代表参加，让服务对象有机会与亲朋好友做一次道别。席间，服务对象逐一与大家进行了交谈。在老龄协会的安排下，在场的亲朋好友与服务对象在院子拍摄了一张大合照以做留念。

3. 全体送行

在入住养老院当天，居委会安排工作人员提前办理好入住手续，并且召集附近的村民到村口为服务对象送行，服务对象非常感动，与前来送行的村民招手表示感谢。服务对象说，真的没想到村民们都会来送行，这让他感觉到无论在哪里养老，自己都是本村的人。

4. 正式入住

由养老机构安排轮椅、车辆等护送服务对象入住养老院，由于疫情防控的要求，养老机构为服务对象安排了独立的隔离房，一周后转入正式的院舍养老。

5. 全程陪同

在入住养老院当天，社会工作者和服务对象的侄子全程陪同服务对象，以便及时掌握服务对象的心理及情绪问题，做到及时介入处理。

透过"五社联动"会议的讨论，以及各方的共同努力，服务对象的思乡愁绪得到了极大的缓解。他再一次被感动，身心都得到了放松，接纳了自己的现状，并且顺利入住养老院。

（四）第四阶段："五社联动"聚集合力，促进适应院舍养老生活

在服务对象入住养老院后，社会工作者通过定期回访的方式与服务对象进行了多次沟通和交流，了解到服务对象存在生活习惯、饮食口味、身体不适、对家乡的思念等问题。因此，社会工作者决定召开第三次正式的"五社联动"

会议，围绕帮助服务对象更好地适应院舍养老的主题展开讨论。通过联动会议的协商，各方分别开展了以下五方面的工作。

1．调整住房

由养老院协调更换服务对象的住房，从多人间换到单人间，照顾其喜好独居的生活习惯；同时与厨师进行沟通，在饭菜方面尽量照顾服务对象的口味，以延续服务对象原来的饮食习惯，让服务对象在养老院也可以享受到在家的味道。

2．节日慰问

由社区居委会安排节日慰问探访活动，把组织的关心带给服务对象，让服务对象真切地感受到政府对其的关怀。

3．促进康复

由老龄协会链接爱心企业的资源为服务对象添置按摩理疗仪，帮助服务对象改善身体的疼痛感，提高其生活质量。

4．邻里探望

在做好疫情防控的前提下，由社会工作者组织联络员及邻居分批次到养老院探望。联络员还把做团圆饭时拍的大合照打印出来，装裱好送给服务对象，服务对象将大合照摆到床头柜上，把这张照片视为最珍贵的礼物。

5．活动参与

其间，社会工作者在养老院内组织了多场康乐活动，帮助服务对象认识院内的老人，建立新的生活圈子。经过 2 个月的时间，服务对象与院内的护工、老人等建立了良好的关系，精神状态也有好转，逐渐适应了养老院的生活。

后期，社会工作者将通过定期巡访的方式了解服务对象的情况，旨在让服务对象能够在养老院安心养老。

五、总结评估

（一）个人层面的目标达成情况

1．及时介入，保障安全

在服务对象摔倒后，社会工作者透过联络员及时地掌握到服务对象的情况，并且通过紧急的介入，协调现有的资源，有效地帮助服务对象解决了就医和在医院的照顾问题，让服务对象得到了及时、有效的治疗。

2. 以人为本，尊重意愿

在入住养老院之前，社会工作者通过"五社联动"的方式，动员正式和非正式的社区资源全面介入服务对象基本生活照料问题，创造一切有利条件让其得到适切的照顾，并且尊重服务对象的意愿，帮助服务对象选择合适且有效的养老方式，充分体现了以人为本的服务理念和服务对象自决的原则。

3. 链接政策资源，解决实际需求

在服务对象选择院舍养老之后，社会工作者积极对接政府的政策资源，解决其经济困难问题，例如申请认定为特困老人，通过政策保障其基本生活；同时通过陪伴式的辅导和精细的安排，透过"五社联动"的资源缓解了服务对象的离别愁绪，让其坦然面对当前的困难，接受现状，并且很好地解决了恋家及离别愁绪的问题，帮助服务对象顺利入住养老院。

4. 采用"五社联动"的手法，发挥各长，帮助服务对象适应养老院的生活

社会工作者充分发挥了使能者的角色，糅合了"五社"的力量，透过更换住房、满足口味、慰问探访等方式，让服务对象平稳地从散居生活逐步适应集体的院舍生活，有效解决了服务对象在生活照料、身体康复及情感慰藉等方面的问题，充分满足了困难失能孤寡老人的养老需求，让服务对象获得了舒适、安全且有尊严、有温度的晚年生活。

（二）社区及社会层面的服务成效

在本案例服务过程中，很好地向当地的群众展现了老年人在生活上、身体上、精神上的各种需求，需要各方共同努力为老人提供帮助，才能为老人的生活提供保障。尤其是通过为老人举办团圆饭，组织群众到村口送行，轮流去养老院探望等举措，让当地的年轻人感受颇多，感触很深，为当地年轻人上了一堂很有意义的敬老教育课，营造了良好的尊老、敬老、爱老的社会氛围。

六、专业反思

（一）"五社"提前介入，才能做到及时反应

就本案例而言，服务对象在失能之前，就已经是社区、社会工作者的重点关注对象，并且通过帮助服务对象从二楼搬到一楼居住、安排联络员定期上门

探访等契机，社会工作者与服务对象已经建立了良好的专业关系，这为后续的服务介入奠定了基础。如果没有前期的铺垫和基础，后期是很难做到及时回应服务对象需求的。因此，"五社联动"的服务不仅仅是在服务对象失能后才开始起作用，而是在服务对象失能前就应该发挥应有的作用。

（二）先有"五社"的整合，才有"五社"的联动

参与本案例服务的"五社"有：社区（社区居委会）、社会组织（社会工作者机构、养老机构、心理咨询机构等）、社会工作者（参与本个案服务的社会工作者）、社区志愿者（联络员）、社区慈善组织（老龄协会、爱心企业组织等）。这些服务的力量分散在社区的各个层面，并不是一开始就聚集到服务对象的帮扶工作当中。"资源协调者"与"使能者"是个案社会工作者在介入城市孤寡老人社区养老服务的两个重要角色。[4] 在本案的服务过程中，社会工作者充分发挥了"资源协调者"和"使能者"的角色，例如在推动召开"五社联动"会议前做了大量的工作，首先是了解服务对象的意愿，其次向相关方解析服务对象的需求或者所处的生活处境，表明共同跟进的必要性和重要性，从而动员相关方出席会议，最终把相关方都整合到一起。

专业、有序的整合是"五社联动"顺畅的技术要求。社会工作者根据服务对象的需求，其间召开了3次正式的"五社联动"会议和多次非正式的联动会议，这是开展"五社联动"的开始，也是"五社联动"产生合力的重要保障。因此，"五社联动"的前提条件是"五社"的整合。

（三）厘清"五社"责任，才能既有分工又能合作

服务对象当前的处境或者问题的出现，是多方面因素所导致的，包括个人、家庭、社会等因素。生态系统理论认为：宏观层面主要从政治、文化、价值观等方面进行分析，外观层面主要包括医疗系统和社会福利，中观系统主要包括人际关系，微观系统主要包括家庭内层次系统。[5] 根据生态理论，可以清楚地知道服务对象是生活在一个与社会相互交织的圈子里面，因此解决服务对象的问题，不能仅仅依靠社会工作者的力量，而是要依靠社会各个层面的力量来共同解决。

通过主持召开"五社联动"会议的形式，逐渐明确了各方的主体责任，让大家围绕一个目标而展开各自的工作，例如在解决服务对象恋家情结的问题上，老龄协会安排了团圆饭，联络员安排了居家大清洁，社区安排了送行活动

等等。各自的责任分工非常明确，并且又是为了同一个目标。这样一来避免了因责任不清、关系混乱所造成的重复服务或者服务不到位的情况发生。

笔者认为，要发挥好"五社联动"的作用，就要明确各方的主体责任，并且突出每一个主体的优势和功能，把社区的政策和便于接触服务对象的优势、社会组织的服务资源优势、社会工作者的专业优势、社区志愿者的人力优势、社区慈善资源的优势，统一到服务对象的帮扶目标上，这也是聚合力的具体体现和要求。

（四）"五社联动"，不能抛开服务对象本身而联动

在笔者看来，让服务对象有能力能够按照自己的意愿来选择其喜欢的养老方式，而不是被安排外界认为好的养老方式，这是对服务对象最基本的尊重。虽然，"五社联动"可以起到聚合力、解决问题的作用，但是不能代替服务对象做出决定，而是要让服务对象有选择的能力，并且帮助服务对象达成其想要的结果。当服务对象自己拥有自主选择的权利和能力时，我们应该相信其会做出最合适的选择。因此，"五社联动"不能抛开服务对象本身而联动。

在本案例的三次正式联动会议当中，都有服务对象本人的直接参与，围绕服务对象的问题而展开讨论，并且遵循服务对象的意愿而展开联动。其实，本案例就是对"五社联动+服务对象"服务模式的一次成功实践。

参考文献：

[1] 丁一. 我国失能老人长期照护模式构建研究 [D]. 北京：首都经济贸易大学，2014.

[2] 周静. "五社联动"助力社区养老服务的实证研究：以江油市 D 社区为例 [J]. 活力，2022（16）：127–129.

[3] 任敏，吕江蕊. "五社联动"中社区基金的探索与实践 [J]. 中国民政，2022（6）：58–59.

[4] 陈安乔. 社会工作介入城市孤寡老人社区养老服务的个案研究 [D]. 广州：华南理工大学，2021.

[5] 牛新丽. 农村失独家庭困境应对策略研究：基于生态系统理论的视角 [J]. 闽西职业技术学院学报，2022（3）：35–38.

暗室逢灯，"双百"社会工作者点亮困境老人归家路

赖洁莹①   苏世昌②

案例摘要：新春时节，一位独居在异乡的拾荒老人在出租屋中摔倒，举目无亲陷入困境。邻居发现后寻找到社区"双百"社会工作者进行求助，"双百"社会工作者及时联系社区资源和志愿者资源，帮助老人暂时渡过难关。但老人伤势严重，"双百"社会工作者与老人的儿子取得联系，帮助父子打破内心隔阂，冰释前嫌，儿子肩负起照顾父亲的责任，带着父亲回家治疗养老。

一、背景介绍

服务对象为男性，69 岁，四川资中人，离异，育有两儿一女，独居东莞市樟木头。年轻时，服务对象只身一人到樟木头做零工，与家人子女很少联系。近年来，随着年龄的增长，原来的雇主都不再聘用服务对象，服务对象唯有靠拾荒为生，经济状况困难。近期，服务对象因在家洗衣摔伤，导致下肢疼痛，无法站立，只能卧床修养，起居饮食都成问题。

2022 年 2 月 21 日，樟木头镇樟罗社会工作服务点的社会工作者在救助流浪对象时，一位路过的阿姨向社会工作者求助，告知社会工作者她的邻居是独居老人，前两天摔倒了，幸好他们看见了扶他到床上，现在无法站立，身边没有亲戚朋友，吃饭上厕所都成问题，希望社会工作者能为其提供帮助。社会工作者接到求助后，入户对服务对象进行了评估。

---

① 赖洁莹，东莞市樟木头镇社会工作服务站。

② 苏世昌，东莞市樟木头镇社会工作服务站。

二、分析预估

（一）生理方面

1. 温饱问题

服务对象每天因患处疼痛无法入睡，加上吃不上饱饭，整个人很憔悴、瘦弱。此外，社会工作者接触服务对象时，恰逢广东地区迎来新一轮降温，服务对象家中的被褥单薄，难以抵御寒冷。

2. 生活照顾问题

由于腿伤严重，服务对象无法下床行走，生活无法自理，只身一人生活在出租屋里，附近没有可以依靠的亲朋好友。

3. 脚伤看病问题

服务对象脚伤严重，本以拾荒为生，每月入不敷出，无积蓄存款，担心费用昂贵，不敢去医院治疗，也因行动不便，难以去医院进行治疗。

（二）心理方面

因为生活无助，无依无靠，在东莞没有亲人和朋友，吃饭看病的问题得不到解决的情况下，服务对象对目前的生活表示担忧和无助，情绪低落，一度还流下了眼泪。

（三）社会方面

服务对象多年前离婚，一个人独自到樟木头打拼，与前妻和子女关系淡漠疏远，很少联系，亲朋好友较少，个人的社会支持网络薄弱。目前因为摔倒，面临着以下问题。

1. 经济问题

服务对象在几年前曾因一场大病晕倒被路人送到医院治疗，花了他毕生几万块的所有积蓄。之后，他的生活入不敷出，生活费仅靠儿子每年过年给的1000元"红包"过日子；在事故发生后，服务对象无法行动，暂时失去谋生的能力，生活一时陷入困境，最紧迫的是解决一日三餐的问题。

2. 后续治疗和养老问题

服务对象年事已高，在事故发生之前，生活已经朝不保夕，难以为继。加上这次事故后，服务对象需要时间进行治疗和康复，这期间服务对象无法工作，最终导致生活再度陷入困境。

三、服务计划

（一）介入理论

社会支持网络理论认为，一个人所拥有的社会支持网络越强大，就能够越好地应对各种来自环境的挑战。社会工作者需要对服务对象的社会支持网络在个人和社区不同的层面进行评估，从而拟订工作计划。正是从这个角度看，社会工作者的任务是一方面帮助服务对象运用网络中的资源解决基本问题；另一方面是帮助服务对象弥补和拓展其社会支持网络，使他提升建立和运用社会支持网络的能力，从而达到助人自助的目的。服务对象的问题从表面上看是一次意外造成的，但从服务对象的社会关系和生活环境来看，有些隐患早已存在。

1. 社会关系

服务对象只身一人在当地生活，没有亲朋好友可以联系或帮助，只有一些住在附近认识的老乡偶尔抽空去看他。

2. 生活环境

服务对象年龄较大，居住的环境较狭窄，光线较暗，对于青年人来说行动都受限，何况服务对象年事已高，身体机能日益衰弱，活动更困难。

（二）服务目标

（1）服务对象现有的社会支持（如邻居、家人等）得到巩固，增强服务对象应对挑战的能力，解决生活照料和后续治疗等问题。

（2）服务对象获得新的社会支持（如政府、社区、社会工作者、志愿者等），协助服务对象解决现有支持解决不了的问题，使服务对象走出困境，回归正常的生活。

（三）介入策略

社会工作者本次介入该个案运用了社会支持网络理论，通过为服务对象强化已有的支持，解决其目前面临的起居照顾问题和看病问题；同时链接新的支持，解决服务对象后期伤患的养护问题以及养老问题。另外，社会工作者通过

107

沟通、协调、鼓励等工作，让服务对象与家人关系重建，使服务对象掌握运用社区支持网络的能力，更有信心解决今后面临的问题。

（四）服务计划

（1）了解服务对象的具体情况，建立专业关系，将具体情况上报到社区和公共服务办，对服务对象进行临时救助，解决吃饭看病等资金问题。

（2）与服务对象沟通服务计划，获取服务对象家属的联系方式。

（3）与服务对象的邻居沟通，鼓励邻居守望相助，携手解决服务对象患病期间生活基本照料的问题。

（4）为服务对象链接社区和志愿者等资源，解决服务对象的脚伤得到医治的需求。

（5）联系服务对象的家属，建立专业关系，与服务对象家属沟通解决服务对象后续的照顾和养老问题。

（6）评估与结案，与服务对象回顾个案过程与收获，沟通结案。

四、服务计划实施过程

（一）关心关注，打破内心隔阂

服务对象虽然求助的主动性较强，但是由于服务对象对社会工作者不熟悉，存有戒备之心，特别是谈到自己的家人时，服务对象以"都是收养的，没什么感情的"一句话带过，打断社会工作者的提问。服务对象回避的态度让救助服务一度陷入僵局，没有取得实质性的进展。对此，社会工作者运用尊重、接纳、同理心等专业介入技巧，提高入户探访和电话慰问的频次，帮服务对象跑腿，购买药品、食品等物资，在生活方面给予服务对象关心和关注，提供贴心的服务。

接案约一周后，社会工作者与服务对象建立起了信任的专业关系，社会工作者也尝试慢慢打开服务对象的心扉，引导服务对象多说一些关于家人的事："我之前听你说，3个孩子都是你养大的，现在你们还有联系吗？"服务对象此时慢慢减少了对社会工作者的抗拒，愿意多透露一些信息，例如有多少家人，现在在哪里，做什么工作，等等。而这些信息的收集，也为社会工作者后续开展服务提供了重要支撑。

（二）联动各方，传递暖心服务

服务对象的问题是多元的，包括伤患治疗、经济困难、营养不良、情绪波动等，单凭社会工作者的介入不足以回应服务对象多方面的需求。因此，社会工作者运用社会支持网络理论，协助服务对象梳理社会支持网络（正式与非正式支持），进行多方资源沟通协调，进行资源的有效配对。

1. 镇政府、社区齐发力，解决服务对象的资金难题

社会工作者首先将服务对象的情况反馈给了镇公共服务办及所在社区，为服务对象链接正式支持。镇公共服务办及所在社区迅速做出反应：镇公共服务办为个案救助提供临时救助的政策支持，如民生大莞家，并在接案 2 天后联到系民政工作人员入户跟进；所在社区为社会工作者开展该个案救助提供意见指导，并且从接案之日起为服务对象提供了临时救助，优先解决了服务对象吃饭的资金问题。

2. 爱心企业为服务对象送餐，解决吃饭问题

解决了资金问题后，每日送餐也成为困扰社会工作者与服务对象的问题。社会工作者一开始联了几家饭店，但都因"位置偏僻"，拒绝每日送餐。社会工作者几经周转，在 2022 年 2 月 22 日联系到了真功夫的经理，经理听说了服务对象的情况，热心地跟美团送餐员联系，最终在多次沟通后，送餐员同意每天定时为服务对象送餐，吃饭问题得以解决。

3. 热心邻居变身"临时护工"，照料服务对象日常生活

服务对象腿伤严重，无法下床，一些日常的活动就变得困难起来，例如上厕所、烧水、洗澡等。社会工作者跟服务对象讨论起照顾的问题，服务对象说："有几个老乡刚开始有来看望我，给我送东西，但是他们也忙于赚钱，不好打扰他们。"社会工作者尊重服务对象的想法，同时也跟服务对象讨论如果没人照顾会发生什么情况。经过一番思考，服务对象还是决定向老乡和邻居求助，社会工作者则协助服务对象跟老乡、邻居进行沟通，鼓励老乡、邻居们担当临时志愿者，分工合作，相互支持，与服务对象共度时艰。接下来在个案介入的两个月内，邻居变身"临时护工"，暂时"承包"了服务对象的照护工作。

4. 莞爱志愿者全程相伴，陪同服务对象解决看病难题

服务对象居住的地方比较偏僻，车辆难以进入，再加上服务对象腿脚受伤，要出门看病难上加难。社会工作者了解到服务对象的情况，招募了两名社区志愿者进行协助。2020 年 4 月 2 日，社会工作者带志愿者上门，跟服务对象简单沟通后，社会工作者与志愿者分工配合一起将服务对象安全送达医院，全程陪同服务对象挂号、看诊、检查，完成就诊流程。最后，服务对象被诊断为股骨骨折，社会工作者及时将服务对象的情况反馈给服务对象的大儿子，并与志愿者一起送服务对象回家。

（三）搭建桥梁，接通家庭热线

服务对象在社区、志愿者、社会工作者、邻居等多方帮助下，解决了最迫切的需求，如吃饭、看病等，但还存在一些目前资源所解决不了的问题，如解决大额医疗费用、长期的护理照顾等。社会工作者尝试从服务对象家庭的角度入手，在整个跟进过程中与服务对象的大儿子保持联系，及时反馈服务对象的情况。2020 年 2 月 24 日，社会工作者第一次联系服务对象的大儿子，服务对象的大儿子一开始态度比较冷漠，不愿意多管。社会工作者继续与他保持联系，肯定了他还愿意关心关注服务对象的心意，他才跟社会工作者说出实情："我爸很多年前就离开我们，一个人出去闯，也不管我们，所以跟我们没有什么感情。"社会工作者认同大儿子的想法，同时也赞赏了他不计前嫌，愿意肩负起照顾父亲的责任心。最终，大儿子在社会工作者的引导下，慢慢放下心中的芥蒂，尝试主动修复他们之间的父子关系，最终答应社会工作者等疫情好转时过来接服务对象回家。

而服务对象方面，因为放不下心中的愧疚感，一直不肯过多麻烦大儿子。社会工作者这时充当着协调者的角色，鼓励服务对象重新联系大儿子，修复父子间的感情，弥补当年对儿子和家庭造成的伤害。在后续的跟进中，服务对象表示自己与儿子已经迈出沟通的第一步，知道儿子愿意过来接自己回去照顾，服务对象也表示很兴奋和期待。在广州疫情解封后，服务对象的大儿子到达樟木头把服务对象接回家，进行后续治疗。

五、总结评估

（一）服务目标达成情况

服务对象在社会工作者介入服务后，原有的社会支持得到增强巩固，如跟家人的联系、邻居的帮助等，解决了服务对象患病期间的生活照料和后续的治疗、养老等问题。另外，社会工作者也根据服务对象的需要，链接了新的支持，如社区为其提供物资资金支持，爱心商家的送餐服务，志愿者协助服务对象去医院就诊等。最后，服务对象在新的社会支持网络合力下得到了救助，无论是短期内的吃饭看病问题，还是长期的治疗、养老等问题都得到了解决，生活重新回到正轨。

（二）服务对象现状评估

1. 生存问题

社会工作者通过整合各方资源，增强服务对象的社会支持，成功协助服务对象解决吃饭问题，并且使其得到应有的治疗，服务对象的急难问题得到及时解决。

2. 情绪状况

服务对象在温饱问题和治疗问题得到解决后，情绪低落的状况得到改善，负面的表达减少，期待着今后更美好的生活。

3. 家庭关系

服务对象与家人的关系在社会工作者介入之前是疏离的，经过社会工作者在其中搭建沟通桥梁，鼓励双方放下成见和顾虑，开诚布公地沟通，相互支持面对目前的困境，最终双方减少隔阂，大儿子也愿意肩负起照顾服务对象的责任。2020 年 4 月 21 日，服务对象的大儿子从广州赶到樟木头，接上服务对象驾车回到四川老家治疗。社会工作者在回访中了解到，服务对象在 5 月份做完手术，目前正在休养中。

4. 社会支持

服务对象原本有一些社会支持，但是相对零散，支持较少，社会工作者介入后，一方面协助服务对象巩固已有的支持，发动邻居成为临时的"志愿者"，暂时照顾服务对象的饮食起居；另一方面，社会工作者链接了新的社会支持，如社区、社区志愿者等，共同为解决服务对象的生存、治疗问题出一份力，使得服务对象更有力量应对挑战。

六、专业反思

回顾本次服务，社会工作者结合服务对象的实际情况，选用了社会支持网络理论进行介入，推动"五社联动"为服务对象纾困解忧，其中社会工作者扮演多个专业角色，增强了服务对象现有社会支持，链接新的社会支持，整合各方资源助服务对象渡过难关，回归家庭和正常生活。

（一）问题发现和汇报者

社会工作者在街面排查流浪对象时，接到服务对象的邻居反馈服务对象遇到基本生存和看病问题后，第一时间反馈给所在社区和镇公共服务办公室，联合正式支持网络为服务对象提供帮助。

（二）协调者

服务对象的邻居一开始出于好心帮助服务对象，同时也存在"担心养成依赖，影响自己生活"的顾虑；另外，在服务对象求助后，社会工作者尝试去联系服务对象家属，刚开始家属表现出不重视、不想管的态度。社会工作者发挥协调者角色的作用，对于服务对象的邻居，肯定和鼓励其邻里互助的爱心行动，正向强化了邻居助人的行为，同时与邻居沟通所能够提供的帮助等，让邻居放下顾虑，愿意继续提供帮助。对于服务对象的家人，社会工作者不批判服务对象的家属不想管的态度，而是接纳、理解他们，积极同服务对象的家属保持联络，建立关系，反馈服务对象的情况。接触一段时间后，服务对象的家属变得愿意跟社会工作者讲述他们的往事和隔阂。了解到具体情况后，社会工作者把服务重点放在调节双方的关系上，鼓励双方放下成见和顾虑，就如何解决目前的问题进行沟通协商，互相支持。

（三）引导者

主要体现在社会工作者推动社区志愿者参与个案救助中。社会工作者发挥志愿者有耐心、服务形式灵活等优势，弥补志愿者缺乏专业救助知识和资源等缺点，社会工作者充当引导者角色，带领志愿者参与到个案救助中，告知志愿者遵守保密原则、服务对象自决原则等，让志愿者更好地参与到个案救助中，发挥自身的价值。

（四）资源整合者

主要体现在链接社区资源中。在本案中，服务对象的住址较为偏僻，一般的外卖员不愿意送餐。就此情况，社会工作者与爱心商家进行沟通协商，将服务对象的情况跟爱心商家进行说明，最终爱心商家跟外卖员沟通协调，解决了给服务对象送餐的问题。

（五）政策落实者

社会工作者在本案中，除了发挥以上三种角色，推动多方资源介入个案救助外，还扮演了政策宣传落实者角色。社会工作者根据服务对象的实际情况和问题，结合政府现有的救助政策，给服务对象宣传了"民生大莞家"的惠民政策，并协助服务对象申请，将惠民政策送到服务对象家里，打通为民服务最后一米。

友谊的小船起航

——"友谊船"老人人际交往小组

吕雅婷①

案例摘要：深圳市某公办养老院的老人普遍高龄，他们来自不同地域，有着不同生活习惯和性格，长期共同生活容易产生误会和矛盾。老人因为人际交往冲突而需要社会工作者进行情绪疏导服务是常见的情况。建立良好的人际关系能促进院舍环境和谐，有益于老人的身心健康。拥有良好的人际交往技巧在这当中显得更加重要。

社会工作者面对院舍老人在人际交往方面的表达性和比较性需求，以沟通的重要性、倾听技巧、优势视角、人际关系变化探讨、人际冲突问题探讨、技巧分享总结为六大主题，设计开展了人际交往小组。通过互动游戏、应用戏剧、分享等方式，引导服务对象思考，探讨与学习人际交往的技巧，促进院舍老人的关系和谐。

一、背景介绍

深圳市某公办养老院的老人普遍高龄，他们来自不同地域，有着不同生活习惯和性格，长期共同生活容易产生误会和矛盾。院舍老人因为人际交往冲突而需要社会工作者进行情绪疏导服务是常见的情况。另外在探访时，一些老人告诉社会工作者因常与同房长者之间产生矛盾，饱受困扰，表示很想学习更好的相处之道，希望同房之间能和谐共处。

由于院舍环境的封闭性导致活动范围的受限，加上原来的社会角色退出或变化，院舍老人与外界的沟通和交流变少，与养老院里的其他老人、工作人员的沟通交流关系会变得更加紧密。建立良好的人际关系能促进院舍人际环境和谐，有益于老人身心健康。拥有良好的人际交往技巧在这当中显得更加重要。

---

① 吕雅婷，深圳市鹏星社会工作服务中心。

二、分析预估

(一) 理论与方法

1. 人际需要理论

社会心理学家舒茨认为每个个体在人际互动中都有三种基本需要，即包容需要、支配需要和情感需要。面对老人在人际交往方面的感觉性需求，社会工作者以人际交集变化探讨、沟通与倾听技巧、人际冲突问题探讨、交往技巧分享总结、优势视角为六大主题，设计并开展了本小组活动。通过互动游戏、应用戏剧、团体总结分享等方式，引导服务对象思考，探讨与学习人际交往的技巧，促进老人间关系和谐。

2. 镜中我理论

美国社会学家库利认为人的行为取决于对自我的认识，而这种认识主要是通过与他人的相互作用形成的。小组多个游戏环节都能帮助服务对象了解自己在他人心中的形象。另外，通过表演的方式，让服务对象从侧面了解人际交往的方式和分析问题，从而思考自身。

3. 社会支持理论

社会支持网络越强大，在人际交往中可利用的资源就越多，就能越好地应对各种来自环境的挑战。通过社会工作者引导思考，服务对象可以明白人际关系的重要性，而且通过小组互动，能获得其他服务对象的情感、经验分享支持。

(二) 介入策略

社会工作者面对院舍老人在人际交往方面的表达性和比较性需求，以沟通的重要性、倾听技巧、优势视角、人际关系变化探讨、人际冲突问题探讨、技巧分享总结为六大主题，设计开展了人际交往小组活动。通过互动游戏、应用戏剧、分享等方式，引导老人思考，探讨与学习人际交往的技巧，促进老人的关系和谐。

本组主要面向曾有人际矛盾的老人。社会工作者经明确小组目标、介绍内容和时间安排、解答老人疑问，对老人进行评估和筛选后，最终确定 11 位服务对象参与本小组。服务对象当中有积极主动申请加入小组的，也有被邀请加入的。

（三）小组目标

（1）80% 的服务对象通过小组，学习到至少一项人际交往技巧。

（2）至少有一半的服务对象通过小组认识了新朋友。

三、服务计划

（一）第一节

（1）主题：我们初相识。（见表1）

（2）日期/时间：2019 年 9 月 17 日（周二）上午 9:30—10:10。

（3）目标：

1）所有服务对象了解小组内容和时间安排。

2）订立小组契约。

3）所有服务对象通过小组初步互相认识。

表1　第一节服务计划

时间	环节名称	本环节目标	内容	所需物资
5 分钟	介绍小组	让服务对象了解小组的主要内容和目的	①社会工作者自我介绍，澄清自己在小组中的作用和角色；②社会工作者向服务对象介绍小组的主要内容和目的	话筒、音箱
5 分钟	共建契约	社会工作者和服务对象共同制定小组契约	①社会工作者说明参加小组的注意事项；②服务对象、社会工作者一起制定小组契约	白板、白板笔

续表1

时间	环节名称	本环节目标	内容	所需物资
10分钟	五指山名片	使服务对象有初步的认识和了解	每人在手掌卡片上写上自己的名字、房号、入住时长、老家、兴趣爱好、以前的工作的信息，用一分钟时间做自我介绍	手掌卡片、彩笔
5分钟	秘密天使	使服务对象对他人进行关注	服务对象之间通过抽签两两匹配，做抽到名字的服务对象的秘密天使，在小组中默默观察对方的优点，在最后一节小组中送美好的祝愿给对方，并分享感受	抽签箱
5分钟	人际交集图	①让服务对象了解人际交往的重要性和交往重心的变化；②引出下一节要讨论的话题	把服务对象分为两个小组，讨论入养老院前后主要的人际关系和比较人际交往重心的变化。社会工作者邀请代表发言，让其他服务对象补充，在白板上画出人际交集图	白板、白板笔
2分钟	合影留念	记录本次小组	社会工作者邀请服务对象一起合影留念	相机

（二）第二节

（1）主题：心与心的桥梁。（见表2）
（2）日期/时间：2019年9月19日（周四）上午9:30—10:00。
（3）目标：服务对象通过游戏了解沟通的重要性。

表2　第二节服务计划

时间	环节名称	本环节目标	内容	所需物资
5分钟	回顾上节内容	让服务对象对上节小组的内容加深印象	①社会工作者带领服务对象回顾上节小组的主要内容； ②抽问服务对象说出其他服务对象的名字	手掌卡片、话筒、音箱
15分钟	破冰游戏"打造高塔"	通过游戏引出本节主题增进服务对象感情	把服务对象分成两组，服务对象合作利用废报纸制作高塔，最后能制作出又高又稳的塔为胜利组。但在过程中不能发出声音，允许手势沟通	废报纸、透明胶、剪刀、尺子、笔、纸
10分钟	讨论感受	引导服务对象了解沟通的重要性	2分钟时间内，组内讨论游戏的感受，社会工作者再邀请两组服务对象表达游戏感受	—
5分钟	小组总结	总结本节小组及下节预告	①社会工作者总结本节小组内容； ②预告下节小组的主题及时间地点	—

（三）第三节

（1）主题：可靠的树洞。（见表3）

（2）日期/时间：2019年9月24日（周二）上午9:30—10:00。

（3）目标：

1）引导服务对象思考倾听在人际交往中的作用。

2）服务对象学习倾听的技巧。

表3　第三节服务计划

时间	环节名称	本环节目标	内容	所需物资
5 分钟	回顾上节内容	让服务对象对上节小组的内容加深印象	社会工作者带领服务对象回顾上节小组的主要内容	话筒、音箱
5 分钟	热身游戏：我是侦察员	锻炼服务对象的倾听和专注能力，通过游戏引出本节小组主题	社会工作者念出一段文字，其中有一处明显错误的地方。服务对象在社会工作者倒数三秒后进行举手抢答，指出错处	游戏题目
5 分钟	头脑风暴	引导服务对象思考倾听在人际交往中的作用	服务对象集体讨论倾听在人际交往中的作用，社会工作者汇总	白板、白板笔
20 分钟	我思我辩	带领服务对象学习倾听的技巧	邀请两组服务对象进行情景模拟，展示倾听的两种姿态。同样的倾诉内容，A 倾听者表现为不认真倾听；B 倾听者积极专注地倾听。鲜明的对比，让其他服务对象观察并说出不同倾听姿态的变化。最后由社会工作者分享倾听技巧	角色任务卡
5 分钟	小组总结	总结本节小组及下节预告	①社会工作者总结本节小组，服务对象分享感受；②预告下节小组的主题及时间地点	—

（四）第四节

（1）主题：往事如烟。（见表4）

（2）日期/时间：2019 年 9 月 26 日（周四）上午 9:30—10:00。

（3）目标：80% 的服务对象在本节小组中思考人际冲突问题。

表4 第四节服务计划

时间	环节名称	本环节目标	内容	所需物资
5分钟	回顾上节内容	让服务对象对上节小组的内容加深印象	社会工作者带领服务对象回顾上节小组的主要内容	—
5分钟	热身游戏：护珠行动	鼓励服务对象互相合作，增进服务对象的感情	服务对象分成两组，每组服务对象左手拿碗，右手拿筷子，把碗里的珠子夹到队友的碗里接力，一分钟内夹最多珠子的一组获胜	筷子、塑料碗、玻璃珠、桌子
20分钟	我思我辩	引导服务对象思考人际冲突问题	社会工作者和个别服务对象演绎日常交往中的冲突情形，让其他服务对象观察，发现问题。 情景1：打招呼 情景2：拾物风波	角色任务卡
10分钟	头脑风暴	引导服务对象思考人际冲突问题	社会工作者引导服务对象讨论在情景模拟中的所观察到的问题，分享自己的建议做法	—
5分钟	小组总结	总结本节小组及下节预告	①社会工作者总结本节小组，服务对象分享感受； ②预告下节小组的主题及时间地点	—

（五）第五节

（1）主题：交往妙招乐fun享。（见表5）

（2）日期/时间：2019年10月1日（周二）上午9:30—10:00。

（3）目标：50%的服务对象分享了自己在人际交往的技巧或处事方式。

表5 第五节服务计划

时间	环节名称	本环节目标	内容	所需物资
5分钟	热身游戏:"猜猜ta是谁"	协助服务对象了解自己,更好地表达自己;加深服务对象之间的感情和促进了解	每位服务对象在纸上写一两句自我描述。社会工作者收集纸条,念出描述,服务对象听完后立马能猜出对方	纸、笔
5分钟	回顾上节内容	让服务对象对上节小组的内容加深印象	社会工作者带领服务对象回顾上节小组的主要内容	—
20分钟	头脑风暴	组内一起讨论人际交往应对技巧	社会工作者邀请服务对象分享自己的人际交往技巧和处事方式,社会工作者结合之前的小组内容再做补充	白板、白板笔
5分钟	小组总结	总结本节小组及下节预告	①社会工作者总结本节小组,服务对象分享感受;②预告下节小组的主题及时间地点	—

(六) 第六节

(1) 主题:美好放大镜。(见表6)

(2) 日期/时间:2019年10月3日(周四)上午9:30—10:00。

(3) 目标:

1) 80%的服务对象在小组中赞扬了其他服务对象的优点。

2) 总结回顾小组内容。

表6　第六节服务计划

时间	环节名称	本环节目标	内容	所需物资
5分钟	热身游戏："照镜子"	营造轻松愉快的小组氛围，帮助服务对象尽快进入状态	服务对象需要马上做出与社会工作者口令相反的动作，大家互相监督谁出错	—
15分钟	小组总结	总结以往小组内容	社会工作者总结以往小组的内容，服务对象分享感受	—
20分钟	美好放大镜	引导服务对象发现他人的优点，也在他人认可中得到相互激励	服务对象把第一节所匹配服务对象的印象、优点、寄语写在纸上。然后每人有1分钟的时间分享作品理念并赠予对方	彩笔、彩纸
5分钟	填写意见反馈表	了解服务对象的反馈	服务对象填写小组意见反馈，并分享感受	意见反馈表、笔
2分钟	合影留念	记录本次小组	社会工作者邀请服务对象一起合影留念	相机

四、服务计划实施过程

（一）小组各阶段的发展

1．小组初期阶段

个别服务对象表现消极或处于观望状态，极少表达自己；也有一些服务对象对小组内容很感兴趣，在小组内一直充当"积极分子"，协同带动了小组的发展。总体来看，在小组的初始阶段，服务对象的参与状态及表现两极分化。

2．小组中后期阶段

服务对象之间熟悉度逐渐增加，小组的内容的吸引性和核心话题逐渐显现。所有服务对象呈现出很高的参与度，对活动内容充满兴趣和期待，积极投入小组讨论和互动中，乐于分享自己的经验和体会。

3. 小组结束阶段

服务对象对小组有了较强的归属感，表现出不舍的情绪，认为参加小组活动过程很充实，饶有趣味，体验性强，获益良多，认同和肯定社会工作者的工作。

（二）小组所面对的挑战与问题

1. 专业小组吸引力不足

手工类兴趣小组在院舍老人中比较受欢迎。相反，专业小组在他们印象中偏"说教式"，枯燥无味，收获不多。

社会工作者的行动：为真正吸引服务对象参与，社会工作者花了很多心思去设置小组内容，每节内容环环相扣，有趣且互动性强，让服务对象得以"沉浸式"参与。而且社会工作者在前期走访时做好小组介绍，吸引服务对象参加。

2. 小组冲突和服务对象退组

在第二节小组刚开始，曾有 1 位服务对象在小组现场表示这个小组活动和他的兴趣爱好不符合，申请退组。此举在一定程度上影响了小组的氛围和其他服务对象的情绪。

社会工作者的行动：社会工作者当场向服务对象耐心澄清并安抚服务对象的情绪。事后，社会工作者逐一探访其他服务对象，了解想法。其他服务对象表示来参加小组是因为自己对这方面知识比较感兴趣，而且小组形式有趣轻松，并未受到退组服务对象的影响，依然会积极参与。

3. 披露问题而引起不良情绪

当需要讨论人际交往的冲突和问题反思时，可能会引起服务对象的阻抗和不良情绪。

社会工作者的行动：为避免敏感话题带来的不良感受，又为了让服务对象能面对自己隐藏内心的问题，社会工作者通过游戏体验、情景模拟等诙谐有趣的方式，缓和服务对象的不快感，让服务对象以旁观者的角色观察和感受人际交往的冲突和问题，思考自身。如发现明显有不良情绪的服务对象，社会工作者需尽快跟进处理。

五、总结评估

（一）服务对象出席情况

（1）评估指标。75%的服务对象出席小组。

（2）达成情况。小组平均出席率为87.1%，目标达成。（见表7）

表7　服务对象出席情况

节数	1	2	3	4	5	6	平均值
出席人数	9	7	10	9	9	10	9
出席率	81.8%	63.6%	100%	90%	90%	100%	87.1%

（二）目标达成情况

（1）目标一：80%的服务对象通过小组，学习到至少1项人际交往技巧。

达成情况：通过小组活动后测，共发放10份问卷，收回10份，问卷回收率100%。统计得出：4人学习到5种人际交往技巧，2人学习到4种技巧，3人学习到2种技巧，1人学习到1种技巧。100%的服务对象至少学习了一种人际交往技巧，目标达成。

（2）目标二：至少有一半的服务对象通过小组认识了新朋友。

达成情况：过小组活动后测，共发放10份问卷。统计得出：9名老人认为通过小组认识了超过3个新朋友，1名服务对象表示没有认识到新朋友。超过一半的服务对象通过小组认识了新朋友，目标达成率100%。

（三）活动对象意见反馈

（1）小组结束后，社会工作者向10位服务对象发放了小组意见反馈表，共回收10份问卷，问卷回收率100%。问卷中5分代表非常满意，0分代表非常不满意，分数从低到高依次代表满意度的递增，统计结果如下：

1）对活动时间的编排：10人给5分。

2）对活动形式的安排：10人给5分。

3）对活动场地的安排：10 人给 5 分。

4）对工作人员的表现：10 人给 5 分。

5）投入此次活动的程度：10 人给 5 分。

（2）口头访谈和意见反馈表内容汇总：

1）人际交往是很好的话题，让老人朋友受益，在交友方面能有很大提升，非常满意，建议多开展。

2）社会工作者设置的情景模拟、小组游戏、举的例子都非常好，让人深有所感，很有创意，很受欢迎，看出社会工作者的认真筹备和付出。

六、专业反思

（一）小组工作计划的良好设计与执行

社会工作者对本次小组内容有较充分的准备，巧妙设计。如游戏设置与小组主题关联度高，形式新颖，又富有趣味性，极大地吸引了服务对象参与；情景模拟剧情设置贴合老人生活，能引起老人共鸣，有助于小组内容直观表达，深受服务对象的喜爱。社会工作者对小组计划内容的完成度很高，时间和内容设置合理，实际开展比较顺利。

（二）小组带领技巧运用得当

社会工作者在小组中恰当运用带领技巧，成功引导服务对象积极地参与互动；能清晰梳理汇总小组讨论的成果，帮助服务对象更容易学习吸收小组中产生的信息，使小组活动进展顺利。另外，社会工作者引导得当，让服务对象充分担当小组的主角，促进服务对象间的思想、情感交流。原本互不相熟或曾有矛盾的服务对象，能在小组中相互支持，团结合作，小组凝聚力大大增强。

（三）巧变各阶段小组格局，形成小组动力，推动小组发展

小组初期和后期话题鲜明，采用了"会议式"的座位布局，更容易抓住服务对象的注意力，协助服务对象快速了解，有效带领服务对象进行讨论和分享；"分组式"布局，让各分组之间形成竞争关系，组内形成协作关系，帮助减少陌生感，增进感情；社会工作者借助"圆圈式"的座位结构，融入其中，打破专业小组的刻板印象，缩短服务对象之间的距离，调动服务对象参与。采

用"观影式"结构，利用服务对象日常生活场景的模拟来引起他们的共鸣，引发对人际交往的思考和探讨。（见图1）

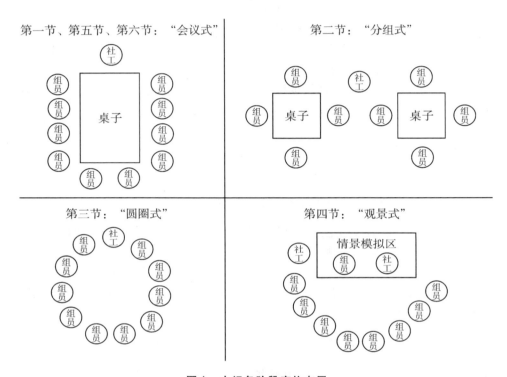

图1　小组各阶段座位布局

小手机，大世界

——老年人增能手机学习小组

林戈茵[①]

案例摘要： 本案例针对社区老年人对智能手机学习的需求，建立教育小组和支持小组。以手机为学习工具，让服务对象可以在一个活跃轻松的环境下进行学习和交流，通过相互认识、交流、信任的过程，帮助老年人学习相关手机软件的功能；同时，社会工作者旨在协助老人在学习新功能的过程中，结交新朋友，建立一个良好的社会支持网络。

一、背景介绍

手机使得人与人之间的沟通变为零距离，成为人们生活中必不可少的通信工具。从现在的发展趋势看，手机不再是简单的通信工具，将逐渐演变为个人的信息汇总，办公秘书和娱乐平台。社区中老年人也几乎人手一部智能手机，但是老年人由于年龄、文化水平、接受能力等差异的原因，只能让"智能机"变成"傻瓜机"。为此，金地社区党群服务中心的工作员将组织一部分中老年人学习智能手机，让其可以跟得上时代的步伐，学习新知识，结交新朋友，分享生活乐趣，实现老有所乐。

二、分析预估

活跃理论认为老年人的生理、心理及社会的需求，不会因为生理、心理及身体健康状况的改变而改变，一个人到年老时仍然期望积极参与社会活动，保持中年生活形态，维持原有角色功能，以证明自己仍未衰老。[1]而本次小组活动正是以智能手机为学习工具，让服务对象可以在一个活跃轻松的环境下进行

---

① 林戈茵，深圳市鹏星社会工作服务社。

学习和交流，通过相互认识、交流、信任的过程，帮助老年人建立一个良好的社会支持网络。

根据增能理论，巴巴拉·索罗门（Barbara Solomon）提出从以下四个方面帮助服务对象提高自己的能力：一是协助他们认识自己是改变自己的媒介；服务对象通过对手机的接触和学习，相信自己可以跟得上时代的步伐，缩小与社会的差距。二是协助他们了解社会工作人员的知识和技巧是可以分享和运用的。三是协助他们认识社会工作者只是帮助受助人解决问题的伙伴，受助人自己则是解决问题的主体。四是协助他们明确无力感是可以改变的。[2] 在赋能社会工作中，社会工作者应避免以权威的姿态出现，而要与服务对象建立平等的伙伴关系，鼓励一部分先学会智能手机的服务对象，去帮助其他人学习，让服务对象从服务的接受者变为服务的提供者，以实现"助人自助、自助助人"。在小组中，工作人员要让服务对象视助人过程为分享能力的过程，因为通过分享，可以使参与者获得更多的能力。

工作人员在社区针对中老年人开展过两期的"微信"学习小组活动，效果良好。由于"微信"的普及，特别是其中"语音聊天"工具的出现，社区的中老年人对手机的使用率比较高。但是随着"微信"功能的不断更新和扩大，中老年人已经满足于"语音聊天"了，更加迫切地需要学习新的手机知识，故金地社区党群服务中心以手机为学习工具，为中老年群体搭建学习、互动交流平台。

三、服务计划

（一）小组目标和性质

1. 小组目标

以手机为学习工具，让服务对象可以在活跃轻松的环境下进行学习和交流，通过相互认识、交流、信任的过程，帮助老人学习相关手机软件的功能；同时，协助老人在学习新功能的过程中，结交新朋友，建立良好的社会支持网络。

2. 小组类型

小组类型包括教育小组和支持小组。教育小组的目的在于通过培训、示范和讨论的方式帮助小组成员掌握一定的知识和技巧；支持小组把具有同质性的人聚集在一起，通过相互支持的方式，达到解决问题和学习知识的目的。

（二）每节小组活动计划

每节小组计划具体情况见表1。

表1　每节小组活动计划

	节数	日期/时间	主题/目标	内容安排
小组活动过程	1	9月11日/15:00—16:00	主题：认识初体验 目标： ①小组成员填写小组需求问卷，收集服务对象对小组的期望； ②服务对象间的相互认识，制定小组契约	①开场白；②服务对象相互认识；③建立"微信"群；④制定小组契约；⑤热身游戏；⑥服务对象表达期望；⑦总结与预告
	2	9月13日/15:00—16:00	主题：手机功能键全覆盖 目标：手机的基本框架介绍，学会使用数个功能键	①回顾上节内容；②分小组学习手机的相关设置，互帮互助；③服务对象相互体验；④总结与预告
	3	9月15日/15:00—16:00	主题：App知多少 目标：让服务对象学到两个以上的App	①回顾上节内容；②分享"车来了""音乐软件""浏览器"等App；③服务对象相互协助、相互交流；④总结与预告
	4	9月18日/15:00—16:00	主题：我拍你照 目标：服务对象学习拍照技术并学会运用	①回顾上节内容；②分享拍照技巧相关构图；③分享P图软件；④服务对象相互协助、相互交流；⑤总结与预告
	5	9月20日/15:00—16:00	主题："微信"使用小技巧 目标：学习微信中互动方式的使用	①回顾上节内容；②分享"微信"的几种互动方式；③服务对象相互协助与交流；④总结与预告

续表 1

小组活动过程	节数	日期/时间	主题/目标	内容安排
	6	9月22日/ 15:00— 16:00	主题:分享与交流 目标:处理离别情绪,结束小组活动	①回顾上节内容;②热身游戏:抓虫虫;③回顾小组过程,并针对主动助人的服务对象,颁发"助人为乐奖""积极表现奖""全勤奖"荣誉证书;④填写"满意度反馈表";⑤结语

四、服务计划实施过程

(一)第一节小组活动过程记录

首先,社会工作者自我介绍并讲述小组目的和意义,小组活动内容和时间的持续性,协助组员初步了解小组情况。其次,社会工作者组织组员相互认识:社会工作者先示范如何介绍自己,然后组织组员轮流自我介绍;鼓励组员说出自己的兴趣爱好、家乡等,让其他组员有更多的了解;社会工作者让组员起立和其他组员进行握手以表礼貌和认识,通过握手的仪式拉近彼此之间的距离。随后,进行互动游戏"欢乐大家唱"。社会工作者介绍游戏规则后,向组员发放写有歌词的卡片,有组员表示自己不会唱歌,社会工作者鼓励其可以读出来,不唱出来也可以,组员这才接受。游戏开始,社会工作者让组员轮流读出自己手中的卡片,找出和自己歌词一样的同伴。起初,组员只是自己默默地用纸或用脑记下和自己有一样歌词的同伴,还不敢主动地踏出一步上前寻找;尽管社会工作者鼓励组员主动上前寻找,组员还是无动于衷。于是,社会工作者组织有第一首歌曲的组员出来站在讲台上,让其再相互认识,组员在白板上写上自己的名字让其他人认识,然后在社会工作者鼓励下唱出歌词,其他组员跟着拍手伴奏。就这样,第一首歌曲的组员完成了表演,赢得了掌声;随之第二首、第三首歌曲也按照这样的形式表演,让组员在歌声中活跃气氛和加深彼此认识的印象。然后,社会工作者介绍小组活动规范,并让组员复述小组活动规范,组员都同意遵守后,社会工作者将小组活动规范的纸条张贴到黑板上,组员依次在上面签名,以表同意。最后,社会工作者引导组员表达对小组的期望,发放"需求问卷调查表"让组员进行填写;建立"手机学习小组"

"微信"群，增加彼此的交流和互动；预告下节内容。

（二）第二节小组活动过程记录

在简单回顾上节内容后，社会工作者首先进行知识讲解，包括智能手机的演变过程以及操作系统，协助组员对智能手机有概念上的认识。其次，社会工作者从手机的功能键开始讲解，用手机向组员演示。之后是关于手机各项功能的分享，有些手机自带功能（比如计算器和手电筒），社会工作者只需要协助组员找到所在位置即可。有的组员以前用过就比较容易找，先找到的组员协助其他组员进行寻找，找到后彼此都开心地聊天；有的组员没有找到，心里很着急，但还是自己尝试地寻找；社会工作者会逐一与组员互动，协助其寻找，并让组员操作，保证每一个组员都能够找到。最后，社会工作者通过有奖参与的形式，考察组员对手机知识的了解和基础功能键的运用，并对本节内容进行总结。

（三）第三节小组活动过程记录

社会工作者带领组员回忆上节内容，并再一次让组员相互介绍，提高组员对彼此的熟悉度。紧接着，社会工作者开始本节小组的分享，主题是"如何下载 App？"。社会工作者首先向组员解释 App 的概念。组员认真地记录，有组员比较好奇，还会继续询问，社会工作者给予解答。然后，社会工作者带领组员寻找手机桌面上的"应用商店"或"应用市场"，按照"搜索—输入—下载—安装"等流程进行操作。这个过程中不同组员遇到的情况有所差异：有的组员很快完成了下载安装并询问社会工作者如何使用，社会工作者鼓励先完成的组员协助其他组员进行程序搜索和下载；有组员在使用中手机卡机了，着急地找到社会工作者，其他组员也关心起来，但是社会工作者尝试后手机还是不能正常使用，于是让组员先和其他组员一起共同使用；有组员的手机连接不了网络，而有组员虽然有手机却不知道如何运用，社会工作者安排两人结对一起做，共同尝试使用。在经过了多次练习后，社会工作者再一次带领组员回忆下载 App 的步骤，邀请个别组员进行展示。

（四）第四节小组活动过程记录

首先，社会工作者带领组员回忆上节内容，并询问组员回家是否练习如何下载软件。有的组员表示自己回去没有练习；有的组员表示练习了，并且开始使用，感到比较有成就感；有的组员在练习过程中遇到问题提出疑问，社会工作者给予解答。然后，社会工作者分享了拍照的技巧，从最简单的相机镜头有自拍和反拍两个角度开始讲起，接着介绍四种构图法——九宫格、对角线、黄金分割点、三角形构图法，利用 PPT 介绍如何运用，使用图片让组员明晰，而后组员自行操作。社会工作者让组员自行选择拍照物体，有些组员对于摆放的物体不是很明白，组员拍照后，社会工作者给予指导。另外，对拍照技巧掌握娴熟的组员，社会工作者会给予充分肯定，并鼓励其分享作品给其他组员观摩和学习。最后，社会工作者给组员预留了作业，鼓励组员在周末期间和家人一起把拍照技巧运用熟练。

（五）第五节小组活动过程记录

社会工作者留意到组员今天都比平时早到，有的组员看到社会工作者，询问如何更换微信头像、如何设置等问题；另外，有的组员特意带了 U 盘，希望社会工作者协助把手机里的照片传导到 U 盘，并希望可以分享这项技能。组员的这些举动体现了其对小组的归属感和学习的热情。由于微信使用中有很多的技巧，而组员需求的内容不同，因此，社会工作者首先挑选简单的和常用功能的分享给组员。首先是设置，接着是如何聊天、如何发红包、发照片、发视频，社会工作者分享操作流程后，让组员用本子记录下来；待其记录完毕，让组员对照自己记录的流程操作一遍，核对记录的对错和加深印象。另外，社会工作者在手机学习小组微信群中发送图片，让组员也发送，在组员发送成功后，便代表组员已经掌握了此项功能。此时，社会工作者发现，当组员在微信群开始分享图片时，组员间的互动也增强了；即使是平时常说自己不会的组员，也因为会发送图片而感到开心。最后，社会工作者对本节小组活动内容进行总结，与组员协商下节活动的时间。

（六）第六节小组活动过程记录

组员比以前都早到现场，社会工作者带领组员回顾上节内容，并提醒组员此节小组活动是最后一节，组员表示清楚，而且还说"今天是最后一节，毕业了！"社会工作者带领组员完成上节没有完成的内容，和组员分享微信使用技巧，组员认真地听着；组员间的互动程度也明显增多，会主动与其他组员分享和交流。随着分享内容的结束，社会工作者对本次小组活动内容进行总结，并表扬组员的坚持。接着，社会工作者为组员颁发全勤奖，荣获全勤奖的组员很高兴，而没有获得奖项的组员也投来了羡慕的眼光。为了让大家都能收获荣誉，社会工作者为全部组员颁发了毕业证书，组员接到证书后脸上都露出自豪的神情，迫不及待地想要拍照留念。之后，社会工作者组织组员分享在小组活动中的学习成果和交友心得。最后，社会工作者发放"满意度调查表"让组员填写，以收集对这次小组活动的评价和建议。

五、总结评估

从整体来看，本次小组活动已经达到了小组预设的目标。

首先，服务对象不仅提升了能力，还提升了自信。小组活动结束后，社会工作者通过发放的"满意度调查表"统计发现，"我认为活动目标已经达致"的满意度高达100%，另外服务对象在意见栏中也认真填写了相关意见，大都表示非常满意此次的活动。服务对象廖爱英表示："从一点不会到认识到熟练操作应用，十分感恩。"陈玉秀表示："通过几天的学习，让我这个'科盲'基本上掌握了一些手机知识，如有下次，我必继续学习，学而不厌。谢谢工作人员的指导。"由此可见，服务对象对于本次小组的评价还是比较高的。

其次，服务对象从依赖社会工作者，转为互帮互助。小组前期，服务对象对于社会工作者分享的使用技巧有一定的依赖性，当不懂的时候服务对象会第一时间寻找社会工作者，这样会打断社会工作者分享的思路，从而影响活动进程，也不利于服务对象间的交流互动。因此，社会工作者在小组活动中期设计中，从距离上有意地把桌子进行摆放调整，让服务对象能够更好、更亲密地互动，同时也鼓励操作速度快的服务对象协助操作速度慢的服务对象。另外，社会工作者还建立一个手机学习小组微信群，让服务对象更好地在群里互动交流。这些设计有效促进了服务对象的交流互助，减少对社会工作者的依赖。

六、专业反思

（一）服务对象角色的转变：从服务的接受者变为服务的提供者

小组活动前期，服务对象求学心切，表达自己对学习新知识的渴望，等待着社会工作者服务的分享。社会工作者利用笔记本让服务对象在学习中进行记录，便于复习和日后查找。社会工作者在分享过程中发现服务对象的学习进度不一样，就有意识地安排学习较快的服务对象协助学得较慢的服务对象，而有的服务对象也有这方面的能力。于是社会工作者挖掘这些服务对象的潜能，让其发挥领袖作用。在小组在后期，部分服务对象的角色由服务接收者转变为服务输出者，主动为其他服务对象解决问题并乐在其中。

（二）授人以鱼不如授人以渔

本次小组活动主要是分享给服务对象如何操作手机中的一些使用技巧，当然也涉及下载 App，需要网络，但是由于活动场地网络信号不好，因此在实际操作中，服务对象不能尽兴地下载。社会工作者只能告诉服务对象下载的方法，让服务对象回家自行下载，如果遇到问题，及时在微信群进行交流。这样的方法让服务对象有思考的时间，对于技巧的接受和掌握程度也有一定的适应空间。

参考文献：

［1］井世结. 老年社会工作［M］. 北京：中国人民大学出版社，2020.
［2］张洪英. 小组工作［M］. 济南：山东人民出版社，2012.

精准康护助力服务对象晚年生活

——"菜单式"开展失能服务对象长期照护服务案例

李素娟①　胡婷婷②

案例摘要：项目团队秉承着"全人照顾"的服务理念，针对失能服务对象日益增长的多样化需求，探索"个案管理"的服务模式，设计有针对性的、精细化的多元化菜单式服务，依托社区为基础，以生态系统理论为指导，以家庭为核心，以社会工作为依托为服务对象提供多元化的精准服务，构建失能老人及其在身心灵的需求构成的内在系统及其相互关系和影响构成的中间系统，整合来自地区资源如媒体、志愿者等不同层次的资源构筑外在系统，三个系统协同运作以提升服务对象的晚年生命质量。

一、背景介绍

东莞市鹏星社会工作服务社自 2013 年开始陆续承接 6 个镇街居家养老服务、2 个敬老院服务项目，并且与镇街构建了东莞市首家集居家养老示范点、康复训练、健康养生、学习增值、资讯获取为一体的一站式服务对象服务中心。目前，居家养老、院舍以及社区服务对象直接服务人数达 6 万人。

东莞市于 2020 年发布了《关于加快推进养老服务体系建设高质量发展三年行动计划（2020—2022 年)》意见函，文件对于养老服务进行了多方面的规划布局，重点突出医养结合。提出到 2022 年，全市居家生活的老年人得到养老服务的广泛支持，助餐配餐、医疗护理、精神慰藉、紧急救援等养老服务覆盖全体老人，社区 15 分钟居家养老服务圈基本建成，居家养老紧急救援系统基本建立，新建 5 所高端民办养老机构，护理型床位和社会力量运营的养老床位占比超过 50%，新建住宅小区配建养老服务设施 100% 达标。因此，东

---

① 李素娟，东莞市鹏星社会工作服务社。
② 胡婷婷，东莞市鹏星社会工作服务社。

莞市对于养老服务的支持力度大，并且社会潜力有非常大的上升空间。

本项目依托政府力量，已经在养老服务的 4 个镇街达成多年的合作关系，并构建了四级养老服务圈模式。同时，项目团队将全力协助构建院舍养老、居家养老以及社区养老的服务圈建设，为老人提供全方位精细化的服务。

《东莞市居家养老服务管理办法》（东府办〔2021〕12 号）把失能服务对象纳入服务范围，促使服务机构调整服务重点和方向。因此，服务团队从 2021 年开始以"项目集"的形式开展项目服务，秉承"全人照顾"的服务理念，针对失能服务对象日益增长并且长期对于照护的多样化的需求（身体、心理及社会支持、灵性），探索"个案管理"私人订制的服务模式，为服务对象提供多元化的精准服务。

二、分析预估

（一）项目所解决的社会问题和需求情况

目前，项目服务 712 名重度失能老人、498 名中度失能老人以及 591 名轻度失能老人。经过多年的服务调研及数据显示，同时定位"资产为本"的发展理念，发动社区服务资源，界定出失能老人在衣、食、住、行，健康关注、自我增值的特别需求，其中 90% 的重度失能老人家属表示照护压力很大。

通过文献调查可知道，研究得出失能老人对于医疗服务需求较高，其次是生活照料的需求。[1]同时针对认知障碍情况，利用专业量表进行筛查，筛查出 75% 的失能老人有轻度以上的认知障碍倾向。

（二）项目服务需求

1. 服务对象对于康复护理的需求

2020 年居家养老服务对象转变为以"失能程度"作为纳入条件，因此，服务对象对以往日常生活照料的需求明显转化为对康复护理的需求。而原有的护工急需技能升级。

2. 服务对象对于认知症预防和干预的需求

对 1801 名服务对象进行简易精神状态量表评估（MMSE）显示，80% 的服务对象都有认知症的倾向，但 90% 的服务对象及家属对认知症的认识是缺乏的。因此，团队目前结合深圳鹏星所研发的认知康复包开展服务。

3. 服务对象对于居家安宁疗护的需求

目前在服务的对象当中，有超过 700 名的重度失能服务对象，有接近 200 名的卧床服务对象，且 70% 都是 80 岁以上的独居服务对象，处于生命末期，但居家安宁疗护的道路任重道远，目前项目也针对此开展服务。

三、服务计划

（一）介入理论

1. 生态系统理论

该理论认为个体在发展过程中并不是孤立存在的，而是能动地与周围环境相互往来、相互作用。个体是在于他们的家庭、社区及社会密切的互动关系中生存与发展的。并且划分为微观、中间、外在和宏观系统。[2] 因此，项目旨在以构建失能老人及其在医疗健康、生活照料和精神慰藉上的需求构成的内在系统；以社区为核心，包括家庭等，及其相互关系和影响构成的中间系统；以社会工作为依托，整合来自地区资源如媒体、志愿者等不同层次的资源构筑的外在系统。三个系统协同运作，以提升服务对象晚年生活质量。

2. "四全照顾"理论模式

该模式中的全人照顾表示人有身心灵社等多层次的需要。[3] 同时，欧伦的自我照顾理论[4]认为个人具有与生俱来的能力、权利及义务来照顾自己，当个人无法维持自我照顾的质量时，需借护理活动来帮助其维持健康或从疾病、伤害中恢复。因此，项目针对失能服务对象日益增长并且对于长期多样化照护的需求（身体、心理及社会支持、灵性），探索"个案管理"私人订制的服务模式，设计有针对性的、精细化的多元化菜单式服务。

（二）项目实施地

东莞市东城街道，高埗、石碣、石龙、茶山、大岭山等镇。

（三）受益人群

（1）直接受益群体。东莞市东城街道、石龙镇、高埗镇、石碣镇、茶山镇、大岭山镇的 712 名重度失能老人、498 名中度失能老人以及 591 名轻度失能老人。

（2）间接受益群体。东莞市东城街道、石龙镇、高埗镇、石碣镇、茶山镇、大岭山镇失能老人家属及社区群众近 7 万人。

（四）服务目标

1. 总目标

提高项目服务对象的晚年生活质量，构筑东莞市本土失能服务对象服务模式。

2. 具体目标

（1）服务对象的自我照顾能力提高。

（2）服务对象的社会支持网络得到加强。

（3）服务对象的积极情绪增加。

（五）服务策略

（1）组建一支跨专业的、多元化的养老服务团队。针对养老服务做出了 3 年的战略规划，对养老服务项目进行长期的规划和项目设定。

（2）以"个别化服务视角"介入养老服务。个别化是指在设计服务项目时不仅仅考虑长者的普遍需求，每一个老人的个性化需求也是服务设计的重点考虑因素，在具体服务每一个长者时，更是需要进行个性化的"私人订制"服务。

（3）养老服务团队通过打好养老服务资源平台的设计基础，建立起养老服务项目规模化发展战略，透过组建跨专业及多元化养老服务团队，为养老服务搭资源的平台；同时为每位失能长者设计"服务菜单"，进行"私人订制"服务；并通过发挥养老服务公益项目联动的作用，最后利用养老服务大数据整合进行推动服务创新项目的发展。

（4）通过养老主题训练培养梯级人才。以多元化人才梯队培养养老护理员、康复理疗师、护士、社会工作者四类服务人才。搭建人才培育体系、服务体系、资源平台三大重点项目构建服务体系，同时建立资源平台，形成多样化的服务产出。

服务策略见图 1。

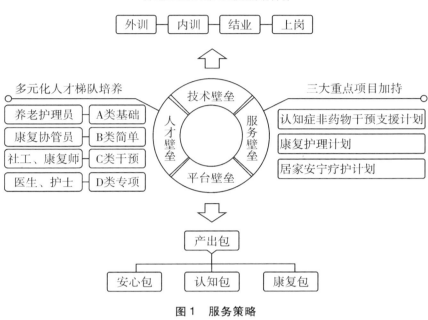

图 1　服务策略

（六）服务计划

服务计划详情见表 1。

表 1　服务计划

发展阶段	目标和发展重点	资源拓展	预期产出
增能与构筑阶段（2020 年 6 月—2021 年 1 月）	增能团队；建立菜单项目标准；子项目初始运营；构筑初始服务模式	在六大镇街构筑医疗资源支持体系；养老产业的资源活化及拓展学习	打造出一支 30 人专业职能明确的养老服务核心团队。培育出有能力对外输入服务的包括心理咨询师、康复师、社会工作者、养老护理员等在内的核心团队，共同助力于养老产业。探索出失能老人私人订制的"服务菜单"，为每位老人提供精细化的服务

续表1

发展阶段	目标和发展重点	资源拓展	预期产出
项目完善阶段(2021年2月—2022年7月)	团队梯队建设得到完善;菜单项目标准完成并进行实践运营;子项目全铺设开展,并有所产出	拓展项目,争取政府层面的资金以及其他资源支持,跨界联动医疗、媒体、科技完善项目实践	形成3个以上具有一定影响力的为老服务品牌子项目。着重医疗资源的合作探索,注重为老资源的整合,在认知症、失能康复、临终关怀3个领域开展项目。目前已经开展认知症项目启动仪式
项目推广阶段(2022年7月至今)	项目服务经验以及模式总结和提炼;品牌推广和宣传	重点在媒体资源进行拓展	制定出服务内容及执行规范以及相对应的培训体系,形成一套服务登记手册、服务操作流程、服务手册及指引、康复操作手册等标准性建设。并且针对此,建立相对应的培训体系

四、服务计划实施过程

服务实施过程见表2。

表2　服务实施过程

过程	具体服务	服务产出	评估方法
组建一支专业团队,促进思想统一	定期开展小组会议,目标性进行项目培训	明确目标团队对于项目目标有统一认识和向心力	通过会议讨论交谈、观察以及做记录
非药物干预认知症支援计划运营	制订计划,统一非药物干预的个案表格并且深化培训,开展案例大赛促进学习与交流,进行项目宣传	一套非药物干预认知症的流程及服务指引,并且产生典型案例;增强大众对认知症的理解	通过活动方案及总结,个案报告及总结,项目宣传反馈及调研数据

续表2

过程	具体服务	服务产出	评估方法
失能服务对象康复护理计划运营	联动医疗资源开展康复技能提升；利用三维一体模式开展康复护理	针对失能服务对象的康复护理菜单制定；70%的服务对象的康复质量得到提高	个案管理模式中的个案记录，做前后测量表对比
安宁疗护服务项目试行	联动医院资源开展安宁疗护的培训，探索出社区、院舍、居家三维一体可行的安宁疗护计划	制订出安宁疗护计划的具体实施菜单；服务对象及家属对临终关怀的接受程度提高	个案管理模式中的个案记录，做前后测量表对比
个性化菜单制定	联动护工服务加三大子项目服务制定出一套菜单，为每位老人制定个性化的"菜单服务"。社会工作者作为个案管理者联动各方资源为老人进行个案工作	服务对象的多样化需求得到较大的满足；整个项目的运营模式得到完善和加固，项目良性运行	个案管理模式中的个案记录

五、总结评估

（一）总体概述

项目开展至今，开展专场会议活动5场，项目启动仪式1场，培训活动17场，宣传活动6场，志愿活动10场，以个案管理方式开展1236个案，开展菜单式服务包括认知训练、安宁疗护、失能服务对象康复等86154单次，服务满意度达100%。

（二）完善立足东莞的失能服务对象菜单式服务标准化

目前项目已经立足于失能服务对象的需求，以A、B、C、D四类级别设置了46项服务内容，并且与东莞市东华医院老年护理组完善每一项服务的操

141

作标准和流程，统一服务水平。

（三）以三维一体的模式嵌入服务，保证社会资源支持

项目以"失能服务对象"作为直接服务群体，以"居家养老－院舍－社区"三个维度嵌入服务，更有利于联动各方社会资源（医疗技术、人才支持、物资帮助等）。

（四）精准服务（私人订制）的服务模式

项目为每位失能服务对象设计"服务菜单"，进行"私人订制"服务；并通过发挥养老服务公益项目联动的作用，最后利用养老服务大数据整合推动服务创新项目的发展。（见图2）

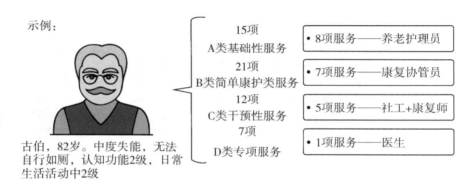

图2　精准服务模式

（五）建立强有力的战略合作伙伴关系

目前项目由深圳某港资养老机构资深专家作为项目督导，同时与东莞东华医院形成战略合作伙伴，共同促进东莞市本土养老模式的创新和发展。

（六）项目产出多元

1. 三大服务体系架构建立

建立康复护理、认知症非药物干预服务、安宁疗护的介入流程。

2．服务产品设计

（1）设计认知症游戏盒子2.0版本3个，并且进行个案实操。（见图3）

（2）制定项目康复护理包一套，为护理员上门服务及卧床服务对象设计针对性的操作工具。（见图4）

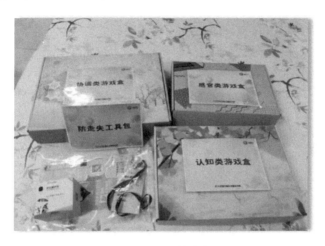

图3　认知症游戏盒子

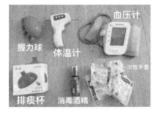 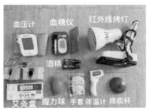 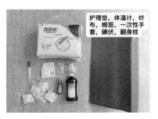

护理员护理包　　　　　　康复协管员服务包　　　　　　卧床长者护理包

图4　功能不一的护理包

3．建立46项服务单项目操作标准和考核步骤

与东华医院老年专科组医师共同建立包含卫生清洁、生活照料的 A 类基础性护理服务，包含防跌训练、红外线理疗、翻身的 B 类简单护理服务等 46 项服务项目的操作标准以及对护理员进行考核的评分表，并在实操中进一步改进。

4．建立四级养老培训体系

开展以解决问题为焦点的小组工作。建立四级培训课程体系，并且完成17场的培训，培训整体满意度达85%以上。其中有针对一线社会工作者的四级养老服务训练营和针对主管级别的三级养老主题培训营，以及包含皮肤与口腔护理、跌倒处理等内容的二级常见性康复护理，且针对特殊性护理如偏瘫锻炼、认知症护理的一级特殊性康复护理培训课程。

5．探索线上服务多元方式

制作康复护理主题视频10个，包括防摔训练、认知训练、握力球训练等，用于线上培训及家属宣传。

6．与多方共同合作，建设康复理疗站，为项目服务搭建实体服务点

现于高埗镇及石碣镇开设康复理疗站共3个，为居家养老失能服务对象开展康复理疗服务。

（七）项目影响力

（1）本案例获得东莞市2020年度优秀社会工作案例三等奖荣誉。

（2）2021年12月获得东莞市慈善会第二届慈善公益项目创投活动项目10万元资助。

（3）制作出一套较为完整的项目宣传标识，包括项目宣传册、LOGO贴纸、KT板（泡沫板）、宣传袋子、护理包标志等，提高项目标识度和影响力。

（八）服务对象的改变

1．石碣胡婆婆的案例

基本情况：家住石碣镇的胡婆婆，84岁，双脚患有风湿痛，要借助辅助器具行走，很少外出，能力评估为重度失能。

服务评估及介入：康复师上门为胡婆婆做康复评定时发现胡婆婆左小腿有严重的水肿。经过病史咨询后，康复师认为红外线烤灯能促进血液循环、疏通经络，于是与家属协商后便向胡婆婆推介红外线烤灯服务。

服务改变：从拒绝接受服务，到愿意尝试服务，并且小腿得到消肿。

2．大岭山李婆婆的案例

基本情况：李婆婆长期独居，疑似患有类风湿性关节炎，晨起膝盖僵硬，累及双膝以及双手掌小关节疼痛。

服务评估及介入：社会工作者与康复师为李婆婆制订了相应的康复计划，

经常与社会工作者一起上门看望老人家，进行精神慰藉。并定期上门为她提供穴位艾灸、红外线理疗、肌肉放松等康复理疗服务。

服务改变：半年之后，李婆婆的精神越来越好，每次笑眯眯地迎接项目护理师和社会工作者的到来，甚至期待团队的到来。李婆婆的关节疼痛也明显得到缓解，甚至可以自己挑水洗澡，重新获得自我照顾的能力。

六、专业反思

（一）项目致力于打造多元化的康复服务体系，但其系统性和全面性还有待提升，项目集模式开展还需进一步的实践

项目以"项目集"的形式开展，其中包含培训、服务、制度建设等多元素，致力于打造一个全面的康复服务体系，但其扎实有效性还需进一步提升。同时以项目管理的方式进行运营统筹，规模较大，存在着一定的困难，需要放在机构战略位置开展才能获得更优质的全面性服务成效。

（二）社会工作者在该项目体系的中心地位以及权威性是否匹配还有待进一步思考

以社会工作者为核心的服务梯队力量，在失能老人服务体系构建中是否具备足够的体系力量，同时关于社会工作者在失能老人康复体系构建中的定位及精准施策的精细化程度是否具备足够的专业性及权威性也是值得思考的。

（三）服务开展中的风险性需要得到关注

包括服务人员上门服务的风险及服务对象接受服务的风险。为进一步降低风险，可采取以下措施：①购买雇主责任险等保险，减少风险成本；②制定服务规范手册并且加强培训，减少风险发生机会；③针对有一定风险的服务（例如需要使用康复护理的仪器或认知训练的工具），需要家属同意并且签署相关使用协议，同时通过医疗机构的资源嵌入，加强培训。

参考文献：

[1] 丁玉婷. 我国居家失能社区养老服务的需求研究［D］. 上海：华东师范大学，2018.

[2] BRONFENBRENNER U. The ecology of human development：experiment by nature and design［M］. Cambridge，Mass：Harvard University Press，1979.

[3] 王瑞鸿. 幽谷守望：临终关怀社会工作案例研究［M］. 上海：华东理工大学出版社，2017.

[4] OREM D E. Nursing：concepts of practice［M］. 5th ed. St. Louis：Mosby-Year Book Inc，1995.

"谊"越过黑暗

——社会工作者助力非莞籍独居老人点燃生活热情

曾宝如①　　庄云香②　　达鹏宇③

案例摘要：大地回春的三月，一位行动不便、独居在异乡的非莞籍老人在出租屋内因痛风复发卧床不起陷入困境，房东找到"双百"社会工作者进行求助。"双百"社会工作者及时介入和评估，从服务对象的生理、心理、社会支持系统等多重需求出发，通过协调其家庭关系、及时链接志愿者以及其他社会资源，使得非莞籍老人的养老服务得以满足，生活境况和家庭关系得到改善，逐渐走出生活困境。

一、背景介绍

进入 21 世纪，人口老龄化是我国今后较长一个时期的基本国情。老年人口规模日益扩大、老龄化程度日益加深[1]，对社会工作参与养老保障提出了更高的要求。东莞市樟木头镇努力将"双百"社会工作者站（点）建设成打通为民服务最后一米的硬措施，服务困难群众、特殊群体的温馨之家，展示民生领域新品牌。

本案例中，服务对象 G，男，75 岁，是一位香港籍在莞独居老人，长期在东莞市樟木头镇租房独居。离异，育有一儿一女，儿子和前妻在香港，女儿在国外，服务对象 G 与家人子女很少联系。在"双百"社会工作者介入之前，随着服务对象 G 年龄的不断增长，独居的生活遇到了各种不便。

2022 年 3 月初，樟木头圩镇社区"双百"社会工作者服务点接到房东 Y 的求助，希望社会工作者能协助他赶走一名年老独居的租客，让他去其他地方

---

① 曾宝如，东莞市樟木头镇社会工作服务站。
② 庄云香，东莞市樟木头镇社会工作服务站。
③ 达鹏宇，西藏民族大学法学院社会工作系。

租房。房东 Y 担心老人独居没家属，且目前的身体出现状况，万一在他房子去世要负法律责任，便向社区及"双百"社会工作者提出诉求。"双百"社会工作者在接到房东的求助后，入户对服务对象进行了访谈和评估。

"双百"社会工作者了解到，服务对象 G 患有高血压、糖尿病、痛风等老年慢性疾病，3 年前中风后导致行动不便。2022 年初因饮食不当引起痛风，一病便卧床不起，身边无人照料，曾多次摔下床求助房屋管理员，家中较多杂物，因无法下床大小便，便在床边用水桶解决，家里生活垃圾、杂物等慢慢堆积如山，且恶臭难闻，严重影响正常生活。

二、分析预估

（一）介入理论

1. 马斯洛需求层次理论

研究发现，老人自理水平越高，其生理需求越小，高收入的老人对生活品质的要求较低收入者高；文化程度高的老人接受新事物的能力较强，对生活品质也保持着相对较高的追求。[2]我们以马斯洛需求层次理论为视角，有助于分析评估老人的照顾需要，理解老人渴望通过活动满足精神层面的需求。

2. 生态系统理论

2019 年戴维斯提出，"应该从动态的过程来考虑社会环境对人的影响结果"。宋麓玉认为系统的生存与平衡需要能量的输入、运作、产生和回馈，协助服务对象由外在环境获得适当资源以确保个体系统的生存。[3]生态系统理论是个体与社会系统依存与互动的知识系统，基于该理论整合各系统为"独居老人"服务框架的构建提供理论支撑和实务工具，有助于分析服务对象困境产生的原因并给予多层次的调整策略。

3. 社会支持理论

社会支持理论认为社会支持系统是一个复杂的多维体系，包括主体、客体和介体。美国社会学家卡普兰指出社会支持包括物质资源与精神资源，其作用在于汲取个体之外的有效资源来促进个体自身的发展。[4]社会支持理论为社会工作介入"独居老人"的养老服务提供指引，使服务对象得到来自各方面的物质、行为与情感上的互动与支持越多，越能更好应对养老的困境。

（二）评估方法

首先在对服务对象 G 的初次入户访谈中，对服务对象 G 的情况进行初步的评估。其次，在初步分析基本信息的基础上进一步评估服务对象 G 的需求。最后，社会工作者再次确认服务对象的需求，与服务对象进行面对面的交流，深入到服务对象所生活的环境来收集信息。

1．生理层面

就医需求是服务对象 G 最为迫切、紧急的需求。服务对象 G 因早年中风导致行动不便，年前又因饮食不当引起痛风，一病便卧床不起，无人照料，没有药吃，不能定时吃饭，整个人虚弱不堪。服务对象 G 拒绝就医，一方面担心没钱付医药费，另一方面是害怕去了医院房东就不让他再回来住。

2．心理层面

服务对象 G 支持系统薄弱，与前妻和子女联系甚少，需修复与其家人的关系。服务对象 G 早年离异，30 多年来，服务对象 G 都是独居，多年未与子女联系，他自知年轻时未照顾家庭及子女，心存愧疚，不愿麻烦子女，且认为子女对自己的亲情较为淡薄，不会理自己。

3．社会支持层面

（1）经济保障需求。因香港疫情严重，服务对象 G 暂时无法回港取款，且与家人较少联系，身上的钱所剩无几，生活陷入困境。

（2）跨境证件到期，阻碍正常生活。服务对象 G 的香港身份证与回乡证等将于 2022 年 5 月到期，需要进行更换，服务对象 G 担心证件过期无法通关回香港，影响其正常生活。与此同时，服务对象 G 在住院期间，收到银行发信息通知要求其更换证件信息，服务对象 G 担心到时卡里面的钱无法取用，求助于"双百"社会工作者。

（3）居住环境恶劣，急需改善现状。因服务对象 G 卧床不起多天，大小便都是在床边用桶子解决，且无人照料，家里生活垃圾、杂物等慢慢堆积如山，且恶臭难闻，严重影响正常生活。"双百"社会工作者第一次探访时，也对眼前恶劣的住宅环境感到惊讶。

通过对服务对象 G 的访谈和评估，"双百"社会工作者根据实际情况画出了对应的家庭结构生态图（见图 1），进行下一步的服务介入和干预。

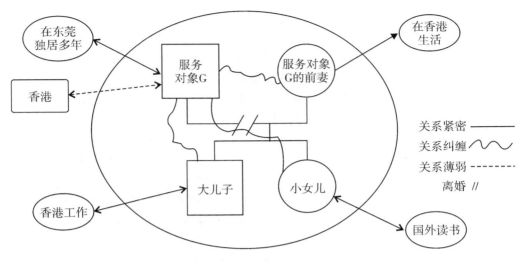

图 1　服务对象 G 家庭结构生态

三、服务计划

（一）服务目标

（1）劝说服务对象 G 接受就医，让他可以得到有效的医治，恢复健康的身体。

（2）修复服务对象 G 的亲子关系。

（3）缓解服务对象 G 经济压力。

（4）协助解决服务对象 G 办理身份证件和延期更换问题。

（5）改善服务对象 G 在莞居家生活环境。

（二）服务策略

社会工作者通过对马斯洛需求层次理论、生态系统理论、社会支持理论的整合运用，基于通过个案工作方法，对服务对象 G 的生活进行有计划的个案介入，注重专业一对一"环境—心理"双向支持逻辑链设计。首先，从物质资源环境入手，向服务对象明晰"老年人权利"、"基本医疗"保障，发掘并激发其生活信心，重组亲友社会关系，改变服务对象 G 的社会生存支持系统；同时，从心理社会发展入手，针对服务对象 G 由于生活上长期独居所带来的精神层面的困难与落差，给予正确引导，并缓解服务对象的孤独感和焦虑感，培育其自强、自尊、自爱的强大内心，使服务对象 G 在物质与精神的双重支撑下，促进其发展并构建亲密关系网络，充分为服务对象链接社会资源与福利，重建服务对象社会性，进一步通过后续活动融入新的生活。

四、服务计划实施过程

（一）接案

服务对象 G 对"双百"社会工作者的第一次探访有所戒备，表现得比较抗拒，他误以为"双百"社会工作者是房东请来劝他搬走的人。经过"双百"社会工作者耐心的沟通，服务对象 G 慢慢放下戒心，但依然不愿吐露太多家里的情况。后来"双百"社会工作者通过关心、自我披露等方式慢慢引导，服务对象 G 才敞开心扉，告诉"双百"社会工作者他早年与妻子离婚，子女都跟随前妻，自己退休后独身一人来到樟木头租房住。平时一个月回去一次香港拿药、取钱，但后来因为香港疫情严重，延误了回港时间，已停药一段时间。身上的钱也所剩无几，所以不敢去医院治疗。当"双百"社会工作者问起家里人情况时，服务对象 G 不愿意告知儿子女儿的联系方式，只是不停地说道："分开这么久我都没有照顾过他们，不想麻烦他们，他们也不会理我，没什么感情的。"在"双百"社会工作者耐心劝说下，服务对象 G 才愿意将儿子的联系方式提供给"双百"社会工作者。

（二）实施过程

通过对服务对象 G 背景的了解，"双百"社会工作者对其需求进行了初步评估，并制订了较为详细的服务计划。同时正式成立个案服务，对服务对象 G 进行长期跟踪和评估，具体实施过程如下。

1. 第一阶段

"双百"社会工作者与服务对象 G 建立信任的专业关系，劝服务对象 G 接受治疗。"双百"社会工作者首先通过走访及微信等方式与服务对象 G 沟通，了解并关心他的生活近况及身体情况，做到理解、接纳服务对象 G，顺利与其建立信任关系，并最终成功劝说服务对象 G 接受就医治疗。

2．第二阶段

"双百"社会工作者通过与服务对象 G 信任关系的建立，取得服务对象 G 儿子的联系方式，成功修复服务对象 G 与儿子的关系。"双百"社会工作者主动联系服务对象 G 儿子，告知服务对象 G 目前在内地的情况，"双百"社会工作者耐心化解双方的隔阂，做好父子间的润滑剂，缓和双方紧张的亲子关系。通过"双百"社会工作者的协调，父子俩的关系得到了修复，慢慢会主动关心对方，关系变得更加密切，儿子主动承担服务对象 G 的医疗费用。

3．第三阶段

"双百"社会工作者协助服务对象 G 咨询证件过期问题，解决他的后顾之忧。服务对象 G 的香港身份证与回乡证等将于 2020 年 5 月份到期，他在住院期间，收到银行发信息通知要求其更换证件信息，服务对象 G 担心证件过期，会导致他无法取钱，于是，求助于"双百"社会工作者，"双百"社会工作者致电广东出入境办事处及银行咨询相关证件更新办理事项。经了解，回乡证可在出入境办理；本人可致电银行办理登记延期，身份证只能回港办理；"双百"社会工作者又联系了香港工联会相关工作人员告知服务对象 G 的情况，待后续再考虑如何安排服务对象 G 回港。

4．第四阶段

"双百"社会工作者协助服务对象 G 缓解与房东的紧张关系，同时安排志愿者为其改善居家环境，解除房东的顾虑。因服务对象 G 年事已高，又独身一人居住，房东担心服务对象 G 出事会给他带来不必要的麻烦甚至是承担法律责任，所以想赶走服务对象 G，但服务对象 G 已在此居住快 10 年，一切都已习惯，不愿搬走，导致双方关系很紧张。"双百"社会工作者通过相关法律条例、人文关怀、目前服务对象 G 身体康复情况等多方面劝说房东，最终说服房东接受让服务对象 G 继续租赁，并会尽量将服务对象 G 调整到低楼层，以方便服务对象 G 出入。

在服务对象 G 出院后，"双百"社会工作者联动樟木头莞爱志愿者上门为服务对象 G 整理居家环境，经过"双百"社会工作者与志愿者的共同努力，服务对象 G 的家焕然一新，与此同时，服务对象也表示会请钟点工定期过来照顾他，改善服务对象 G 的生活环境，提高其生活质量，同时也消除了房东的顾虑。

5．第五阶段

"双百"社会工作者协助服务对象 G 保持积极的生活态度，巩固个案服务成效。服务对象 G 身体得到有效治疗，逐渐恢复以往的生活，与儿子间的关系得到改善。"双百"社会工作者肯定服务对象 G 所做的努力，引导服务对象 G 保持与儿子联系与交流。服务对象 G 表示心情比之前好了很多，身体虽然还是比较弱，但在"双百"社会工作者的帮助下，自己也能照顾自己，生活充满阳光。服务对象 G 表示会保持自己积极的改变，让自己更好地适应未来的生活。

五、总结评估

评估是社会工作不可或缺的重要环节。全面、系统的评估能够帮助服务对象比较参与项目前后的情况，有利于"双百"社会工作者梳理总结在项目中的收获与成长；可以为"双百"社会工作者分析、思考社会工作介入方案、介入程序提供多元视角，从而提升社会工作者优化服务设计的能力，同时提升实务经验；还可以帮助机构呈现服务成效，提升服务质量。

（一）评估方法

对于服务对象 G 一系列的介入的成效评估主要采用过程评估以及结果评估两大方法去完成。

1. 过程评估

过程评估常常又被称为形成性评估，是指对项目开展过程中进行的评估工作，包含从项目开始到终结的方方面面。服务对象 G 一系列的介入过程评估主要从以下几个方面开展：项目活动的设置、"双百"社会工作者自身专业能力、"双百"社会工作者与服务对象关系的处理、"双百"社会工作者对活动时间和现场秩序的控制、服务对象在活动中的参与性。

2. 结果评估

结果评估是在工作过程的最终阶段进行的评估，是检视计划介入的目标结果以及这些结果实现的程度及其影响。社会工作项目的结果一般包含两个方面，一是对最初设定的目标的达致、实现情况，二是通过社会工作服务对服务对象产生的服务改变、服务成效。

（二）评估结果

通过"双百"社会工作者多方协调，服务对象 G 的身体得到了康复，成功修复服务对象 G 与儿子、房东的关系，也帮助服务对象 G 解决了证件准备到期的顾虑，并联动樟木头莞爱志愿者为服务对象 G 改善居家环境。在"双百"社会工作者介入服务后，服务对象 G 的身体、心理、精神及生活质量都得到了很大的改善，为了回馈社会，他将自己收藏一生的书籍全部捐献给樟木头镇图书馆。

1. 生理、心理层面

服务对象 G 从开始卧床不起，大小便都需要在床边解决，到在"双百"社会工作者劝告下接受就医，身体得到有效治疗，服务对象 G 的状态有了明显的好转，每天按时吃药，注意饮食，合理运动，心情也明显好转，生活功能恢复正常。

2. 支持系统层面

服务对象 G 开始无人照料，家属远在外地，且联络甚少，房东怕惹祸上身驱赶他去其他地方租房，真可谓孤苦无依。"双百"社会工作者通过讲述发生在自己身上的类似事情引导服务对象 G 放下戒备心理，与服务对象 G 慢慢建立信任关系，获得其儿子的联系方式。"双百"社会工作者从中修复父子俩的关系，做好父子间的润滑剂缓和双方紧张的亲子关系。通过"双百"社会工作者的协调，父子俩的关系得到了修复，关系变得更加密切，儿子主动承担服务对象 G 的医疗费用。

如今，服务对象 G 与儿子保持着紧密的联系，主动跟儿子诉说自己的近况，父子俩还约好回港后再聚餐详聊。服务对象 G 笑着跟"双百"社会工作者说："Z 姑娘，多谢你啊，这次真的因祸得福，现在与儿子关系反而好很多了。"房东经过"双百"社会工作者的劝导后也不再纠结于赶走服务对象 G，还主动跟服务对象 G 沟通让他搬到楼层较低的房间，双方关系得到了很好的缓和，房东还让服务对象 G 有什么事情可以告诉他，能帮就一定会帮。

3. 支持系统层面

（1）人居环境方面。"双百"社会工作者第一次探访时，服务对象 G 家里生活垃圾、杂物等慢慢堆积如山，且恶臭难闻，严重影响正常生活。待服务对象 G 康复出院后，"双百"社会工作者联动樟木头莞爱志愿者上门为服务对象 G 整理居家环境，经过"双百"社会工作者与志愿的共同努力，服务对象 G 家居环境得到了改善，生活质量有了很大提高。

（2）经济保障方面。服务对象 G 的香港身份证与回乡证等将于 2020 年 5 月过期，且身上的钱所剩无几，经过"双百"社会工作者多方协调，致电广东出入境办事处及银行咨询相关证件办理事项，帮助服务对象G了解到回乡证、银行卡及身份证更换的相关信息及途径并告知服务对象G，解决了服务对象G的后顾之忧。"双百"社会工作者还联系香港工会联合会相关工作人员，希望其后期能协助安排服务对象G回港。

六、专业反思

（一）社会工作者应始终保持着尊重、耐心等的专业态度

服务对象G是众多案例的缩影，他们的共同特征是接触之初会对社会工作者不信任，敏感多疑，执着于过去的经历等。本案中，社会工作者始终保持着尊重不批判的态度，接纳和同理服务对象的境遇与难处，真诚表达关心，耐心地与服务对象沟通交流，逐步建立专业关系，最终服务对象G放下疑虑，欣然接受社会工作者的帮助，走出生活困境。

"双百"社会工作者在介入过程中，全程扮演着引导者、协调者及资源整合者的身份："双百"社会工作者充当引导者角色与服务对象G建立信任关系，并成功劝说其就医；充当协调者修复服务对象G与家人的关系，化解了服务对象G与儿子的隔阂，同时解决了服务对象G的经济问题；"双百"社会工作者还充当资源整合者，联系广东出入境办事处、银行、香港工联会及莞爱志愿者，为服务对象G解决了回乡、取钱及居住环境等问题，"双百"社会工作者为陷入困境的服务对象G解决了所有的问题。服务对象G非常感谢"双百"社会工作者的帮助，主动联系"双百"社会工作者想回馈社会，将自己收藏一生的100多本书籍及两三百个光碟全部捐献给樟木头镇图书馆。服务对象G从开始接受"双百"社会工作者的救助，到自己慢慢生活自理，并与儿子、房东维持良好关系，最后捐书回馈社会的整个过程正是"受助－自助－助人"的美好诠释。

（二）多元家庭智能养老将会成为未来社区养老发展的方向

从服务对象G的这个个案中，不难发现目前大多年轻人忙于工作、关注子女教育，却往往忽视了父母养老的问题。在此，我们提出多元家庭智能养老的概念。

多元家庭智能养老床位，是将居家养老与智能养老、医养结合模式及送餐

服务等多形式相结合的养老模式，实现老年人在家便能享受护工、健康管理员、配餐员、社会工作者及相关管理人员一体化的照护服务需求，相当于把养老机构的床位设在家里，把专业健康管理、日常护理及送餐等服务送到家中。养老机构总部可以设立分点或直接通过监控设备监控所有老人的情况，家属也可以通过手机等随时了解老人的情况；专业健康管理员则以社区或者片区为单位设立，每天定期走访，对老人的健康状况进行监控；护工采取就近一对多的服务模式进行入户护理老人，这对于护工的要求甚高，需要对护工有一套完善的工作规范及标准，养老机构总部需要对护工工作进行严格把控；配餐员则需要在规定的时间将饭菜送达老人住所，由护工合理安排喂食老人的时间。

中国智能养老产业发展整体处于上升阶段，未来，人工智能等技术在养老服务中的价值，还会不断地被发现和认可，人工智能技术应用于养老行业是一种必然趋势。

另外，大量港澳籍年长人士在粤居住的社会福利保障也是"双百"社会工作不容忽视的一个方面，完善相关制度体系建设有助于"大湾区"社会工作共同体建设和实现"双百"社会工作助推中国式现代化。

参考文献：

[1] 陆杰华，郭冉. 从新国情到新国策：积极应对人口老龄化的战略思考 [J]. 国家行政学院学报，2016（5）：27－34.

[2] 贾云华，蒋心怡，刘瑶樱，等. 基于马斯洛理论的老年院老人生理需求的调查分析 [J]. 全科护理，2015（13）：1809－1811.

[3] 耿召伟. 社会生态系统视角下困境老人养老服务问题的社会工作个案研究 [J]. 社会与公益，2019（5）：12－15.

[4] 贾云哲. 北京市老年人社区医养结合养老模式的需求及影响因素分析 [D]. 北京：中央民族大学，2021.

社会工作者牵线搭桥，空巢独居老人重获亲情温暖

谢维平①　贝荣满②

案例摘要：服务对象近两年来一直因右臀以下骨头缺血性坏死、疼痛而卧床，手脚等因病严重变形，需要手术治疗，平时走路很吃力，生活很难自理，且对病情悲观消极失望。服务对象与儿子关系淡漠，极少联系，经常一人在家郁郁寡欢，自暴自弃，对生活失去信心。社会工作者介入后，督促服务对象入院治疗和康复，修复了服务对象的邻里、家庭关系和亲情关系，使其感受到了亲情的温暖，改善了其消极悲观的心态，建立了其家庭和社会支持网络，使其恢复了生活信心。

一、背景介绍

服务对象老莫，男，73 岁，家住贺州市平桂区西湾街道，西湾街道社会工作服务站的社会工作者入户排查"三留守"过程中，发现服务对象躺在床上呻吟，从而入户服务对象家和到周围邻里和民政办了解情况。社会工作者得知服务对象是与妻子离异，有 2 个儿子跟前妻生活，目前服务对象一个人独居，居住环境也较差。服务对象的儿子也因在外工作，几年才回来一次看服务对象，回来也是看一眼就走，平时不联系也不交流。

服务对象患有急性缺血性骨头坏死和手脚严重变形，时而疼痛难忍起不了床，生活难以自理。近两年，服务对象一直都因病情严重，走路很吃力，也走不远，坐下后起身都非常困难，亟须就医手术治疗。

服务对象平时就一个人在家，时间久了，生活没有寄托，无所事事，常常闷闷不乐。身体的疼痛也使服务对象常常说些类似病永远好不了的消极话语，对生活失去了信心，经常悲观失望，常常一个人在家郁郁寡欢。加上服务对象性格好强，和周围的邻居基本没有联系来往，也没有正常的社交，没有人说话

---

① 谢维平，贺州市平桂区社会工作协会。
② 贝荣满，贺州市平桂区社会工作协会。

交流，就连与自己的弟弟、侄子等也已多年不相往来。社会工作者常劝服务对象出去散步，到人多的地方放松一下身心，服务对象觉得面子上过不去不肯出去，而常常一个人闷在家里躺在床上。

二、分析预估

（一）服务对象个人层面问题

（1）身体健康方面。服务对象因右臀以下骨头缺血性坏死、疼痛而卧床，手脚等都因病严重变形，随时有加重的风险，需要到医院进一步检查和治疗，改善其身体状况，维护生命健康。

（2）心理情绪方面。服务对象因病卧床，缺少自主康复训练，身体机能也在不断衰退，意志消沉，不愿出门，常常郁郁寡欢、自暴自弃，对某些问题异常敏感，情绪一直低落，心态消极。

（3）生活照顾方面。服务对象因病痛生活很难自理，下床行动也非常艰难，且无亲朋好友照顾，加剧了其生活的困境。

（二）家庭层面问题

服务对象20多年前已经和前妻离婚，服务对象一个人居住，儿子都跟前妻生活，几年才回来看望服务对象一次，和儿子的交流极少，内心存在隔阂，感情上十分疏离。因为多年来缺少家人的关心，服务对象感觉备受冷落，觉得十分孤独，缺少家庭支持和亲情关爱的温暖。

（三）社会层面问题

服务对象因为碍于面子长期不出门，同时因性格好强，与邻居关系不好，缺少与社会的互动与交流，没有自己的社会支持网络，能够得到的支持较少，邻里和社会关系需要修复和改善。

三、服务计划

（一）介入理论

1．社会支持理论

社会支持是由社区、社会网络和亲密伙伴关系所提供的感知的和实际的工具性或表达性支持。社会网络只是个人可以直接接触的一些人，包括亲戚、同事、朋友。这些人对于个人来说显得十分重要。亲密活动是个人生活中的一种紧密关系，关系中的人认同和期待彼此负有责任。[1] 人类生命发展历程都会遭遇一些可预期和不可预期的生活事件。遭遇生活事件时，需要资源应对问题。资源分为内在与外在两种。而一个人如果所拥有的社会支持网络越强大，就能够越好地应对来自外部的挑战。

目前服务对象面临家庭支持网络和社会支持网络全部缺失状态，没有亲人和邻里的关心、没有志愿者探访、没有社交，一个人独立生活，拥有的资源极少，缺少日常生活照顾，需要资源链接，建立服务对象的家庭与社会的支持网络。

2．活动理论

活动理论（activity theory）认为，活动水平高的老年人比活动水平低的老年人更容易感到生活满意和更能适应社会。活动理论主张老年人应该尽可能长久地保持中年人的生活方式以否定老年的存在，用新的角色取代因丧偶或退休而失去的角色，从而把自身与社会的距离缩小到最低限度。[2]

服务对象出于身体病痛、自尊心和邻里关系不和等原因，常常一个人在家，没有参与社会活动，从而对目前生活不满。在社会工作者看来，社会不仅态度上应鼓励老年人积极参与他们力所能及的一切社会活动，而且应努力为老年人参与社会提供条件。[3]

（二）服务目标

（1）整合资源，为服务对象联系就医，保障生命健康，促进服务对象身心康复。

（2）联系志愿者、邻里、亲朋好友，修复和改善服务对象与邻里、家人、亲人等的关系，促进服务对象正常的社交，改善自卑、自弃的不良心态。

（3）对服务对象进行安抚和心理辅导，缓解服务对象的情绪，引导其摆正心态，面对现在，树立积极乐观的生活信心。

（4）联动资源，重建和完善服务对象的家庭和社会支持网络。

（三）服务策略

（1）了解服务对象病情发展情况，联系本地医院对服务对象的病情进行进一步诊断和治疗。

（2）联系服务对象的子女、亲戚、邻里等，解开心结，修复服务对象与他们之间的关系，恢复正常的交往。

（3）对服务对象进行心理开导，安抚其情绪，引导其树立良好的积极的生活心态。

（4）联动志愿者，帮助服务对象克服目前的生活照顾困境，建立服务对象的社会支持网络。

四、服务计划实施过程

（一）联动多方，齐心协力，为服务对象助医救治，保障服务对象的生命健康

社会工作者了解服务对象的病情后，积极帮助服务对象链接资源和提供信息，到医院帮其咨询病情的医治情况和过程，医治对病情是否有利等，劝说服务对象主动到医院去医治，从而过上正常的生活。经过劝说动员，服务对象同意到医院进一步医治。在帮助服务对象医治好了基本的病痛后，由于服务对象后期还要动用大额资金做医治和康复治疗，却没有一个人愿意帮服务对象签字和长期照顾服务对象生活起居（其实这段时间以来，服务对象的兄弟和邻居都很热情地帮助服务对象，为服务对象想了很多办法和做了思想工作），一下子服务对象和社会工作者陷入了困境。后来服务对象的弟媳表示动用这么大额的钱，他们都不敢帮服务对象做主，建议社会工作者找到服务对象的儿子去解决。当时社会工作者才知道服务对象原来有子女，经过多方证实，服务对象确实有两个儿子，由于离婚后儿子跟前妻生活，也极少回来看望他。西湾街道的社会工作者通过努力，终于和服务对象的儿子取得联系，表明了服务对象的现在情况和当前所有的病情，要求服务对象的儿子尽快决定和落实。社会工作

者、志愿者和服务对象的亲人都积极和服务对象的儿子联系并说明服务对象病情的严重性，让其尽最快时间赶回来，病情不等人。经过大家一起努力，服务对象的儿子同意服务对象先去医院办理住院手续，自己马上就过去。

第二天，医院派车来接服务对象去医院住院治疗，在做了手术后，社会工作者和志愿者多次去看望服务对象，服务对象连声感谢社会工作者，说幸好有社会工作者，不然早就死了，家里都没有人知道。服务对象反馈康复得很好，就是坐久了起来还是有点痛，还特别高兴地说，在医院这么久，天天都有人来看自己，以前从来没有这么开心和舒坦。

（二）联动志愿者，解决服务对象日常生活照顾问题

服务对象因为病情严重无法外出买菜做饭，整理家务和卫生，家里环境卫生很差，无法正常生活。西湾街道社会工作者组织志愿者多次入户料理服务对象生活，帮服务对象买米买菜、整理家物和打扫卫生等，保障了服务对象的正常生活。

（三）社会工作者牵线搭桥，打破隔阂，修复亲情关系，服务对象再续人间温暖亲情

社会工作者积极与服务对象的两个儿子取得联系，跟服务对象的儿子说明了服务对象现在的身体和精神状况，鼓励服务对象的儿子多与自己的父亲交流联系，多去看望，陪伴自己的父亲，从而使服务对象心情开朗起来，重新找到自己的情感寄托。服务对象的两个儿子最终答应了，表示愿意与父亲消除之前的种种隔阂，并在父亲住院后来探望，日常也保持了联系。

同时，社会工作者与服务对象的兄弟、侄子和邻居等取得联系，鼓励他们来看望服务对象，使得服务对象的生活没那么枯燥，让他们也鼓励服务对象走出家门，呼吸新鲜空气，多参与社会交往，建立服务对象的家庭和社会支持系统。

（四）社会工作者＋志愿者齐联动，促使服务对象重新回归正常生活

社会工作者组织志愿者，不定期地对服务对象提供探访、陪聊、陪散步、陪诊等服务，增强服务对象的社会支持系统，从而减轻其孤独感及由于行动不便带来的困难。服务对象也感受到了社会的关怀和温暖，对社会工作者也有了

感恩的心，也表示将会开心乐观地生活下去。

五、总结评估

（一）目标达成评估

目标一："整合资源，为服务对象联系就医，保障生命健康，促进服务对象身心康复"顺利达成。通过社会工作者积极整合资源和走访医院等，帮助服务对象联系就医，服务对象病情得到控制和改善，基本得到了康复，保障了服务对象的生命健康权。

目标二："联系志愿者、邻里、亲朋好友，修复和改善服务对象与邻里、家人、亲人等的关系，促进服务对象正常的社交，改善自卑自弃的不良心态"顺利达成。通过社会工作者联动志愿者，联系服务对象亲朋好友等群体，服务对象得到亲朋好友的关心和帮助，开心了很多，服务对象与这些人都恢复了较好的关系和交流，情感得到了慰藉，关系得到了改善，能够正常地参与社交了，对未来生活充满了信心。

目标三："对服务对象进行安抚和心理辅导，缓解服务对象的情绪，引导其摆正心态，面对现在，树立积极乐观的生活信心"顺利达成。社会工作者通过日常探访、聊天与服务对象探讨了目前的生活和生命意义，引导服务对象进行积极的生活，服务对象也非常同意，并且主动与人聊天，谈论未来，显得轻松了很多，话语没有了负面的情绪，不再自暴自弃。

目标四："联动资源，重建和完善服务对象的家庭和社会支持网络"顺利达成。社会工作者通过帮助服务对象处理入院治疗、家里照顾、亲情修复等一系列工作事件，改善了服务对象与亲朋好友、社会的关系，服务对象也调整了心态。目前服务对象初步建立了有社会工作者、志愿者、邻里、家人、亲人、医务人员等家庭和社会支持网络，亲情、感情、健康、日常生活照顾都基本恢复了正常，得到了一定的支持。

（二）服务对象改变评估

（1）身体健康方面。经过入院治疗，服务对象的病情得到了控制和康复，少了很多病痛，基本恢复了行动和健康，能够正常地生活。

（2）心理情绪方面。服务对象目前开心和阳光了很多，不再郁郁寡欢。

以前服务对象只能躺在家里看电视，没有人跟服务对象交流和说话，服务对象自己也感到兄弟和邻居看不起他，服务对象的儿子也几年才回来一次，从来没有打过电话给他，回来也就是看看就走。经过社会工作者和志愿者的联系和修复，父子把各自的仇恨心结放下。现在服务对象的身体康复得差不多了，心情也豁达了许多。儿子对他也多了许多关怀和问候，时而还会往服务对象家里寄东西，服务对象对未来和生活充满了信心。

（3）人际社交方面。服务对象目前除在家吃饭时间，其余时间天天往外跑，哪里人多就去哪里。有一天服务对象还打趣地对社会工作者说："在外面玩，吃饭都有人请。"经解释社会工作者才明白，服务对象打牌赢了店里有人提供免费中餐小吃。社会工作者每次入户探访，服务对象总是笑眯眯，格外高兴。

（4）社会支持网络方面。服务对象从无人问津、孤身无援到得到邻里、亲戚、儿子、志愿者等多方关怀慰问，修复了社会关系，恢复了良好的关系，感受到了社会和亲情的温暖，内心充满了希望，重新建立了家庭和社会支持网络系统。

六、专业反思

（一）维护服务对象的生命健康

独居空巢老人，因为独居，而且处在疾病多发、体弱无力、行为能力下降、无人照看的特别阶段，所以，服务对象的生命安全和心理情感是需要特别注意的，维护服务对象的生命健康成为首要任务。预防和解决其生命健康问题，这也需要增强其社会功能，提高独居空巢老人适应社会和应对困难的能力。

独居空巢老人不仅需要经济上的保障、生命健康的关注和重视，还需要情感关怀。本个案中，服务对象长期缺乏亲情联系和情感关怀，导致心态不良，情绪低落，郁郁寡欢。独居空巢老人渴望被接纳、被理解、被关怀，社会工作者应当对独居空巢老年人有信心、有耐心，并且与独居空巢老人有很好的沟通，以帮助他们解决生活中的困难。本个案引发社会工作者很大的感悟，让社会工作者更清楚了如何正确对待独居空巢老年人的需求。

（二）精神支持在社会支持理论的作用

积极、勇敢、坚强是支持服务对象走出困境的精神力量。社会工作者在介入过程中要做到以下三方面：一是要通过倾听了解服务对象的内心世界，了解服务对象的真实感受，并对服务对象的感受做出积极回应，协助服务对象合理宣泄不良情绪。服务对象也从这种回应中得到安慰，让服务对象感到自己不再孤单，营造一个让服务对象自由倾诉的氛围。二是从观念上接纳并尊敬服务对象，并相信服务对象有能力改变自己的生活而不是冥顽不化，才会有信心帮助服务对象改变生存环境，提高服务对象的生活质量。三是社会工作者还需多鼓励服务对象，对服务对象取得的任何一点改变都应及时地给予称赞，以促进服务对象自信心的建立。但切忌不符合实际的奉承和过分的夸奖，不要让服务对象感到社会工作者在敷衍他。

参考文献：

［1］全国社会工作者职业水平考试教材编写组. 社会工作综合能力：中级
　　［M］. 北京：中国社会出版社，2015.
［2］［3］王思斌. 社会工作概论［M］. 3 版. 北京：高等教育出版社，2017.

"健康耆迹" 社区老年人慢性疾病干预意识提升项目

萧广成①

案例摘要：项目于 2021 年入选东莞市慈善会第二届慈善公益创投活动资助项目。项目以增能理论、优势视角为指导，针对麻涌镇 65 周岁以上患有慢性疾病的老年人面对慢性病干预意识较薄弱，不规范用药，日常生活行为重视度不够等现状，整合多学科团队探讨以提升社区老年人慢性疾病干预意识为目的的社会工作服务模式。项目为社区老年人提供宣传活动、慢性疾病评估及干预方案、健康讲座、慢性病干预宣传教育、慢性病支持互助小组，开展穴位拍打操及八段锦指导学习活动和志愿服务居家探访等，促使社区老年人改变对慢性疾病的干预态度，提升他们对慢性疾病的干预意识，从而进一步提高社区老年人的生活质量。

一、背景介绍

麻涌镇 65 周岁以上老年人共有 11668 人，其人口特征显示老年人占比 16.25%，呈现农村老龄化现象。[1] 随着人口老龄化程度越来越高，老年人健康服务将成为社区社会工作服务的重要领域之一。慢性疾病是影响老年人健康问题的重大因素，2018 年，我国首部《健康管理蓝皮书：中国健康管理与健康产业发展报告》发布，报告指出我国目前慢性疾患者者人数在 3 亿左右，致死人数占总体死亡人数的 85%。[2] 根据麻涌镇社区卫生服务中心的管理数据显示，65 周岁以上的麻涌老年群体中有 4103 人患有高血压患者，1277 人患有糖尿病，当中有 934 人既患有高血压又患有糖尿病，占 46.11%。东莞市麻涌镇各村有清晰的行政区域划分，各村的地理位置、人口数量、社区资源及文化风俗均存在明显差异[3]，其中麻涌镇黎滘村和鸥涌蒲基村内没有社区卫生服务站，就医不方便，92% 以上的老年人对慢性疾病干预意识薄弱，如出现不重视慢性疾病的干预，不规范用药，不注重生活规律的行为，如果慢性疾病不正

---

① 萧广成，东莞市乐雅社会工作服务机构。

当地加以干预，则会引发多种并发症，对患者身心健康造成严重影响，不仅给老年人生活质量造成极大影响，也会给家人带来沉重的负担，甚至给国家的社会和经济发展带来沉重的负担。[4]

项目通过为黎滘村和鸥涌村 65 周岁以上老年人在慢性疾病的防控方面采取措施积极干预，旨在降低慢性疾病的不良影响，提升老年人的健康意识，增强老年人干预慢性疾病的能力，提高老年人的生活质量，降低老年人家庭的经济负担。

二、分析预估

项目通过对麻涌镇社区黎滘村和鸥涌村 65 周岁以上的老年人发放慢性疾病健康评估调查问卷，以了解社区老年人的一般情况、生活方式、总体健康状况、是否认同慢性病干预以及对慢性病相关知识的知晓率等情况，已回收 120 份老年人慢性疾病健康评估表。通过分析老年人慢性疾病健康评估的得分情况得知，社区老年人在慢性疾病干预方面存在的健康问题和健康服务需求主要有以下两方面情况。

（一）项目需要解决的老年人健康问题

1. 社区老年人群体患有慢性病的发生率高

根据项目调研数据显示，老年人慢性疾病发生率约为 84%，发生率较高的慢性疾病主要为高血压、糖尿病、冠心病，其中 77 人存在高血压（占81.05%），21 人存在糖尿病（占 22.10%），19 人存在冠心病（占 20%）。老年人多病慢性疾病发病率、多病共存比率较大导致总体健康状况不太理想，应充分利用和动员社会、机构和家庭的资源，关爱老年人，组织老年人参与慢性疾病支持互助小组、健康干预指导与讲座并采取相应的措施进行干预。

2. 社区老年人生活行为不利于慢性疾病干预

根据项目调研数据显示，25% 的社区老年人还存在不遵医嘱使用药物和存在不规律用药的行为，48.42% 的社区老年人运动时间少于 30 分钟，较缺乏正确的运动方式。社区老年人主要是对运动方式和认知方面产生误解，设计适合老年人开展的运动，如穴位拍打操和八段锦的练习，有助于促使老年人形成运动习惯。项目需要向社区老年人强调慢性疾病是需要坚持长期遵医嘱且规律使用药物的重要性，延缓并发症的发生。

3．老年人对慢性疾病干预的正确认知存在误区

从 50 份关于高血压和糖尿病防治知识的慢性疾病干预知识问卷统计得知，正确率为 70.88%。老年人营养不均衡，部分老年人存在营养不良，部分老年人存在营养过剩，较缺乏正确的营养知识，项目应探讨一套由社会工作者系统整合多学科团队（医疗志愿服务队如中医技术、慢性病护理等）的长期干预模式，向老年人和家属进行相关疾病的健康宣教和指导，给予正确的疾病防治知识。

4．心理因素影响老年人慢性疾病的干预

根据项目调研数据显示，社区老年人缺少配偶比例占 45.83%，生活孤独，同时因生病、子女问题出现情绪不好的达 56.8%，社区老年人缺少家人照护与陪伴，容易出现负面情绪，对慢性疾病的干预产生较大的负面影响。项目社会工作者应当积极地与老年人交流，倾听老年人的诉说，给予老年人指导，鼓励他们积极面对生活，保持良好的心态。

（二）项目服务需求

1．社区老年人需要获得慢性疾病干预的正确知识和方法

社区老年人需要参与健康义诊、健康讲座及健康指导培训等关于老年人慢性疾病干预方面的服务，从中获得正确的慢性疾病干预知识及干预方法。项目为服务对象提供健康评估与指导，促使老年人学会正确的防治慢性疾病知识，改变他们对慢性疾病干预的看法。

2．社区老年人需要正确实施慢性疾病干预措施

项目的主要服务对象为患有慢性疾病的社区老年人，他们希望保持健康和延长生命，对缓解慢性疾病带来的影响和痛苦有较迫切的需要。服务对象需要实施正确的慢性疾病干预措施，项目需要引导老年人正确运用穴位拍打操和八段锦的适合运动，促使服务对象学会使用血压计、血糖仪、理疗灯、足疗桶、雷火灸等，提升老年人慢性疾病干预的能力。

3．社区老年人需要保持健康的心理和稳定的情绪

社区老年人长期缺少家人照护与陪伴，容易出现负面情绪，对慢性疾病的干预产生较大的负面影响。项目联动广东医科大学护理专业师生、麻涌镇社区卫生服务站医务人员和新华学院梦飞扬志愿者服务队给予服务对象提供服务，通过探访服务给服务对象指导支持与鼓励关心，缓解服务对象因慢性疾病带来的不舒适、疼痛感、情绪低落及失眠等方面的影响。

三、服务计划

（一）介入理论

增权理论强调了服务对象主体潜能的培养和发展，以"权力赋予""社会参与"为发展方向，注重服务对象本身。个体主动增权主要强调个人在增权过程中的关键作用，主要影响因素是个体的主体性和主动性；外力推动增权就将重点放在外部力量的促进及推动作用，外部力量是对弱势群体能力和技巧提升是有作用的，可以使他们获得更多资源和手段，从而改善其社会环境。[5]社会工作者在增能理论的指导下，重视项目服务对象的参与合作，增强服务对象的改变动力，强化服务对象对慢性疾病的意识，增强服务对象战胜慢性疾病的信心，通过改变自我、继续社会化等方式，克服和解决在慢性疾病干预过程中遇到的困难和问题。

（二）项目实施地

东莞市麻涌镇黎滘村及鸥涌村。

（三）受益人群

（1）直接受益群体。东莞市麻涌镇黎滘村及鸥涌村共 120 名患有慢性疾病的社区老年人。

（2）间接受益群体。东莞市麻涌镇黎滘村及鸥涌村社区老年人家属及社区群众近 2 万人。

（四）服务目标

1. 总目标

通过项目服务的实施，改变社区老年人对待慢性疾病干预的看法，提高他们对慢性疾病干预的认知水平和能力，强化老年人对慢性疾病的干预意识。

2. 具体目标

（1）老年人对慢性疾病防治态度从"无所谓"改变为"基本认同"及以上程度。

（2）80%的服务对象习得关于慢性疾病干预方面的知识，在回答慢性疾病干预知识问题的正确率方面，平均提高 25% 以上。

（3）80% 的服务对象对待慢性疾病干预的意识提升。

（五）服务策略

由于慢性疾病干预与生理因素、心理因素及生活方式存在密切关联，社会工作者系统地整合了中医、医疗志愿服务等多方面的专业，以个案管理的方式为鸥涌村和黎滘村各 60 名共 120 名 65 周岁以上患有慢性疾病的老年人提供切实有效的慢性疾病干预服务。同时，项目在增能理论的指导下，重视麻涌镇老年人的参与合作，为服务对象提供慢性疾病评估及干预方案、开展慢性疾病干预宣传教育、慢性疾病支持互助小组，陪伴练习拍打操及八段锦、组织志愿服务探访等方面的服务，以增强服务对象干预慢性疾病的动力和信心，提升服务对象对慢性疾病的科学干预意识。

（六）服务计划

1．项目前期扩大项目服务宣传

（1）项目负责人组织团队成员进行会议和培训，深入了解项目服务内容和明确项目目标。项目团队联系合作组织，组建志愿者团队，组织 2 次会议明确项目服务进度。

（2）项目计划分别于麻涌镇黎滘村和鸥涌村开展慢性疾病干预项目启动活动，项目社会工作者、医疗团队及合作方参与，邀请 120 名以上社区老年人参与，为项目服务进行项目宣传，提升老年人及社会大众对慢性病干预的关注。

（3）项目社会工作者组织志愿者、中医团队等人员开展宣传活动，通过现场宣传、现场讲解及评估互动等形式，提升老年人及社会大众对慢性病干预的关注。

2．项目中期强化老年人慢性疾病干预意识

（1）项目社会工作者联合麻涌镇社区卫生站、广东医科大学护理专业团队开展慢性疾病干预健康讲座，结合现场问诊、义诊及评估和医疗器具的使用，教授社区老年人关于慢性疾病干预的知识和方法，社区老年人从中学习到正确的慢性疾病干预知识，促使老年人改变对慢性疾病干预的看法。

（2）项目社会工作者采取个案管理的方法，整合专业的中医医疗团队、医疗志愿者和心理咨询师等资源，为欧涌村和黎滘村各 60 名共 120 名患有慢

169

性疾病的老年人实施一对一的服务指导，强化老年人对所患疾病的认识，强化社区老年人按医嘱规范用药、规律生活，减少不利于健康的行为，减少疾病发生的诱因，指导老年人正确使用理疗灯、足疗桶和雷火灸等，提升老年人对慢性疾病干预的能力。

（3）项目社会工作者联动志愿者、合作团队等在专业中医医师的指导下开展拍打操学习及八段锦常规练习服务，促使老年人形成良好的运动习惯。

（4）项目按计划开展志愿者、中医团队开展慢性病症干预茶话会等活动，调动老年人参与慢性疾病干预的积极性和强化社区老年人对慢性疾病干预能力。

3. 项目末期评估服务成效

（1）项目按计划进行成效评估，以了解服务对象对慢性疾病干预知识的掌握程度及态度的改变程度，以及分析服务对象对待慢性疾病干预意识的改变程度。

（2）项目组织麻涌黎滘村及鸥涌村参与项目的社区服务对象及利益相关方开展项目总结活动，全体社会工作者、医疗团队及合作方邀请欧涌村和黎滘村各60名共120名老人参与，总结评估项目成效。

四、服务实施与产出

服务实施与产出具体情况见表1。

表1 服务实施与产出

项目目标	具体服务	服务产出	评估方法
80%的服务对象看待慢性病干预的态度提升了25%	项目扩大宣传成果；针对高血压和糖尿病患者提供讲座，促使服务对象改变看待慢性疾病干预的态度	1场项目启动活动、5场慢性疾病干预项目宣传活动、5场慢性疾病干预健康讲座	通过项目评估问卷（见附录2）前后测对比，服务对象认为慢性疾病干预是有效的态度，从"无所谓"改变为"认同"

续表1

项目目标	具体服务	服务产出	评估方法
80%的服务对象习得关于慢性疾病干预知识方面,正确率提高了30%以上	项目支持小组增强服务对象干预慢性疾病的动力,评估指导促使服务对象学习正确的慢性疾病干预知识	项目支持小组2个、老年人慢性疾病健康评估指导(见附录1)、志愿服务健康探访240人次。形成一套干预方案	收集服务对象关于慢性疾病干预知识方面的问卷(见附录3),通过均值匹配检验
80%的服务对象对待慢性疾病干预意识提升	服务对象能主动采取至少一种干预慢性疾病的措施,学会拍打操和八段锦,自主使用慢性疾病干预器具	茶话会、拍打操学习及八段锦常规学习服务。配发电子血压计、电子血糖仪等医疗器具并学会使用	通过成效评估,服务对象学习到正确的慢性疾病干预知识,主动采取至少一种措施干预慢性疾病

五、总结评估

(一)形成可推广的慢性疾病干预知识综合指导方案

1. 饮食指导

指导老年人合理膳食、科学饮食,荤素搭配均衡,多样化,清淡饮食,多吃富含维生素和纤维素的食物,不要吸烟,不要喝酒。糖尿病患者要少食多餐,控制热量的摄入,规律饮食。

2. 用药指导

告知用药的注意事项,正确认识药物的不良反应,避免和减少不良反应的发生,指导老年人合理使用药盒用药,提高老年人用药的依从性,严格遵从医嘱使用药物。

3. 运动指导

指导老年人根据自身身体的条件,选择适合自己的运动方式、运动强度,选择多种运动方式,同时告知运动注意事项,不宜空腹运动,提前做好准备,补充适量水分。

4．心理指导

慢性病由于病程长，不容易痊愈，部分老年人丧偶或未与子女同住，缺少家人照护与陪伴，容易出现负面情绪，应当积极地与老年人交流，倾听老年人的诉说，给予老年人指导，鼓励他们积极面对生活，保持良好的心态。

（二）服务对象认同慢性疾病干预是有效的

项目问卷资料分析显示，项目服务对象认为在对慢性病干预的态度方面，认为"无所谓"的态度从58.70%降低到7.14%；认同态度从41.67%提升至92.86%，成效显著。项目整合专家资源，联动广东医科大学护理专业师生、麻涌镇社区卫生服务站医务人员给予服务对象提供慢性疾病干预指导、健康讲座，强化他们干预慢性疾病的信心，服务对象看待慢性病干预的态度明显提升。

（三）服务对象获得正确的慢性疾病干预知识

项目在为服务对象提供健康讲座、慢性疾病干预指导、慢性疾病干预反馈等方面的服务过程中，向服务对象灌输慢性疾病干预知识，包括科学的饮食习惯、适当的运动、正确使用医疗器具等。项目收集慢性疾病干预问卷，经过统计分值显示，服务对象从项目中获得高血压和糖尿病方面的防治知识，从平均分70.88分提升至100分，提升了29.12%，服务对象获得了正确的慢性疾病干预健康知识。

（四）服务对象对待慢性疾病干预意识得到提升

84%的服务对象已学会穴位拍打操并能独立完成。60%的服务对象已学会使用血压计、血糖仪、理疗灯、足疗桶、雷火灸。服务对象认同慢性疾病干预的作用，已习得慢性疾病干预知识，提升了慢性疾病干预的意识和能力。

六、专业反思

（一）项目因疫情因素影响，项目时间管理方面有待提升

由于疫情影响及项目服务时效性的局限，项目服务进度方面受到严重的影响，项目在服务时间管理和进度管理方面有待提升。项目需要制定应对疫情方

案，变通服务形式，开展服务时应根据防疫要求做好相关措施，同时项目可根据甘特图等有效工具制定完整的服务进度计划，以周总结反思进度的执行情况，充分准备，按进度推进。

（二）强化项目服务成效的持续性

项目服务已取得了一定的成效，项目服务需要制定项目服务持续性方案，如可与麻涌镇社区卫生服务中心、居家养老社会工作者及"双百"社会工作者沟通联系，持续为服务对象提供有效的健康服务，强化服务对象采取措施和行动干预慢性疾病的内生动力，强化他们干预慢性疾病的能力。

（三）进一步推广项目服务，扩大服务成果

项目目前只在麻涌镇的两个村实施，已得到老年人的认可和取得良好的服务效果，接下来会在政府的支持下在全镇范围甚至全市各镇区中进行推广，进一步扩大项目服务范围，扩大服务成果。

（四）反思服务对象的改变度的重要性

项目评估指标应以服务对象为中心设计，引导社会工作服务项目关怀服务受众，有效反映他们对服务方案的执行和参与、服务方案所形成服务结果的影响度，更好地回应服务对象的服务成效及需要，评估指标的制定需要偏重于服务对象的改变度。

（五）关注满意度和改变度，多维度全面评估

项目应当采用满意度问卷对服务对象进行评估，与改变度共同作为评估体系的一个重要方面。改变度量表从知识、技巧、行为、态度等方面进行评估。满意度量表从服务预约、服务时间、服务场地及工作人员的态度、技巧，总体的服务质量和效果等方面进行评估。项目应关注从多维度全面评估，同时需要确保量表的效度及信度，评估的结果有助于项目服务的改善和提升。

参考文献：

[1][3] 萧广成. 农村社会工作服务岗位购买模式研究 [D]. 广州：华南理

工大学，2021．

［2］荣敏．跨理论模型下慢性病患者自我管理的小组研究［D］．广州：华南理工大学，2020．

［4］何璐晗．"慢病管理 从我做起"健康干预服务项目研究［D］．大庆：东北石油大学，2020．

［5］叶锦南．增能视角下返家流浪人员社区融入个案研究［D］．广州：华南理工大学，2021．

第三部分
残障康复社会工作

搭建支持系统，"益"起来帮"盲"

——视障人士帮扶志愿服务项目服务案例

冯亚荣①　吴陕南②

一、项目背景介绍

视力一级残疾的段爷爷75岁，1岁时出水痘导致失明，与同样为视力一级残疾的70岁老伴相依为命，妻子2岁时因发烧导致失明。子女由于各种原因没有与他们生活在一起，两位空巢、残疾老人几乎每天只能待在房间里，他们非常想出去走走转转……

视力一级残疾的岳阿姨61岁，3岁时出麻疹导致失明，其丈夫于2010年去世，与儿子、儿媳和6岁的孙子生活在一起。儿子和儿媳经营了一家餐饮店，非常忙碌，无法照顾孙子，岳阿姨就肩负了照顾孙子的重任。岳阿姨非常想像其他奶奶一样带着孙子去外边玩，也想有一些时间做一些自己想做的事儿……

视力一级残疾的刘女士45岁，2019年因病导致视力下降，做手术失败而导致失明，与丈夫离婚之后，与母亲和孩子生活在一起。母亲70多岁了，体弱多病，身体非常不好，血压高，身上插着尿管，不能见阳光。刘女士失明之前，都是她照顾母亲，现在失明以后，还得让年迈的母亲照顾她。孩子还在上学，平时住校，放假才回来。本来是中流砥柱的她不得不再次坚强起来，重新学习各项技能，参加按摩培训，找工作等来照顾这个家，她还想放松一下，学习一些自己喜欢的乐器……

沙女士43岁，因为青光眼以及后期的手术治疗，在2020年3月完全看不见。眼睛突然失明，她不愿意接受事实，把自己封闭起来，不愿意和亲朋好友

---

①　冯亚荣，黄河科技学院。
②　吴陕南，郑州市和勤青年志愿互助中心。

交流。她还非常要强，总是自己摸索着去学习生活技能，可是过程很艰辛，面对一次次的失败，她的情绪也变得失控，自己整天以泪洗面，而家人也看在眼里疼在心里……

以上只是个别视障人士生活的缩影，对于明眼人来说，独自做饭、出行、买东西、就医等是再简单不过的事情，而这些，对于视障人士来说却是要付出成倍的时间和精力去练习也不一定能掌握。

也许您会疑惑，在我们的生活环境里，并没有见过视障人士呀？即使见过，也不是特别多。那么，视障人士真的不多吗？

根据中国残疾人联合会官网在 2021 年 2 月发布的数据，推算 2010 年末我国残障人士总人数 8502 万人，其中视力残疾 1263 万人。而郑州市现有视障人士数量也超过 7 万名。

随着社会的发展，互联网的普及，视障人士的生活现状也慢慢地被大众了解，视力障碍给他们的生活、学习、工作等造成的极大不方便也渐渐被大众知晓。

自 2012 年开始，郑州市和勤青年志愿互助中心（以下简称"和勤公益"）启动了"我以我言做你眼——文化助盲项目"，在郑州市开启了公益助盲服务。和勤公益给视障人士讲电影，陪着视障人士去旅行，教视障人士学用手机、电脑、签名、游泳、非洲鼓、口琴等，举办视障人士才艺大赛和趣味运动会，参加静默行走、徒步大会、龙舟大赛，开展黑暗体验工作坊，以及无数次陪伴视障人士出行、购物、看病……在视障人士需要的时候，就有和勤公益的志愿者。

2020 年，为了更好地帮助视障人士，在郑州市文明办、郑州市志愿服务联合会支持下，和勤公益设计和执行了"和你在一起——视障人士帮扶志愿服务项目"，为郑州市 30 位视障人士提供帮扶服务，服务周期为 2020 年 3 月—2021 年 12 月。

"和你在一起——视障人士帮扶志愿服务项目"是和勤公益在长期助盲服务中，根据视障人士在心理疏导、出行陪伴、娱乐休闲和社会融入等方面的需求而设计的。项目以支持理论为指导，通过组建帮"盲"志愿服务队，使视障人士之间、视障人士与志愿者之间建立帮扶关系，帮助视障人士丰富社会支持系统，为视障人士提供"私人订制"服务；带着视障人士一起走出家门，参与社会活动，更好地融入社会，并通过社会宣传倡导，让更多爱心人士加入视障人士的帮扶中来；以优势视角理论为指导，发现视障人士的特长和闪光点，组建视障人士艺术兴趣小队，在娱乐自己的同时可以服务社会，提升自我价值感。

二、项目分析预估

（一）需求分析

和勤公益为了更加精准地为视障人士提供服务，在 2020 年 3—5 月采用访谈法对 50 位视障人士开展了需求调研。在被调研的视障人士中，其中男性 16 位，女性 34 位；30 岁及以下 5 位，30 ~ 60 岁 19 位，60 岁及以上 26 位；小学及以下学历 7 人，初中学历 18 人，高中学历 11 人，专科学历 9 人，本科及以上学历 5 人。从调研资料来看，视障人士的服务需求主要有以下四个方面。

1. 心理疏导

在和勤公益调研的 50 位视障人士中，后天失明的视障人士有 28 位，占总人数的 56%，其中一位 43 岁的"视障人士"2020 年初刚刚失明 3 个月。从明眼人一下子变得双目失明，她的世界从五颜六色变成一片黑暗，让她无法接受事实，把自己封闭起来，不愿意和亲朋好友交流，很多本来已经会的事情还得从头学习，情绪也变得失控，自己整天以泪洗面，而家人也看在眼里疼在心里……后天失明的视障人士非常需要心理疏导，要及时进行介入和疏导。

2. 出行陪伴

在问及视障人士最想做的是什么时，95% 以上的视障人士说想出去转转或者想出去旅游。因为视力障碍，给他们的出行造成了极大的不方便，大部分视障人士日日夜夜只能待在家里，只有少数视障人士在熟练使用手机和盲杖等工具后可以独立出行。而长期的足不出户，让他们更想出去走走，尤其是在家人不在身边、自己又必须外出的时候（比如购买日常生活用品、买药、外出就医等），出行陪伴的需求就更加的迫切。

3. 娱乐休闲

根据需求调研数据了解，81% 的视障人士主要靠手机来娱乐休闲，23% 的视障人士通过一些兴趣爱好来娱乐休闲；56% 的视障人士表示每天因为要工作、自我照顾、照顾第三代等，娱乐的时间非常少。他们特别想找到组织，带领他们开展一些娱乐休闲活动，丰富其生活。

4．社会融入

基于视力障碍等原因，视障人士少了很多与外界交流的途径，76%的视障人士的朋友圈仅限于家人和同为视障人士的伙伴，也正因为他们日常生活空间的狭小和不便，更需要朋辈群体支持，更需要社会大众的尊重和理解。

（二）理论分析

1．社会支持理论

社会支持网络指的是一组个人之间的接触，通过这些接触，个人得以维持社会身份并且获得情绪支持、物质援助和服务、信息与新的社会接触。依据社会支持理论的观点，一个人所拥有的社会支持网络越强大，就能够越好地应对各种来自环境的挑战。个人所拥有的资源又可以分为个人资源和社会资源。以社会支持理论取向的社会工作，强调通过干预个人的社会支持网络来改变其在个人生活中的作用。[1]

项目的开展，致力于帮助视障人士搭建社会支持网络，包括朋辈群体的支持网络、志愿者的支持网络和社会组织的支持网络，帮助他们扩大社会网络资源，提高其利用社会网络的能力，以便在今后能更好地面对困难和挑战。

2．优势视角理论

"优势视角"就是着眼于个人的优势，以利用和开发人的潜能为出发点，协助其从挫折和不幸的逆境中挣脱出来，最终达到其目标、实现其理想的一种思维方式和工作方法。优势视角强调个人、团体、家庭和社区都有优势（财富、资源、智慧、知识等）；创伤和虐待、疾病和抗争具有伤害性，但它们也可能是挑战和机遇；所有环境都充满资源。[2]

在项目服务中，机构注重发掘视障人士和志愿者等各方的优势，视障人士虽然是服务对象，是服务享受者，不过，社会工作者通过挖掘视障人士经验和才艺等方面的优势，倡导视障人士之间进行互帮互助，帮助视障人士组建队伍，定期排练，并进行公益演出，丰富他们的生活，提高他们的自信心，促进其实现社会融入。

三、项目服务计划

(一) 服务目标

1. 总目标

帮助郑州市 50 位视障人士搭建支持系统，动员视障人士及其家属和志愿者广泛参与，建立稳定、及时、有效、持续的视障人士帮扶机制，及时解决视障人士面临的心理疏导、出行陪伴、娱乐休闲和社会融入等需求。

2. 具体目标

(1) 强化社会支持。组建帮"盲"志愿服务队，在视障人士需要帮助的时候能及时给予帮助；搭建支持系统，帮助视障人士及时进行心理疏导等。

(2) 提高自我价值。发掘视障人士艺术特长和兴趣，组建艺术兴趣小队，定期排练，并进行公益演出，丰富他们的生活，提高自我价值。

(3) 促进社会融入。通过线上线下集会，促进视障人士之间、视障人士与明眼人之间的互动交流，并通过参加社会活动和社会倡导，促进其社会融入。

(二) 服务内容设计

根据视障人士的需求和机构等各方面的资源，本项目的主要服务内容有组建帮"盲"志愿服务队、"益"起来帮"盲"、陪着视障人士看世界和视障人士艺术团四个方面。(见图 1)

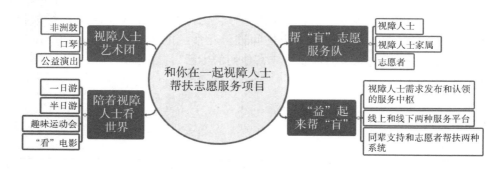

图 1 服务内容

1. 帮"盲"志愿服务队

充分发挥机构、志愿者、服务对象等的优势，联动高校社团、公共单位、社会爱心人士和服务对象，组建帮"盲"志愿服务队，并对志愿者进行服务培训，为开展视障人士服务打下基础。

2. "益"起来帮"盲"

以和勤公益为枢纽，建立视障人士需求发布和认领的服务中枢，搭建线上和线下两种服务平台，完善同辈支持和志愿者帮扶两种系统，在视障人士需要帮助的时候及时给予支持。

在视障人士有服务需求时，可以直接告知机构，由项目负责人进行需求发布、需求认领、志愿者招募和培训、服务跟进、服务反馈等工作；视障人士也可以直接在线上平台进行需求发布，社会工作者、志愿者、视障人士等根据自己的情况来主动认领和提供帮助。

3. 陪着视障人士"看"世界

根据视障人士想出去走走和旅游的需求，设计了陪着视障人士"看"世界服务内容，在符合疫情防控等规定的情况下，招募志愿者，带着视障人士到郑州市周边的公园、网红打卡地开展半日游、一日游活动。为视障人士创造展现自我的机会，让社会大众了解视障人士积极乐观的一面，打破刻板印象，促进其社会融入。

4. 视障人士艺术团

视障人士在非洲鼓、口琴学习方面有需求和兴趣，机构可链接专业志愿者，组建视障人士非洲鼓和口琴兴趣小队，每周定期开展线下排练，并在线上布置作业和打卡检验。在节目成熟之后，邀请进行公益演出，丰富他们的生活，提高他们的自信心，促进其社会融入。

（三）项目服务指标

（1）组建一支不少于50人的帮"盲"志愿服务队，在视障人士需要帮助的时候能及时给予支持。

（2）组建至少2支视障人士艺术兴趣小队，定期排练，并进行公益演出，丰富他们的生活，提高他们的自信心，促进其社会融入。

（3）开展外出活动至少6次，创造机会帮助视障人士走出家门，走入社会，进行社会倡导。

（4）搭建至少2个支持系统，帮助视障人士及时进行心理疏导等。

四、项目服务过程

（一）筛选服务对象，建立服务关系（2020 年 3—5 月）

项目确定执行之后，和勤公益首先进行服务对象的精准定位，优先为 60 岁以上视障人士和后天失明的视障人士服务，最终确定了 30 位服务对象。并对服务对象进行拜访，建立服务关系，为其建立服务档案，了解更加具体的服务需求、兴趣爱好和时间等信息，为接下来的服务设计和邀约做准备。（见图 2）

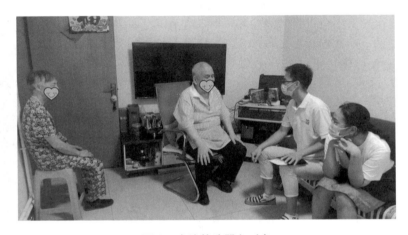

图 2　走访筛选服务对象

（二）组建帮"盲"志愿队，培力服务人力（2020 年 3—5 月）

项目充分发挥机构、志愿者、服务对象等的优势，招募到郑州地铁通号中心检爱义工联合会、郑州自来水投资控股有限公司营业处第三党支部、郑州市污水净化有限公司新区污水处理厂、华北水利水电大学外国语学院青年志愿者协会、河南中医药大学基础青年志愿者协会以及社会爱心人士、视障人士及其家属等志愿者 83 人，组建了帮"盲"志愿服务队。并对志愿者进行了服务培训，分享如何正确带领视障人士走路、在服务视障人士时的注意事项等内容，为开展视障人士服务打下基础。（见图 3、图 4）

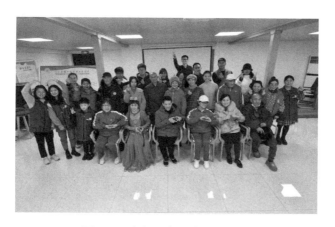

图3 组建帮"盲"志愿服务队

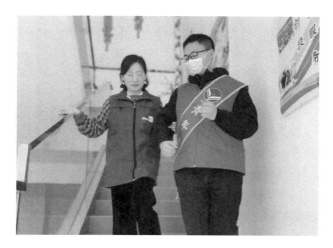

图4 志愿者服务视障人士

（三）子项目设计，服务稳步开展（2020年3月—2021年12月）

1. "益"起来帮"盲"

在两年的服务周期内，志愿者帮助视障人士外出购物、买药、看医生、参加个人或者集体活动等服务达1480人次；对视障人士进行的心理疏导、技能分享、生活咨询分享、乐器练习支持等服务达880人次。（见图5—图8）

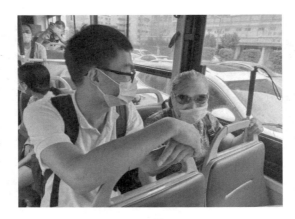

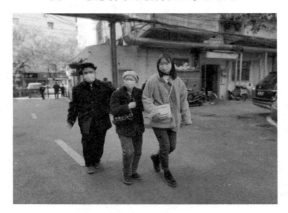

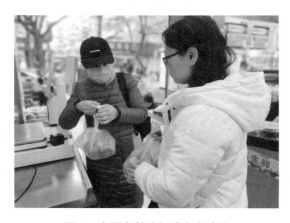

图 5　志愿者帮助视障人士参加活动

图 6　志愿者帮助视障人士买药

图 7　志愿者帮助视障人士购物

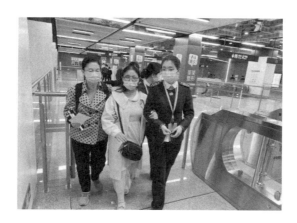

图8　志愿者帮助视障人士乘坐地铁

2. 陪着视障人士"看"世界

在项目服务周期内，开展了9次陪着视障人士"看"世界服务，在符合疫情防控等规定的情况下，招募志愿者，带着视障人士到郑州市周边的公园、网红打卡地开展半日游、一日游活动。（见图9—图13）

在陪着视障人士"看"世界服务过程中，项目设计和安排互动环节，让社会工作者、志愿者和视障人士之间充分互动和交流，增进彼此之间的关系。同时，也会将视障人士趣味运动会、视障人士才艺表演和带着视障人士"看"电影等服务融入外出的活动中，为视障人士创造展现自我的机会，让社会大众了解视障人士积极乐观的一面，打破刻板印象，促进其社会融入。

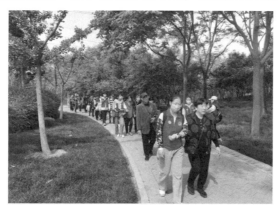

图9　志愿者陪伴视障人士游公园（1）

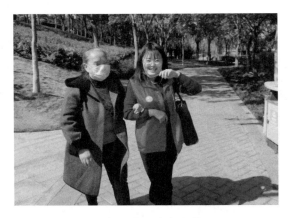

图 10　志愿者陪伴视障人士游公园（2）

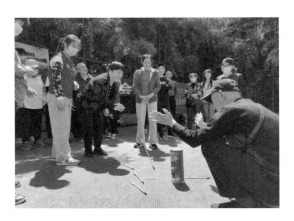

图 11　志愿者陪伴视障人士玩游戏

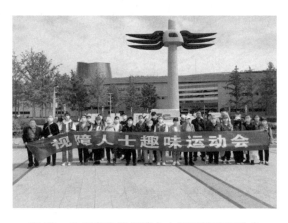

图 12　志愿者陪伴视障人士开展趣味运动会

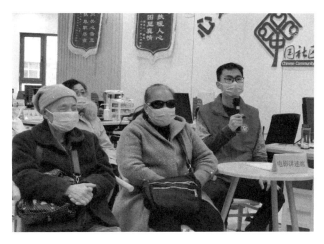

图 13 志愿者陪伴视障人士参加才艺表演活动

3．视障人士艺术团

项目组建了视障人士非洲鼓和口琴兴趣小队，每周开展两次线下排练，并在线上布置作业和打卡检验。在服务周期内，视障人士学会了 3 个非洲鼓集体曲目和 2 个口琴集体曲目，并在此基础上组建了视障人士艺术团，参加各种公益演出 12 场次，丰富了他们的生活，提高了他们的自信心，促进其社会融入。（见图 14、图 15）

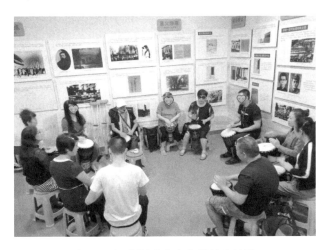

图 14 组建视障人士非洲鼓表演队

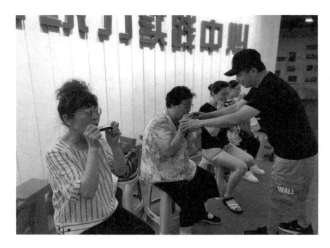

图 15　组建视障人士口琴表演队

其中，2021 年河南特大暴雨之后，在郑州市抗洪救灾工作稳定之后，2021 年 7 月 30 日，和勤公益与视障人士艺术团一同前往河南新乡安置区进行慰问演出。安置区的居民看到视障人士乐观面对自己的困境并一次次地突破自己，受到了鼓舞，对自己的生活也变得更加乐观了。(见图 16、图 17)

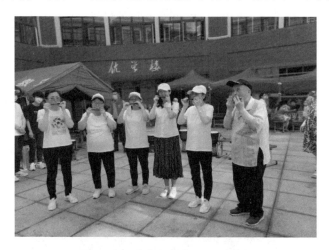

图 16　视障人士表演队慰问演出

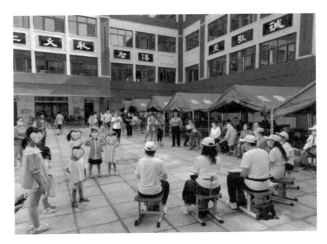

图 17　视障人士表演队慰问演出

（四）个案管理，助力后天失明女士走出阴霾

项目中有一位 43 岁的视障人士，在和勤公益开始为其提供服务时刚刚失明 3 个月，是其母亲了解到项目之后主动求助的。她的母亲告诉社会工作者，女儿非常漂亮，也非常能干，眼睛一下子看不见了，她不愿意接受事实，把自己封闭起来，不愿意和亲朋好友交流，她还非常要强，她总是自己摸索着去学习生活技能，可是过程很艰辛，面对一次次的失败，她的情绪也变得失控，自己整天以泪洗面，而家人也看在眼里疼在心里……

了解到她的情况之后，社会工作者首先与她建立了联系，在她知情同意之后，对接了两位走出阴霾的后天失明视障人士为其进行心理疏导。在经过几次深入服务之后，她主动告诉社会工作者："吴社工，真是非常地感谢你，姚阿姨太厉害了，开导人的能力真是太强了，而且非常的热心，一下午整整跟我说了好几个小时，我也决定以后跟着她学非洲鼓和新疆舞，我也决定要走出来。还有更巧的是，我们就在一个小区住，离得特别近。"

在得知她有使用手机的需求后，社会工作者找到了对智能手机使用熟练的一位视障人士给予她的帮助，一段时间后，她主动告诉社会工作者："吴社工，真的非常感谢王弟弟，他是一对一地指导我使用手机，我现在使用手机可以说是无障碍，用得非常好了。我以后想学一些生活的技能，比如说做饭，然后定向行走，提高生存能力……"

之后，社会工作者通过为她提供结对帮扶、心理疏导、参加兴趣小组、参加公益演出等服务，帮助她从不愿接受事实、情绪失控、自暴自弃、无助封闭，到走出家门、走入集体、走入社会，以更加积极的心态面对生活。她在自己力所能及的情况下，还帮助一位农村困境儿童圆了上学梦。

（五）以评促改，以评促建

项目购买方郑州市志愿服务联合会委托第三方评估机构上海市慈善教育培训中心组成评估专家组，对项目进行了两次系统评估。评估专家从项目管理、项目创新、项目成效总结乃至机构的发展等给予相关建议，以评促改，以评促建。

五、项目服务评估

（一）注重过程评估，总结、反思和完善

项目的开展非常注重总结和反思，注重收集视障人士和志愿者等参与方对服务的反馈和评价。服务结束之后，通过访谈等方式询问视障人士和志愿者参加此次服务的感受、对工作人员的服务评价、对服务设计的评价和建议等；同时，每次服务结束之后，参与服务的社会工作者会召开总结复盘会议，及时对本次服务进行总结和反思，在这个过程中不断地进行服务优化。

（二）心理得以疏导，接纳自己开心生活

针对后天失明视障人士的基本情况，和勤公益运用个案管理专业服务方法，统筹服务，链接先天失明视障人士、已经走出阴霾的后天失明视障人士和志愿者等人士组成帮扶系统，为他们提供心理疏导、技能分享、生活咨询分享、乐器练习支持等服务，帮助他们接受事实，接纳自己，走出家门，走入集体、走入社会，以更加积极的心态面对生活。

（三）出行得以陪伴，生活更加便利

项目在所服务的视障人士想外出购物、买药、看医生、参加个人或者集体活动时，能够及时提供帮助，让其外出更加便利。在视障人士有服务需求时，可以直接告知机构，由项目负责人进行需求发布、需求认领、志愿者招募和培

训、服务跟进、服务反馈等工作；视障人士也可以直接在线上平台进行需求发布，社会工作者、志愿者、视障人士等根据自己的情况来主动认领和提供帮助。

（四）促进社会融入，得到理解和尊重

项目通过定期的线下集会，组建线上社群等方式，帮助视障人士交朋友，增加其吐露心声、资讯获取、互相学习的渠道，使其对社会资讯的了解等有了更多的渠道；此外，项目带领视障人士参加户外集体活动和公益演出，为视障人士创造展现自我的机会，让社会大众了解视障人士积极乐观的一面，打破刻板印象，促进社会融入。

（五）娱乐方式增多，丰富日常生活

通过项目的开展，视障人士多了很多娱乐方式：学会了智能手机操作，为娱乐休闲创造了更多可能；每周定期学习非洲鼓和口琴，培养兴趣的同时还能展现自我，回馈社会；不定期带着视障人士参加看世界、公益演出等活动，使其娱乐身心的同时也多了阅历和谈资……

（六）社会宣传倡导，呼吁更多关注

在项目开展过程中，和勤公益注重呼吁和宣传，让更多的社会人士关注和加入助盲服务中来。项目服务动态会在机构订阅号中及时宣传；广泛使用微信等自媒体工具进行宣传；与此同时，利用国际视障人士节等时机，通过采访8位盲人朋友，邀请海峡两岸和香港、澳门等各行各业相关人士进行共同发声，关爱盲人，从每个人做起。在项目执行过程中，通过机构微信订阅号宣传1863人次，机构视频号宣传5113人次，机构抖音宣传11284人次；通过《河南教育》《郑州日报》《大河报》及郑报全媒体、郑州电台新闻中心和志愿郑州等平台宣传共计18260人次。

六、项目服务反思

（一）建立支持系统，促进服务延续

视障人士的服务不能只靠一方，社会组织也不能一直陪伴其左右，帮助其

建立和丰富支持系统显得尤为重要。视障人士除了家人、亲朋好友、政府等支持以外，朋辈群体的支持尤为重要，他们有相同的境遇和感受，有更多共同的话题，帮助视障人士建立朋辈群体支持系统，让他们形成一个互帮互助的氛围，可以有效帮助其解决今后所遇到的问题和不便。其次是志愿者支持系统，招募已经退休、身体健康且时间充足的明眼人，与视障人士结成帮扶关系，他们就是视障人士的眼睛，能够解决视障人士很多需求和问题。

（二）优势视角指导，优势发掘和转化

在优势视角理论指导下，社会工作者注重发掘视障人士的各种优势。走出后天失明阴霾的视障人士有阅历优势，可以很好地帮助刚失明的视障人士走出困境；年轻的视障人士在手机、电脑等科技使用比较熟练，可以帮助到不熟练的视障人士学习使用手机、电脑等操作；很多视障人士的眼睛看不见了，但是他们的耳朵、乐感等非常好，他们通过学习乐器、排练节目，不仅可以娱乐自己，还能鼓舞大众；视障人士的陪同家属虽然是陪他们来参加活动，但到了活动现场，就成了志愿者，为现场的更多视障人士提供引导、接水等服务……

（三）倡导助人自助，服务角色转变

项目将和勤公益服务多年的视障人士挖掘、培育成为社会服务的志愿者，让受益人成为服务他人的人。与此同时，目前被服务的视障人士在自己力所能及的情况下提供助力河南灾后重建、助力河南困境儿童上学等服务。

（四）精准定位需求，需求资源匹配

项目的设计和服务的开展，要从视障人士的需求出发，并不断地整合视障人士自身、志愿者、机构、社会等各方资源，将需求和资源进行有效、及时对接，才能更好地解决需求。

（五）志愿服务激励，维系服务关系

项目的开展得到志愿者的广泛支持，机构会定期开展志愿者表彰大会、志愿服务时长记录、颁发志愿服务证书、志愿服务专业培训、购买保险、链接资源、心理疏导等服务，表达对志愿者的感谢，搭建志愿者联谊会平台，激励更多的志愿者参与助盲志愿服务中来。

参考文献：

［1］全国社会工作者职业水平考试命题研究组编. 社会工作综合能力：中级［M］. 北京：光明日报出版社，2017.

［2］Dennis Saleebey. 优势视角：社会工作实践的新模式［M］. 李亚文，杜立婕，译. 上海：华东理工大学出版社，2004.

破茧成蝶

——社会支持理论视角下社会工作介入双向情感障碍患者的社区康复服务

石星星①　袁潇潇②

案例摘要： 本案例主要讲述一位患有十几年双相情感障碍的患者，在患病过程中，经历希望又失望，被病情所束缚无法正常生活。医务社会工作者经过与服务对象及其家属建立专业关系，分析其面临的认知、情绪等问题，与服务对象一起订立目标、服务策略等改善服务对象情况。经过几个月的介入，服务对象建立了自信，社会支持网络逐步完善，慢慢开始融入社会。

一、背景介绍

（一）个人基本资料

娜娜（化名），女，37 岁，未婚，大专毕业，家住河南省郑州市，与父母一起居住。2004 年初次病发，2005 年确诊为双相情感障碍。

（二）家庭基本资料

服务对象为独生子女，未婚，与父母同住，毕业之后没有上过班，本人无经济收入来源；父母均为退休职工，母亲患有高血压，身体健康状况一般，父亲身体较好，全家仅靠父母退休金生活，家庭经济状况一般；家庭支持系统薄弱，由于服务对象常年患病，家属认为服务对象现在已经是躯体疾病，不是精神疾病，躯体疾病可以治好。

---

① 石星星，郑州市金水区同行社会工作服务中心。
② 袁潇潇，郑州市金水区同行社会工作服务中心。

（三）个案来源

家庭医生转介而来。家庭医生在对其母亲进行咨询辅导时，了解到服务对象的基本情况，介绍服务对象到医务社会工作者处寻求帮助。

二、分析预估

医务社会工作者通过几次面访与服务对象建立良好的专业关系，慢慢取得服务对象以及家属的信任。在面谈的过程中发现服务对象存在的问题主要是以下五个方面。

（一）服务对象情绪不稳定

服务对象的情绪波动较大，经常处于抑郁或者狂躁的状态。在抑郁状态时，情绪比较低落，浑身难受，出现呕吐的情况。在医院调药之后很容易再转化成狂躁状态，兴高采烈，滔滔不绝，精力旺盛，易怒，亢奋，坐立不安，但是不会有伤人的行为。

（二）服务对象自理能力差，缺少生活技能

睡眠质量差，易失眠，不能独立出行，自理能力差，需要提升其生活技能。

（三）服务对象的家人对服务对象的病情认知存在偏差

服务对象患有双相情感障碍，每年发病一次，发病时间一般在春秋两季。服务对象的母亲认为自己孩子属于躯体疾病，可以治好，认为吃精神病的药物对身体机能有损伤。他们期望服务对象能够像以往一样从事正常的工作，却忽略了服务对象目前仍处于精神健康恢复期，过高的期望反而会加重服务对象的心理负担。

（四）服务对象自我效能感差，社交匮乏

服务对象自我价值感较低，缺乏自信心，自卑，生活圈子狭窄，获得同辈群体支持少。服务对象毕业之后，与朋友、同学断了联系。人际交往与活动的范围仅限于家中，很少外出，社交匮乏。

（五）服务对象社会支持系统弱

服务对象社会正式与非正式系统缺乏。身边只有父母，家庭经济负担大，社会支持系统弱，社会适应能力差。交际圈狭小，缺少倾诉的渠道。

三、服务计划

（一）理论依据——社会支持网络理论

依据社会支持网络理论的观点，一个人所拥有的社会支持网络越强大，就能够越好地应对各种来自环境的挑战。个人所拥有的资源又可以分为个人资源和社会资源。个人资源包括个人的自我功能和应对能力，后者是指个人社会网络中的广度和网络中的人所能提供的社会支持功能的程度。社会支持理论取向的社会工作，强调通过干预个人的社会支持网络来改变其在个人生活中的作用。特别对那些社会网络资源不足或者利用社会网络的能力不足的个体，社会工作者致力于给他们以必要的帮助，帮助他们扩大社会网络资源，提高其利用社会网络的能力。[1]

本案例中，服务对象的个人支持、家庭支持、同辈支持系统都比较薄弱，亟待完善与充实。针对精神障碍群体，政府有很多优惠政策，但是服务对象没有很好利用这些社会资源的功能，因此，社会工作者应致力于引导服务对象利用各类社会资以获得援助，以满足自己的需求。同时要着重培养服务对象提高利用个人资源和社会资源的意识和能力。

（二）服务目标

通过与服务对象及其家属的面谈、家访等方式，协助服务对象参与社区康复，提升自身能力，构建与完善社会支持网络，更好地融入社会。医务社会工作者结合服务对象的实际情况与需求，协助其制定以下五个具体目标。

1. 协助服务对象调适情绪，平静地生活

通过服务对象进行沙盘心理治疗、曼陀罗绘画疗法、园艺治疗等艺术治疗方法，帮助服务对象调适情绪，减少服务对象抑郁或摔东西的次数。

2. 协助服务对象学习生活技能，提高生活质量

协助服务对象丰富生活内容，如进行手工制作、体能训练等活动，培养服

务对象形成良好的作息习惯；学会自己打扫卫生和做饭；学会使用通信工具和乘坐交通工具；熟悉周边环境，能独立出门。

3. 链接专业团队，改善服务对象的家属对病情的认知

提升服务对象的家庭成员对精神残障知识的科学认知，让他们学会与精神残障人士相处的技巧。

4. 协助服务对象扩大交往圈子，增强社会交往技能

参加社区康复小组活动、社区活动、志愿者服务活动等，搭建人际交往平台，学习人际交往的技巧，学习并掌握一些简单的人际互动技巧（表达问候和感谢等）。

5. 整合各方资源，为服务对象构建并完善社会支持网络

帮助服务对象整合社区卫生服务中心、专科医院、残联、疾控中心等正式资源，改善其病情，协助其办理"686 项目"服务[①]，免费领取精神类药物，办理残疾证，减轻其家庭经济负担，提高其生活质量，增强其坚持康复的自信心。

（三）服务策略

1. 作业治疗

通过布置作业的方式协助服务对象进行日常康复训练，包括体能训练、手工等，丰富其生活内容，提高其动手能力、生活技能、肢体协调能力，改善其疾病状况。

2. 社会技能训练

通过小组活动，学习人际交往的技巧；通过小组活动、社区活动、志愿服务活动、同伴支持帮扶助人行动等实践，增强权能，提升服务对象的自信心，增强其沟通交流能力，建立新的社会支持网络。[2]

（四）服务程序

第一阶段：入户探访，收集服务对象的基本信息，分析目前存在的问题，评估其现状及需求，建立专业服务关系。

第二阶段：以家庭会议的方式，根据医务社会工作者的预估结果与服务对

---

① 686 项目：即"中央补助地方卫生经费重性精神疾病管理治疗项目"，是受卫生部疾病控制司委托，由中国疾病预防控制中心精神卫生中心承担的为了解我国的精神卫生状况而设立的一个项目。

象及其家庭成员一起订立服务计划。

第三阶段：根据订立的服务计划，有针对性地开展干预服务。

第四阶段：引导服务对象回顾个案服务过程，与服务对象分析个案目前所取得的成效，评估个案的目标达成情况，处理服务对象的离别情绪，告知后续回访安排，提供服务获得方法，正式结案。

四、服务计划实施过程

（一）建立专业关系

1. 介入重点

建立良好的专业关系，收集服务对象的基本资料。

2. 介入过程

介入之前，社会工作者首先邀请郑州市第八人民医院专业医生为服务对象做了评估与测量，经过分析以后，专业医生表示该服务对象的危险等级为 0 级，不会出现伤人毁物的情况，可以进行社区康复。

医务社会工作者通过电话、面访等形式，运用倾听、接纳、尊重等专业技巧，了解服务对象的基本情况，评估服务对象的问题，倾听服务对象的内心，慢慢使其放下戒心，取得信任，和服务对象建立专业信任的关系。

第一次与服务对象及其家属面谈，基本上都是母亲在说，而服务对象一直沉默，不吭声，表情淡漠，有明显不信任感。家属大致说了一下服务对象的基本情况，本次没有进行深入的沟通。随后，医务社会工作者对服务对象又进行了几次面对面访谈，医务社会工作者运用倾听、尊重、接纳等技巧，积极地与服务对象交谈，对服务对象表达的观点表示赞同，为其营造舒服的谈话场景。服务对象及其家属逐步放下戒备，对医务社会工作者产生了信任感，详细地讲述了患病的过程与经历，包括服药情况、家庭情况、情绪状况、同辈群体等基本资料，生命中发生的重大事件。医务社会工作者向服务对象表达善意，使其产生信任感。

（二）评估服务对象的问题及需求，制订个人康复计划

1. 介入重点

分析服务对象现有的资源，评估服务对象的问题及需求；根据服务对象的

基本情况，制订个人康复计划。

2．介入过程

在经过多次电话访谈及面对面咨询服务，并再次向服务对象介绍了医务社会工作者遵循的保密、尊重等专业原则和工作职责后，通过倾听、引导等技巧进一步详细了解服务对象的情况。

通过入户探访，收集服务对象家庭、社区等资源，了解并分析服务对象目前面对的困难和挑战，以及优势。医务社会工作者与服务对象及其家庭成员共同商讨应对的策略与解决问题的方法，了解服务对象目前的状况与最想要解决的问题。服务对象的家属表示：一是服务对象的情绪不太稳定，自理能力差，想要提升她的自身能力；二是服务对象的交往能力差，不愿意走出家门，想让她扩大交际圈，融入社会中。

按照服务对象的意愿，鼓励其自己解决问题，医务社会工作者与服务对象共同制订针对性的康复计划。一是制订日常康复计划；二是学习情绪疏导方法与技巧；三是提升人际交往技能；四是完善社会支持网络，促进社会融入等。

（三）调适情绪，参加康复活动，提升生活技能

1．介入重点

学习情绪管理的方法与技巧；学习生活技能，服务对象独立出门。

2．介入过程

调适情绪。一是医务社会工作者带领服务对象做沙盘游戏，使服务对象逐渐放松，并了解服务对象目前的情绪状况；二是学习识别情绪、控制情绪的方法，通过听音乐、观看电影、外出散步等转移注意力，引导服务对象学习蝴蝶拍、渐进式呼吸等稳定情绪的办法；三是参加曼陀罗绘画小组，通过绘画来稳定情绪。

医务社会工作者与服务对象共同制订康复周计划：一是每天定点参加日常康复，康复的内容包括使用运动器材，进行书法、手工折纸、观影等训练；二是训练生活技能，做好居家康复，学习如何做饭、拖地，打扫和收拾自己房间。通过学习，服务对象的生活技能得到提高，能帮助父母做家务。

医务社会工作者与服务对象目前商议如何能使服务对象独立出门，前几次出门服务对象母亲可以陪同，熟悉出行路线，掌握乘坐交通工具。第四次参加康复，母亲尝试让其独自出门，服务对象同意并独自前往"心语驿站"参加康复。之后，服务对象每次独自一人参加康复，不需要母亲同行。

（四）学习人际交往技巧，提升自我价值，完善朋辈支持系统

1. 介入重点

学习人际交往的方法与技巧；通过发掘服务对象的优势资源，改变服务对象低价值感的认知，提升自我价值，进而完善朋辈支持系统。

2. 介入过程

医务社会工作者在参加小组活动的过程中，安排服务对象承担一定的角色与职责，比如志愿者、组长、照顾者等，肯定服务对象的价值，使其尝试不同的角色体验，展现自己的特长。医务社会工作者还搭建互动平台，使服务对象在交流互动过程中学习人际交往的技能。在"春暖花开"小组活动中，服务对象与一起喜欢插花的小组成员互动合作，彼此之间建立了关系，服务对象的朋辈群体支持得到了增强。

医务社会工作者在与服务对象接触的过程中发现，服务对象的爱好是读书与写作，曾经给出版社投过稿，但是没有接到回复而放弃。医务社会工作者就开始鼓励服务对象重新写作，待其每次写完电影观后感，肯定服务对象，提升服务对象的价值与成就感，使其逐渐恢复信心。经过医务社会工作者的鼓励，服务对象主动提出向出版社投稿。另外，服务对象经常去图书馆，每次来社区康复都和医务社会工作者讲述图书馆举办过的特色服务，医务社会工作者在其眼睛里看出了对获奖者的羡慕与跃跃欲试，于是，医务社会工作者鼓励其参加图书馆举办的特色活动，在其中的一期，服务对象鼓起勇气投了一篇《阿甘正传》的观后感，获得了奖励奖。服务对象很是开心，成就感得到了很大程度的满足。这件事以后，服务对象很少再有"自己一无是处"的表达。

（五）指导家属学习与精神病患者相处的技巧，为服务对象营造舒适的家庭互动氛围

1. 介入重点

普及精神健康知识，转变家属对精神疾病的认知；指导家属与服务对象的相处技巧。

2. 介入过程

医务社会工作者根据精神专科医生的建议，向服务对象的家庭成员持续普及了与精神病患者相处的技巧知识，让他们在服务对象的康复问题上，以"康复"代替"痊愈"的方式，保证服务对象充足的睡眠，合理安排服务对象

的膳食，关注服务对象消极的言行，多与服务对象谈心，增加服务对象的社会活动等方式来为服务对象创建良好的家庭生活环境，便于服务对象以良好的心态接触社会。[3]

经过医务社会工作者的介入服务后，服务对象的家庭成员对精神康复者有了更为全面的了解，他们不再纠结于服务对象"是否能痊愈"，慢慢把关注点放在了服务对象"是否感觉到舒适"方面，对服务对象给予了更多理解，为服务对象营造了一个良好的康复环境。服务对象在家人的支持下，也不断地在慢慢进步。

（六）整合资源，完善社会支持网络

1．介入重点

整合医疗、慈善救助、残联、民政、社区等正式资源，完善资源库；建立志愿者队伍。

2．介入过程

医务社会工作者为服务对象整合了医务、民政、残联、社区等资源，帮助服务对象减轻压力。包括帮助服务对象办理残疾证、"686项目"免费领药、办理门诊慢性病等，减轻服务对象的家庭压力，完善服务对象的资源库，提升服务对象利用社会资源的能力。

建立志愿者队伍，对志愿者进行培训，推动志愿者加入社区康复中，为精神病患者提供同伴支持。鼓励服务对象参与社区志愿服务活动，发挥自身价值，积极接触社会、融入社会。

五、总结评估

通过社会工作的介入，服务对象的家属对精神疾病的认知有了改变；服务对象在生活方式、自我认知、社会交往能力、社会支持等方面的目标基本达成。评估方法主要为过程评估和结果评估。

（一）过程评估

回顾本个案，由于医务社会工作者对服务对象的初评结果相对比较客观与准确，制订的目标和计划也相对合理而且可操作，医务社会工作者在社会支持理论的指导下，从服务对象个人、服务对象的家庭系统、朋辈系统以及社区四

个方面开展针对性的介入服务，介入技巧也随着个案的进展不断调试，整个服务过程比较顺利，没有出现大的偏差。

（二）结果评估

从上面的服务过程我们可以看出，个案最初制定的具体目标已全部达成，根据抑郁自评量表（SDS）（见附件1）的前后测量我们得出，服务对象的情绪有了很大程度的改善；服务对象的家人在医务社会工作者的建议下，调整了对服务对象的期望，其家庭氛围越来越舒适，使服务对象的心情更加放松，服务对象的妈妈说："我们不再强迫她了，她现在能够自己乘车，自己出门康复，在家也经常帮助打扫卫生，经常在小区锻炼，情绪也逐渐地平稳，与我们交谈也多了。"服务对象在读书与写作中获得了自我价值感，特别是在一次图书馆举办的特殊活动中，服务对象写的观影后感获得了奖励以后，很少再说自己不行的话。在医务社会工作者的鼓励下，服务对象的人际交往基本恢复，在后续的跟踪回访中，医务社会工作者偶尔会看到服务对象在朋友圈中发布自己与好友相聚的动态，这说明服务对象正在慢慢走出去，重新建立朋友圈。就像一只已经蓄力的毛毛虫，破茧成蝶，飞出牢笼，重新享受阳光的照耀。通过社区志愿服务的参与，服务对象逐渐建立起有益于自身发展的社会关系网络。从服务对象向医务社会工作者的口头反馈，以及医务社会工作者的观察可以得知，服务对象目前已回归正常的生活轨道。

六、专业反思

基于服务的案例，医务社会工作者在介入的各个阶段有了自己的一些反思，在介入的实际操作中，医务社会工作者发现这些反思在精神障碍社区康复领域存在一定的共性。反思如下：

（一）获取信任，避免敏感点

精神障碍患者是一个特殊的群体，在一般人眼中，他们在身体、心理、行为等方面存在着不同。特别是对于患病十几年甚至更久的服务对象来说，常年遭受异样的眼光，他们闭门不出，害怕被人"指指点点"。这对于医务社会工作者来说也是严峻的考验。医务社会工作者在服务的过程中，要遵循接纳、尊重、平等的原则，避开敏感点，让服务对象觉得医务社会工作者没有把他们当作"病人"，给他们传递平等、温暖，才更有利于关系的建立和工作的开展。

（二）发挥服务对象的主动性，提升康复效能

服务对象在参加康复之前，一般是通过药物控制病情，被动地接受照顾，积极性和主动性丧失，一是自理能力慢慢缺失；二是控制不住自己的情绪，认为生活没有意义，找不到生活的乐趣；三是交往能力逐渐丧失，不愿意见人，没有朋友。即使服务对象在康复的最初阶段，仍表现得非常被动，自我改变的动机不强烈。被动地接受照顾者的管理，被动地接受医务社会工作者的安排。医务社会工作者可以发挥使能者等角色，协助服务对象积极面对生活，迎接挑战，挖掘自身价值。在服务过程中，让服务对象看到自身发生的变化，巩固这一变化，达到改变的目的。[4] 服务对象在经过康复之后由被动变为主动，有改变现状的意识，自我生活能力，自我管理情绪的能力，以及人际交往能力逐渐提升。一名志愿者，主动为他人提供服务，与其他康复者互相帮助，打开自我封闭的空间，正式与非正式支持网络逐渐完善，能够更好地融入社会。

（三）整合多方资源，完善社会支持网络

在精神障碍社区康复过程中，医务社会工作者需要联动家庭、朋辈群体、心理咨询师等非正式支持网络和社区、残联、医疗等正式支持系统，共同帮助服务对象回归社会。在个案服务过程中，医务社会工作者与服务对象的家属联动，在康复过程中改善家属认知，获得家属支持，使服务对象在参与活动过程中，与其他康复者相互帮助，提升康复的力量。此外，医务社会工作者与社区、残联、医疗机构等联动，帮助服务对象办理残疾证、办理门诊慢性病获得"686 项目"的支持，能够免费领药，减轻家庭负担。

参考文献：

[1] 李艳娥. 社会工作介入精神障碍患者社会支持网络构建研究 [J]. 智库时代，2020（7）：295 - 296.

[2] 童敏. 生理 - 心理 - 社会的结合还是整合：精神病医院社会工作服务模式探索 [J]. 华东理工大学学报（社会科学版），2012（2）：7 - 23.

[3] 王丽彬，代俊，李红梅，等. 对精神疾病患者进行社区康复服务的研究

进展 [J]. 当代医药论丛, 2018, 16 (6): 10 - 11.

[4] 童敏. 精神病人社区康复过程中社会工作介入的可能性和方法探索 [J].
北京科技大学学报 (社会科学版), 2005, 21 (2): 35 - 39.

附件 1: 抑郁自评量表 (SDS)

SDS 抑郁自评量表 (见表 1), 美国教育卫生部推荐用于精神药理学研究
的量表之一。

填表注意事项: 下面有 20 条题目, 请仔细阅读每一条, 每一条文字后有
四个格, 分别表示:

A: 没有或很少时间 (过去一周内, 超过一天出现这类情况)。

B: 少部分时间 (过去一周内, 1~2 天有过这类情况)。

C: 相当多时间 (过去一周内, 3~4 天有过这类情况)。

D: 绝大部分或全部时间 (过去一周内, 5~7 天有过这类情况)。

表 1　SDS 抑郁自评量表

问题	A: 没有或很少时间	B: 少部分时间	C: 相当多时间	D: 绝大部分或全部时间
1. 我觉得闷闷不乐, 情绪低沉				
2. 我觉得一天之中早晨最好				
3. 我一阵阵地哭出来或是想哭				
4. 我晚上睡眠不好				
5. 我吃的和平时一样多				

续表1

问题	A：没有或很少时间	B：少部分时间	C：相当多时间	D：绝大部分或全部时间
6. 我与异性接触时和以往一样感到愉快				
7. 我发觉我的体重在下降				
8. 我有便秘的苦恼				
9. 我的心跳比平时快				
10. 我无缘无故感到疲乏				
11. 我的头脑和平时一样清醒				
12. 我觉得经常做的事情并没有困难				
13. 我觉得不安而平静不下来				
14. 我对将来抱有希望				
15. 我比平常容易激动				
16. 我觉得做出决定是容易的				
17. 我觉得自己是个有用的人，有人需要我				

续表1

问题	A：没有或很少时间	B：少部分时间	C：相当多时间	D：绝大部分或全部时间
18. 我的生活过得很有意思				
19. 我认为如果我死了别人会生活得更好些				
20. 平常感兴趣的事我仍然感兴趣				

注：根据最近一个星期的实际情况在适当的方格里面画√进行选择。

简要说明：心理测评仅供参考。总分的 1.25 倍即为标准分。按中国常模结果，抑郁评定的标准分为 53 分。标准分低于 53 分，说明测试者心理状况正常，超过标准分 53 分说明测试者有抑郁症状。分值越高，说明测试者抑郁症状越严重，需要接受心理咨询甚至需要在医生指导下服药。

标准分（中国常模）

（1）轻度抑郁：53 ～ 62 分。

（2）中度抑郁：63 ～ 72 分。

（3）重度抑郁：>72 分。

直面双相障碍，解救困境母婴

——社会工作危机干预中 ABC 及 CBT 的运用

岑伟玲①　陈洪②

案例摘要：春节前期，一起婚外感情引发的困境母婴（指处遇困难境地的母亲和婴儿）追讨抚养费引发的民事纠纷引起警方、妇联及社区关注，经社会工作者介入后，通过专业评估，发现服务对象患有精神障碍，并有频繁自伤行为和自杀倾向。社会工作者紧急危机介入，经过系统的社会工作介入，服务对象获得及时医疗介入和心理干预，婴儿抚养责任落实，困境妇女也走上了工作岗位，获得良好的社会康复。

一、个案背景

服务对象小文，30 岁，与男友发生婚外情并生下非婚生婴儿，因情感、抚养纠纷，暴力冲突频发，多次报警；同时服务对象与丈夫婚姻出现危机，面临家庭解体；服务对象患有双相情感障碍伴精神病性症状、双重抑郁，有自残行为和自杀倾向，过激行为严重，母婴存在极大的生命安全隐患；服务对象失业无收入，独自照顾婴儿，背负巨大的经济压力和精神压力。外在冲突和内在冲突交织，致使服务对象个体与环境失调，报警频率每月 2 ~ 3 次，自伤自残行为每月 1 ~ 2 次，服务对象面临重大危机。有紧急危机介入、保障生命安全、心理干预、关系调适和社会救助的需求。

---

① 岑伟玲，中山市扬帆社会工作服务中心。
② 陈洪，中山市有爱青年社会创新促进中心。

二、分析预估

(一) 问题分析

1. 基本情况

(1) 经济状况。收入：服务对象照顾和抚养初生婴儿，无工作，无收入。主要支出：抚养婴儿、基本生活及租赁房屋等费用。

(2) 家庭状况及居住情况。家庭结构：与丈夫生育有两个适龄就学子女，子女与丈夫共同生活，服务对象长年与丈夫分居；与男友同居并生育一名非婚生婴儿，现与男友分居。

(3) 健康状况。服务对象患有"双重抑郁、双相情感障碍伴精神病性症状，过激行为严重，自杀目的明显"（摘自中山市第三人民医院病历）。服务对象因哺乳期已断药约 1 年，现病情加重，情绪不稳，易激惹，有频繁自伤行为。服务对象有家族病史。

(4) 医疗情况。服务对象无工作，也未办理补充医疗和基本医疗保险。

(5) 心理及精神状况。服务对象双重抑郁发作，患有双相情感障碍伴精神病性症状，情绪极其不稳定，人际关系冲突频繁，言语行为表现出抑郁、愤怒、极度焦虑等消极情绪，有自杀和报复他人的想法。

2. 问题分析

社会工作者根据以上多维度进行了解和分析，总结出服务对象现面临以下四个层面的问题。

(1) 生理层面。服务对象心理及精神出现异常，感觉麻木、头晕、头痛并发生过晕厥，躯体化明显，服务对象多次实施割腕致流血，伤口密集，与男友频繁发生肢体冲突，生理上承受巨大痛苦。

(2) 心理层面。服务对象因家庭环境和社会环境原因，出现心理及精神异常现象，表现出极度抑郁和焦虑情绪，心理承受巨大痛苦，自伤自残等过激行为极严重。

(3) 经济层面。服务对象独自抚养婴儿，现无工作，也没有收入，向男友多次讨要抚养费无果，母婴基本生活无保障。

(4) 社会层面。服务对象及其男友对心理疾病和精神障碍缺乏正确认知，致使服务对象长期断药，治疗中断，频发暴力伤害和自伤事件，频繁报警，造成社会安全隐患和潜在社会危害。

（二）需求分析

1. 生命安全需求

服务对象患有双相情感障碍，因哺乳婴儿未服药治疗，病情复发，自伤自残行为严重，有自杀想法，母婴生命安全受到威胁，有紧急介入解决目前危机、减少肢体冲突和伤害事件发生以确保生命安全的需求。

2. 医疗介入的需求

服务对象断药约 1 年，现病情加重，情绪及行为难以控制，过激行为严重，有医疗介入的需求。

3. 心理干预需求

服务对象及男友均出现极度焦虑情绪，双方一接触，矛盾便加剧，双方均易情绪失控，导致肢体冲突频发，有心理干预的需求。同时，服务对象面对生活变故，不知如何应对，缺乏危机处理能力，希望获得社会工作者的引导。

4. 关系调适和社会救助的需求

服务对象与男友情感纠纷冲突不断，男友认为服务对象隐瞒婚史欺骗自己，深感愤怒，怀疑婴儿非自己亲生，拒支付抚养费；双方矛盾加剧难以沟通，母婴基本生活无法保障，有关系调适和社会救助的需求。

5. 法律知识普及与政策解读的需求

服务对象婚内出轨并生下非婚生婴儿，已涉嫌重婚罪，有被起诉的风险，虽然婴儿为非婚生，但父母双方均有抚养责任。双方均需要认清自己所处情境，并在合理合法的前提下妥善处理情感、婚姻纠纷、婴儿抚养责任等。社会工作者需要向服务对象及家属普及相关法律知识、未成年人保护政策以及心理疾病和精神残疾预防等知识。

6. 回归正常生活，社会功能恢复的需求

服务对象患双重抑郁、双相情感障碍伴精神病性症状，现病情加重，近两年无工作，社会功能严重受损，有获得系统治疗、融入社会、社会康复和回归正常生活的需求。

三、服务计划

（一）服务理论模式

1. 危机介入模式理论

危机介入模式是社会工作常用的几大模式之一。每个人的生命历程中，一定会遇到他觉得危险的情况而产生情绪危机，并且每个人都需要一段时间去接受和适应这种情况。个体在社会生活中不可避免地会遭到很多的危机，这些危机会给他们自身以及他们的生活带来很大的影响。一方面，危机会影响到服务对象的生理、心理和社会等各方面，使他们感觉到紧张、焦虑等；另一方面，危机中包含着转机，服务对象在处理危机过程中会学会如何应对危机、解决自身问题，从而获得能力的提升。在介入的过程中需要遵循一些原则，及时接案和处理危机，要分清缓急。在本个案中，社会工作者应将保护生命原则作为服务的首位，及时介入，减少过激行为，消除自杀念头，确保服务对象母婴生命安全。同时，要给服务对象输入希望、助人自助以及对服务对象的个别化处理等。危机介入的目的在于消除服务对象的紧张情绪，恢复其功能，使其走出危机。

2. ABC 理论及 CBT 认知行为疗法

ABC 理论：A 是指诱发性事件，B 指个体在遇到诱发事件之后相应而生的信念，C 指在特定情境下个体的情绪及行为的结果。通常，人们认为人的情绪及行为反应是直接由诱发性事件 A 引起的，即是 A 引起了 C。ABC 理论认为，诱发性事件 A 只是引起情绪及行为反应的间接原因，而 B——人们对诱发事件所持的信念、看法、解释才是引起人的情绪及行为反应的更直接的原因。[1] CBT 认知行为疗法是一组通过改变思维或信念和行为的方法来改变不良认知，达到消除不良情绪和行为的短程心理治疗方法。[2] CBT 基于以下信念：扭曲和适应不良的行为，发展和维护了一个角色的心理障碍的作用；和症状相关的痛苦，可以通过新的处理信息的能力和应对机制来降低。在本个案中，服务对象小文提出了关系调适的需求，希望通过社区调解，能够从男友处获得抚养费。社会工作者在跟进的时候通过识别评估，发现服务对象患有精神障碍，存在不合理信念，想法与现实脱离，其本身患病，又无工作和收入，过激行为极其严重，不具备独自抚养婴儿的条件。

（二）服务目标

通过与服务对象面谈，社会工作者与服务对象共同拟定以下两方面的服务目标。

1．短期目标

（1）紧急介入，化解危机。社会工作者整合社会资源，对服务对象进行可测量心理和精神评估，根据评估结果调整跟进计划，促进就医，及时医疗介入，使服务对象获得及时和系统治疗，从根本上减少肢体冲突以及自伤自残等伤害事件发生，确保母婴生命安全。

（2）及时心理干预。进行深入辅导，提供情感支持，给予服务对象陪伴，减轻服务对象心理痛楚。

（3）实施社会救助，保障服务对象基本生活需求。

（4）关系调适，化解矛盾，促成抚养共识，落实婴儿抚养责任。

（5）注入希望。引导服务对象及其关系成员心理健康发展，增加其对抗疾病和处理危机事件的信心，提升其重新面对生活的希望。

2．长期目标

（1）促进持续系统治疗和康复。持续开展心理建设工作，促进精神残疾预防工作，引导服务对象身心健康发展、积极进行社会康复，渐而恢复其社会功能。

（2）保障婴儿得到妥善照顾和抚养，保障未成年人权益。

（三）服务策略

1．危机介入

危机介入模式采取的是一种心理、社会相结合的服务介入策略。社会工作者紧急危机介入，减少暴力冲突和自伤自残行为，去除自杀念想，化解家庭危机，确保服务对象母婴生命安全。在必要情况下提供安全庇护和强制医疗介入。社会工作者需要注意服务对象在危机中对无助感的处理、对外部社会资源的挖掘以及应对危机能力的提升。本个案中服务对象面临多重压力，情感破裂，家庭分解以及经济压力等，服务对象言行过激，外在及内在冲突不断，社会工作者捕捉到的信息已经表露出母婴危机程度已非常紧急，极有可能在某次发病或肢体冲突中，对母婴生命安全造成严重威胁。在此危急情况下，社会工作者需要第一时间理清该家庭需要处理事件的轻重缓急，运用危机介入理论，首先进行合理医疗介入，稳定服务对象情绪，控制和减少其过激行为，首要确保母婴生命安全。同时进行积极心理干预，运用合理情绪疗法和认知行为疗法，开展心理介入，帮助服务对象及家庭成员改变错误认知，正确认识心理疾病和精神残疾知识，从而改善服务对象依从性，促进就医，从根本上减少暴力和自残行为发生。

2. 个案管理服务方式介入

社会工作者评估服务对象的复杂需求，了解服务对象存在的多重问题，需要多方资源专业人员介入方可解决[3]，社会工作者需要运用个案管理方法为服务对象提供全方位的服务，通过协调社区、精神病防治站、市第三人民医院、派出所、司法等多方资源，实现服务资源的合理配置，保障服务对象获得最适当、最完整的服务。社会工作者的初步评估及直接介入，精神病防治站及市第三人民医院等医疗机构的上门心理和精神评估、治疗，以及派出所等公安系统进行入户开展教导工作等，多方资源专业人员合力介入，资源合理配置，协同合力及时解决服务对象目前家庭面临的急需解决的危机事件，促进个案进程良性发展。

（四）服务程序

（1）了解基本情况，分析其需求。

（2）与服务对象共同制订服务计划。

（3）按计划跟进服务并根据实际情况适时调整。

（4）开展紧急介入工作，促进就医，合理医疗介入和心理干预，杜绝发生危及生命安全的伤害行为。

（5）密切关注服务对象及其亲属心理及行为变化，观察和评估其家庭伤害动机与倾向。

（6）调适关系，缓解矛盾，促使抚养协议达成。

（7）在服务对象获得系统治疗且病情较稳定情况下，鼓励其参与社会活动和参与工作，逐渐恢复社会功能。

（8）评估目标达成后给予结案，结案后适时回访。

四、服务计划实施过程

（一）了解基本情况，分析预估

社会工作者经过收集资料、观察和访谈以及与社区、家属报警多次的派出所沟通了解到服务对象的基本情况，从心理、生理以及社会环境等分析成因。

（二）开展可测量评估工作

只有对服务对象类型及其需求做到精准识别和评估，才能快速回应服务对象的需求。在本个案中，社会工作者迅速开展心理、精神评估，并对母婴所处情境进行危险评估。社会工作者通过 SCL – 90 症状量表[4]（见表 1）测量服务对象精神状况，检查服务对象病历和核对院方 MMPI 测量表[5]（见表 2），社会工作者通过识别评估，发现服务对象患有精神障碍，存在不合理信念，想法与现实脱离，其本身患病，又无工作和收入，过激行为极其严重，不具备独自抚养婴儿的条件。精准识别评估有助于处理危机事件的轻重与缓急，服务对象需要合理医疗介入，稳定情绪，减少过激行为，确保母婴安全才能推进个案后续良性发展。

表 1　SCL – 90 症状量表评估报告

因子项目/分											因子项目数				
测量日期	躯体化	强迫症状	人际关系敏感	抑郁	焦虑	敌对	恐怖	偏执	精神病性	其他	总分	阳性项目	正常	阳性轻度	阳性中度	阳性重度
2022.1.7	2.4	4	3.78	4.3	3.7	4.67	4	2.67	4.3	4.4	342	10	0	2	2	6

总结：服务对象 90 项症状量表原始总分 342 分，显示阳性。服务对象因子得分均高于常模，其中强迫因子 4 分、敌对因子 4.67 分、抑郁因子 4.3 分、精神病性因子 4.3 分，已达到重度。人际关系敏感因子以及焦虑因子达到中度。在访谈过程中服务对象有掩饰倾向，部分心理特征被掩盖，不排除报告存在不准确的可能性。建议前往专业医院进行 SDS、SAS 和 MMPI 测量，并以专业医生诊断为准

备注：因子分 2 ~ 2.9 分为轻度，3 ~ 3.8 分为中度，3.9 分及以上为重度。SCL – 90 量表由服务对象于 2022 年 1 月 7 日填写，服务对象表示对量表描述清楚，根据自己实际情况填写。由社会工作者进行评估

表2　MMPI 测量评估报告（院方数据）

测量日期	Sc 精神分裂	Pd 精神病态	Pa 偏执狂	Pt 精神衰弱	Si 社会内向	D 抑郁	Hs 疑病	HV 癔症	Ma 轻躁狂症	Mf 男女子气	F 诈病	L 说谎	K 校正
2022.1	89	88	87	81	81	79	78	67	66	47	102	47	35

危险行为预测		
项目内容	得分（1～10分）	程度
自杀或自残	7	大
冲动伤人毁物	6	大
酗酒与药物滥用	4	中

临床诊断意见	
内容	百分比
正常	2%
情绪障碍	23.62%
精神病性障碍	74.38%

（三）与服务对象及其男友共同制订服务计划

分别与服务对象关系成员会谈，深入了解情况。帮助服务对象梳理危机事件处理思路，帮助他们认识处理危机时遵循的原则，按问题轻重缓急进行合理排序，共同制订服务计划。社会工作者帮助服务对象及关系成员达成共识，目前需要急迫解决的是从根本上减少暴力伤害、自伤事件，杜绝再次发生威胁母婴生命安全的事件，并对可能再次发生危险的行为，拟定应对措施，如受威胁成员暂搬离居所，寻求安全庇护。

（四）促进心理及精神评估，合理医疗介入和心理干预

1．促进就医

首先从根本上杜绝暴力、肢体冲突事件再度发生。1月，社会工作者联合派出所对其男友进行教育和训诫，限制其接触服务对象机会，减少肢体冲突，避免矛盾加剧。因服务对象处在哺乳期，婴儿未断奶，服务对象未服药治疗，且依从性较差，就医治疗存在较大困难，社会工作者联动医疗上门，并协调服务对象男友照顾婴儿约8天，创造婴儿断奶、服务对象服药条件。

2．通过个案管理方式，联动多方资源给予支持，促进合理医疗介入和心理干预

对于服务对象就医困难情况，社会工作者从联动多方资源入手，给予服务

对象及家庭成员多方支持。一方面，医生上门就诊评估。另一方面，联动派出所有经验的教导员对服务对象及其男友进行耐心教导；同时，社会工作者通过认知行为疗法和合理情绪疗法，纠正服务对象错误认知，缓解其焦虑情绪，减少家庭伤害事件的发生，促进服务对象及时治疗。让服务对象的男友从施暴者转变成为其支持者，帮助照顾婴儿（其间进行 DNA 鉴定，确定亲子关系），创造就医条件。顺利进入药物治疗和心理干预双管齐下阶段。社会工作者在跟进过程中，急服务对象所急，通过资源整合为服务对象解决实际生活问题，同时关注服务对象心理需求，服务对象及家庭成员获得全方位服务。

（五）调适关系，缓解矛盾，促成抚养共识

社会工作者经多次与服务对象男女双方分开访谈，对其深入辅导，帮助他们认清双方所处情境，清晰事由，梳理处理孩子抚养思路，服务对象及其男友开始学会自我察觉，认识自身问题，学会审视自己的婚姻观和情感观，明白自身的责任，通过社会工作者的引导学习处理面临的生活问题，并通过判断轻重缓急对事件处理进行排序，让他们学会理智看待孩子的抚养问题、正确处理目前的情感及婚姻危机。5 月，社会工作者组织人民调解会，在律师及社区见证下，促成双方签署婴儿抚养协议，6 月，按协议将婴儿及其抚养权移交生父，落实抚养责任，保障了婴儿生命安全和生存权。

（六）坚持治疗，并加强社会融入和社会康复

在服务对象获得药物治疗、心理干预的同时，在病情稳定的情况下，社会工作者鼓励服务对象积极参与社会活动和工作，在工作中获得能力肯定、信心提升和社会认同，在趋于正常的生活和工作中，也进入心理和精神康复阶段。

五、总结评估

（一）服务成效

经社会工作者长达半年的个案管理和系统跟进，个案取得较显著成效。服务对象及关系成员发生如下三个转变。

1. 认知转变

社会工作者积极开展心理干预，通过 ABC 合理情绪疗法、CBT 认知行为

疗法，纠正其错误认知，服务对象不合理信念减少，心理及行为变化向良性发展。服务对象开始学会自我察觉，认识自身问题，学会审视自己的婚姻观和情感观，通过社会工作者的引导学习处理面临的生活问题，并通过轻重缓急对危机事件进行排序。同时理智看待孩子的抚养问题、正确处理情感及婚姻危机。也开始认同心理疾病及精神障碍需要看病服药加之心理干预才能康复，认同看病治疗要排在讨要抚养费和协商抚养责任之前，学习到相关心理卫生知识和精神残疾预防知识。（见表3）

表3　认知转变对比

服务对象		服务对象的男友		转变
介入前	介入后	介入前	介入后	
看病没用	就医看病治疗才能康复，否则我的情绪无法控制	她是一个情感骗子	我自身也有责任	正向
认为男友自私自利，不敢承担责任	我确实曾隐瞒婚姻状况，我也是过错方	她想用自杀控制我	她患病，思维与行为异于常人	正向
希望与男友复合	如无可能，我只能放手	她想用孩子要挟我	我愿意承担自己的责任，抚养孩子	正向

2．行为转变

（1）从未治疗到主动就医的行为转变。服务对象从未就医，转变为主动就医并自主服药。目前已经进行10期药物治疗，每期15天。

（2）暴力、自伤等过激行为频率改变。经过整合医疗资源，联动市第三人民医院、精神病防治站、市心理卫生协会，排除就医困难，及时合理的医疗介入、督促就医，使得服务对象获得持续治疗，稳定其情绪，从根本上减少过激行为。从个案介入初期，服务对象频繁表达自杀想法，实施多次自伤行为，至7月，已经持续4个月，暴力伤害事件降至0次/月，报警行为从每月1～2次降至每月0次，自伤自残频率从每月1～2次降至每月0次。

（3）应对模式及生活方式转变。个案介入过程中，社会工作者联动社会资源给予多次物质帮扶和救助，共计联动爱心企业及爱心单位约6批衣物及生活救助物资，价值约1800元。开展关系调适，通过沟通和调解，协助落实

1—6 月抚养费共计 14000 元，奶粉、尿片等多批，解决困境母婴生活困难，保障母婴每月基本生活需求。6 个月后，服务对象由原来的少与外界沟通接触、不参与工作，到 7 月找到工作，开始正常工作和社会交往，生活进入正轨。（见表 4）

表 4　服务对象行为转变对比

序号	项目	介入前	介入后	转变
1	就医行为	未治疗	就医并持续治疗	正向
2	暴力频率	2～3 次/月	0 次/月	正向
3	自残自杀频率	1～2 次/月	0 次/月	正向
4	报警频率	1～2 次/月	0 次/月	正向
5	应对模式	多次讨要抚养费无果	获得救助，移交孩子抚养权	正向
6	生活方式	不参与工作和社交	7 月参与工作并社交	正向

3．心理及精神有所复原

根据服务对象阶段性 SCL - 90 测量结果对比表（见表 5），数据显示了服务对象心理及精神复原状况。1 月 6 项阳性重度，3 月底阳性重度项目数为 0。

表 5　SCL - 90 测量对比

因子项目/分											因子项目数			
测量日期	躯体化	强迫症状	人际关系敏感	抑郁	焦虑	敌对	恐怖	偏执	精神病性	其他	总分	阳性项目	正常	阳性轻度	阳性中度
2022.1.7	2.4	4	3.78	4.3	3.7	4.67	4	2.67	4.3	4.4	342	10	0	2	2
2022.3.31	1.59	3	2.67	3	2.4	3.5	2.14	3	2.2	2.85	233	9	1	5	4

（二）总结评估

服务对象小文婚内出轨并生下非婚生婴儿，因情感纠纷和婚姻纠纷，存在严重人际关系冲突，肢体冲突不断，频繁报警。服务对象患有双相情感障碍伴精神病性症状、双重抑郁，有自杀倾向和自残行为，个体存在剧烈的内在冲突。个案介入前，服务对象面临重大危机，母婴存在极大的生命安全隐患。社会工作者精心设计个案计划，运用危机介入、ABC 理论，通过个案管理、危机介入模式策略，运用 CBT 认知行为疗法等个案手法，整合多方社会资源，促进合理医疗介入和心理干预，实施社会救助，提供切实帮扶。经 6 个月的个案跟进，矛盾缓解，抚养责任落实，生活实际问题得到解决，服务对象经系统治疗和心理干预，病情好转，母婴顺利渡过危机。2022 年 7 月，服务对象找到工作，融入社会，个案目标基本达成。9 月，个案回访了解到服务对象持续治疗，已经回归工作岗位 3 个月，个案成效巩固。

六、专业反思

（一）在社会层面，社会工作在精神医疗康复中起重要作用

社会工作在精神残疾预防中起到重要作用。CBT 认知行为疗法等心理治疗和干预，对于精神障碍的治疗是有效的[6]，该理论已经获得医学循证[7]。心理、精神障碍就医率低，使得大部分患者没有获得及时治疗，存在社会隐患，带来社会问题。社会工作者积极联动多方资源，及时干预在预防性工作中起到非常重要作用。实践证明，对于心理、精神障碍对象，合理的医疗介入加之心理干预具有良好的成效。同时，社会工作者整合多方资源，合力提供切实帮扶，为他们解决实际问题，实施社会救助的过程，是舒缓服务对象内在冲突和外在冲突的过程，是一个行为疗法的过程。而这些社会工作介入，是医生和心理咨询师所不能做到的。社会工作在精神残疾预防性工作和补救性社会工作中均起到至关重要的作用。

（二）服务对象层面反思

经个案跟进，虽然服务对象危机解除，并开始进入正常社交与工作，但服务对象患双重抑郁、双相情感障碍伴精神病性症状，如不能坚持治疗，病情稍好转时如中断药物治疗，极有可能复发。社会工作者需要在结案后持续跟踪，并在必要时提供健康指导，让服务对象了解到心理建设和社会康复是一个长期的过程，并帮助服务对象巩固服务成效。

参考文献：

[1] 李毅飞，孙凌，赵丽娜. 认知行为治疗 [M]. 北京：中国轻工业出版社，2012.

[2] 莱德利，马克斯，汉姆伯格，等. 认知行为疗法 [M]. 3 版. 王建平，译. 北京：中国轻工业出版社，2012.

[3] 全国社会工作者职业水平考试教材编写组. 社会工作实务：中级 [M]. 北京：中国社会出版社，2019.

[4][5] 钱铭怡. 心理咨询与心理治疗 [M]. 北京：北京大学出版社，1994.

[6] 伯恩斯. 伯恩斯新情绪疗法 II [M]. 李亚萍，译. 北京：科学技术文献出版社，2017.

[7] DOBSON K S. 认知疗法治疗抑郁症的疗效综合分析 [J]. 咨询心理学与临床心理学杂志，1989，57（3）：414 – 419.

破镜重圆

——社会工作者助力严重精神障碍康复者家庭关系重建

袁玲容①

案例摘要：家庭系统功能是否良好是影响严重精神障碍患者康复的重要因素。本案例通过对服务对象的社会生态系统评估，评估家庭功能受损是服务对象当前的核心困扰。因此，社会工作者的干预目标是协助服务对象恢复受损的家庭功能，构建严重精神障碍康复者的家庭支持系统。具体而言，社会工作者通过采用理性情绪治疗模式改善服务对象家庭的非理性信念；通过非暴力沟通手法的训练促进家庭成员良性互动。简而言之，通过改变严重精神障碍康复者的家庭结构，社会工作者可以进一步促进其个体康复。

一、背景介绍

（一）服务对象基本情况

服务对象，女，未婚，20 岁，精神障碍既往高风险患者。② 服务对象在上初中二年级的时候被诊断为混合性双相情感障碍，之后退学在家，坚持定期专科复诊和按医嘱服药。服务对象虽然服药依从性很好，但病情仍反复发作，情绪很不稳定。目前失业，于 2019 年 10 月至 2022 年 5 月在康宁医院共住院 8 次。除此之外，服务对象本身比较自卑，觉得家里贫穷，想要的东西得不到；自己不够漂亮，没有人追求；自己没上大学，找不到好工作；同时认为生活没有意义，有跳楼结束生命的想法。

---

① 袁玲容，深圳市东西方社会工作者服务社。
② 确诊精神障碍后有 0—5 个风险等级，5 级是最高等级，曾经评估过 3 级及以上的是既往高风险患者，目前评估为 3 级及以上的是高风险患者。

（二）服务对象家庭情况

服务对象的父母分居 2 年多，父亲在 X 单位宿舍居住，基本不回家；母亲在 Y 单位做清洁工。兄妹三人，妹妹上初三，弟弟上小学五年级，服务对象和弟弟妹妹与母亲租住在城中村，房子面积不大，由于很长时间没有收拾，桌子上、上下铺、地板上放满了凌乱的物品且布满灰尘，客厅只剩下一条狭窄的过道，使本来小小的房子显得更加拥挤。服务对象经常与弟弟妹妹发生争吵，认为弟弟妹妹不尊重她，不体谅她是患者。社会工作者从服务对象的母亲那里了解到，近两年来，服务对象经常把要跳楼、不想活、生活没意义等话语挂在嘴边。家里人都已经习惯了，已经不相信服务对象会这么做，所以对她听之任之。其父亲认为服务对象是装病，好吃懒做。除此之外，根据社区关爱帮扶小组①的工作人员介绍，服务对象与家里人发生矛盾，情绪非常不稳定的时候会恐吓家人，扬言要杀了弟弟，家里人会拨打"110"报警。服务对象遇到不顺心也会主动要求去康宁住院，已经被纳入社区关爱帮扶小组的重点关注对象。

二、分析预估

社会生态系统理论是用以考察人类行为与社会环境交互关系的理论，阐述了人的成长与社会环境的关系，个体与社会生态系统之间存在相互作用力，个体的行为与环境互相联系，相互制约，相互影响，要理解个人，就必须将其置于其环境之中。[1] 本案例中，社会工作者运用社会生态系统理论对服务对象面临的问题进行系统评估。服务对象的社会生态系统问题分析如表 1 所示。

---

① 社区关爱帮扶小组是指由社区居委会、社区民警、残联、社区康复中心和患者家属等组成的给予患者服务的帮扶小组。

表 1 服务对象社会生态分析

系统	信息整理	需求分析
微观 （个人）	①自知力完全：承认患有混合性双相情感障碍； ②用药依从性良好：坚持定期复诊，按医嘱服药； ③社交能力一般：性格相对外向，与病友保持联系； ④就业（无工作）：认为没有适合她的工作； ⑤心理认知差：比较自卑，觉得家里贫穷，认为自己不够漂亮没人追求，自己没上大学找不到好工作； ⑥风险评估 3 级：觉得生活没有意义，经常产生跳楼的想法；与弟弟妹妹发生不愉快，有杀害他人的冲动念头； ⑦住院治疗：主动向家人和社区提出去康宁住院（8 次）	①需要监护的需求； ②获得家人的爱与尊重的需求； ③自我实现的需求
中观 （家庭）	①家庭收入偏低：父母都是清洁工； ②家庭居住情况：城中村租房； ③父母关系疏远：遇事互相指责，分居一年多； ④亲子关系：子女与母亲关系亲近，对父亲冷淡； ⑤父亲对疾病认知的偏差：生病是假，好吃懒做是真； ⑥母亲对服务对象的态度：非常无奈，也很无力； ⑦弟弟妹妹对服务对象的态度：冷淡，不关心； ⑧外公外婆：与服务对象关系亲密； ⑨爷爷奶奶：服务对象受母亲影响，不跟爷爷奶奶来往	①科普精神疾病的需求； ②家庭关系调和的需求； ③家庭教育功能重建的需求
宏观 （社区）	①社区康复中心：医生和社会工作者经常上门或者电话慰问与关爱，服务对象享受免费体检等服务； ②社区：享受监护补贴，还有免费心理咨询服务； ③社区民警：经常出警协助送院； ④慢病院：免费取药，开通困难救治绿色通道； ⑤康宁医院：定期复诊	①社区康复转介的需求； ②社区重点关注的需求

三、服务计划

（一）服务目标

在经过系统需求评估，以及和服务对象商议的基础上，社会工作者决定从服务对象的中观系统（家庭）出发进行干预。总体来说，社会工作者旨在为服务对象营造一个和谐的家庭环境，使其获得家人的支持与尊重，提升其幸福感。具体来说，本案例旨在达成三个目标：改善服务对象父母的非理性信念；提高服务对象与父母的沟通技巧；引导家庭成员建立家庭规则，明确各方的家庭角色和义务。

（二）服务目标与策略

服务目标与策略见表2。

表2　服务目标与策略

服务目标	介入策略
改善服务对象父母的非理性信念	运用理性情绪 ABC 理论[1]重新构建服务对象的父母对婚姻的正确认知：丈夫爱妻子，妻子才有动力照顾孩子和家庭；妻子爱丈夫，丈夫更有对家庭的担当和责任意识。孩子才会在爱的家庭里健康成长
提高家人的沟通技巧	运用非暴力沟通方法：陈述观察—表达感受—表达需求—提出期望，提高他们的沟通效能
引导家庭成员建立家庭规则，明确各方的家庭角色和义务	运用结构家庭理论[1]，促进家庭成员的良性互动，提升治理家庭父子恪守本分的理念，做到家庭成员之间长幼有序，夫妻相敬如宾。孩子尊敬父母，父母才有权威引领孩子树立积极向上的家庭观念

四、服务计划实施过程

（一）建立专业关系

2022 年 3 月深圳疫情暴发，服务对象住在封控区。为了社区精神障碍康复者能平安度过疫情，社会工作者每隔两天打一次电话给服务对象的父亲。3 月 21 日，社会工作者致电服务对象的父亲，其父亲说："我在宝安居住，也被封控了，你打电话给她妈妈，她妈妈更了解她的情况。"接着社会工作者联系服务对象的母亲，从服务对象的母亲那里了解到服务对象在家情绪很不稳定，砍坏床上的枕头，还拿刀威胁家人。社会工作者劝说服务对象的母亲应立即送服务对象住院治疗，其母亲说服务对象没有工作单位，也没有购买新农合等医疗保险。家庭经济困难，无力承担医疗费用。社会工作者将服务对象的情况向社区关爱帮扶小组汇报，社区关爱帮扶小组立即召开了小组会议，会议决定送服务对象去康宁医院住院治疗，并且协助申请困难救助的绿色通道，免除了服务对象的一切费用。5 月 10 日服务对象从康宁医院出院后，社会工作者每隔两天随访一次，随访方式有上门探访和电访。经过多次随访，社会工作者与服务对象建立了专业关系，也透过服务对象和家人深入地收集到个人、家庭以及社区的资源信息。

（二）预估问题

社会工作者根据收集到的服务对象的个人、家庭、社区三个系统的资源和需求进行分析诊断。服务对象是精神疾病康复者，且精神症状明显，有自杀和伤人的潜在风险，需要家人和社区的照顾。社区已将其纳入重点关注对象，但是社区照顾有限。服务对象的父母健在且年轻，有能力作为主要监护对象。由于父母缺乏经营家庭的正面认知，经常在孩子面前互相指责和打架。父亲离家，常年居住在单位，留下母亲一边工作一边照料孩子，使母亲感到非常辛苦，因此母亲经常在孩子面前抱怨父亲的自私、对家庭不负责任等，为家庭带来负面影响。家庭这种不良的互动，孩子心目中树立的父亲形象是对家庭不负责任，自私自利，脾气暴躁。父亲的权威在子女心目中坍塌。母亲带着负面情绪生活的态度，使家庭正面教育功能也随之被退化。孩子在家庭里得不到良好的教育，所以也不懂得真善美。兄妹之间不懂得互相爱护，也不懂得感恩父母的辛劳。反过来，孩子们的叛逆行为使父母感到委屈和痛苦，所以，父母也经常埋怨孩子不懂事、懒惰、不孝顺等，家庭关系就像陷入了泥潭。对此，社会工作者认为本案例关键之处在于如何协助服务对象的父母能够正视自己的非理性信念和获得经营家庭的正面认知，使他们重拾信心和增强能力重建和谐幸福的家庭，让服务对象生活在充满爱与温暖的家庭中治疗康复。

（三）改变非理性信念，转变认知

1. 引发思考

经过多次的随访以及为服务对象申请了绿色通道免除住院费用，服务对象的母亲对社会工作者怀有一定的感激之情，为建立信任关系奠定了一定的基础。社会工作者在会谈过程中，会有意识地引导服务对象的母亲带着问题思考：服务对象为什么在 3 年不到的时间住了 8 次院？还有为什么每次与家人闹不愉快的时候就说要杀了弟弟？以及觉得生活没有意义有不想活要跳楼的想法？服务对象的母亲告诉社会工作者，因为忙于工作和照顾孩子，从来没想过这些问题。

2. 释放情绪

服务对象经过了这么多次的住院治疗和服药，病情得不到好转，令其母亲很失望。服务对象的母亲还告诉社会工作者感觉自己也抑郁，经常在单位与同事发生矛盾，看这个不顺眼，那件事不合理。不是为了孩子，她都想离家出走，目前勉强在支撑这个家。等到哪天支撑不下去了，她就一走了之，说完就号啕大哭起来。社会工作者没有阻止服务对象母亲的情绪宣泄，而是对她进行安抚和鼓励，让她释放出多年来积压在心理的负面情绪。

3. 构建家庭支持与尊重的信念

社会工作者向服务对象的母亲指出这两年他们夫妻感情不和，丈夫离家，而她把精力都放在工作和弟弟妹妹身上，除了给服务对象生理需求（服药和温饱），没有关注其内在的情感需求（比如服务对象认为自己只读了初中二年级，与身边的同龄人相比，感到自卑；想谈恋爱，因为生病又没有人追求），这一切使服务对象的内心感到非常焦虑和不安。时间越久，她的焦虑和不安越强。所以，服务对象用跳楼、扬言杀了弟弟等事情引起家人的强烈关注。目前没有真去跳，不代表以后不会跳。风险随时存在，家人需要给予服务对象关爱、理解和支持。服务对象的母亲开始沉思和正视目前面临的问题，并表示认同。她请求社会工作者与服务对象的父亲面谈。

4. 提升精神疾病的康复知识

服务对象的父亲一见到社会工作者就抱怨服务对象懒惰，只想享受，不想工作。还怪罪服务对象的母亲溺爱孩子，此时社会工作者认为服务对象的父亲对精神疾病有误区，向其解释患有混合性双相情感障碍的精神康复者的知识，并告知他精神康复者的身体和心理达不到出去工作的标准，没有医生的评估是不能出去工作以及服药后会出现反应迟钝的问题，有可能导致身体发胖、精力不集中、嗜睡、身体无力等不良反应，需要家人的照顾和包容。服务对象的父亲听后向社会工作者表示是自己以前对服务对象的关心不够，住院也没去医院看望，感到后悔。

（四）提升家人的沟通技巧

非暴力沟通指导人们转变谈话和聆听的方式，使得人们不再条件反射式地反应，而是去明了自己的观察、感受和愿望，有意识地使用语言。[2]非暴力沟通背后的理念是人们既诚实、清晰地表达自己，又尊重与倾听他人。经过十几次的服务，服务对象的父母关系有了好转。父亲一有时间就会回来看妻子和孩子。借着夫妻相聚的机会，社会工作者会借由日常生活中的小事，引导夫妻二人反思过往的沟通模式。并且，社会工作者会和服务对象的父母一起讨论和学习非暴力沟通的表达方式，即陈述观察、表达感受、表达需求和提出期望，从而提高沟通效能。尽管这并不是一个容易的过程，但是社会工作者会十分强调服务对象父母的努力的态度，对他们点滴的进步给予肯定。

（五）巩固家庭关系，定期随访

经过社会工作者的不懈努力，服务对象的父母终于和好，一家人团聚。社会工作者在定期随访中了解到因为家里租的房子有点小，服务对象睡客厅，只有一间小卧室给弟弟妹妹和母亲住，父亲回来居住有些不方便。社会工作者向服务对象的父母建议过周末夫妻生活，到了周末，服务对象的父亲开车接母亲去他的单位宿舍居住，这样既有利于促进夫妻感情，也有利于孩子们拥有独立的空间。对于过周末夫妻生活这个建议，服务对象的父亲很乐意接受，其母亲有点羞涩但还是同意了。

五、总结评估

经过 3 个月与服务对象一家的多次跟进沟通，社会工作者不但与服务对象一家建立了相互信任的专业关系，还成功引导他们理性地应对家庭矛盾，为服务对象一家开启了新的生活，提升了家庭幸福感。在介入过程中，社会工作者起到了辅导者、支持者、陪伴者的作用。

在个案结束时，服务对象一家都向社会工作者所做的工作表示感谢，并夸社会工作者是他们家的贵人。最后服务对象还填写了服务满意度调查表，调查表结果显示他们对服务很满意。

六、专业反思

（一）严重精神障碍康复者家庭能力提升的必要性和重要性

一方面，家庭系统功能是否良好是影响个体康复的重要因素，所以通过改变家庭结构，可以促进个体康复。另一方面，精神障碍康复者家庭面临的挑战要比普通家庭更复杂，应对难度更大，除了家庭关系和沟通方面，还涉及对疾病的认知、精神康复的长期性等因素的影响，所以促使严重精神障碍者家庭功能的恢复尤其重要。

（二）加强严重精神障碍疾病认识的宣传，减少对康复者的污名

社会工作者需要通过多种途径的宣传活动，推动全社会提高认识，增强精神卫生方面的知识，关注心理精神需求，在家庭生活、学校、工作单位、社区等环境中，营造维护和促进精神卫生的良好氛围，有利于精神康复者在社区中的康复。

（三）发掘优势资源对严重精神障碍康复者服务的意义

社会工作者在开展严重精神障碍康复者服务的过程中，调动和整合社区内各类优势资源十分必要，比如家庭、邻里，还有企业等。在本案例中，服务对象有两个优势：个体优势体现在服务对象善于求助，自己会主动寻求社区资源的帮忙；资源优势就是服务对象的家庭，虽然早期服务对象的家庭功能可能不太好，但是家庭成员多年来的支持和不离不弃也是很重要的方面。社会工作者用优势视角来看待服务对象及其家庭，对服务对象的康复和家庭功能的恢复均十分重要。

参考文献：

[1] 王斌. 个案工作 [M]. 北京：中央广播电视大学出版社，2008.
[2] 马歇尔·卢森堡. 非暴力沟通实践篇 [M]. 梁欣琢，译. 南京：江苏人民出版社，2014.

牵线搭桥，助残障人士展翅翱翔

——社会工作者支持残障人士实现就业之梦

陈燕①　黎东②

案例摘要： 服务对象多次尝试就业未能成功，逐渐产生焦虑情绪，自我认同感低，遂向社会工作者求助。社会工作者协助其深掘个人优势，重树其自信心，并引导其参加街道职业康复服务中心（以下简称"街道职康中心"）辅助性就业，一方面学习新的就业技能，另一方面扩大自身朋友圈；同时社会工作者发挥岗位资源优势，促成服务对象获得岗位试用机会，并通过联动企业管理者、调动企业员工等方式，逐步完善服务对象在企业内部的社会支持网络，促使其实现稳岗就业、圆就业之梦。

一、背景介绍

服务对象小年（化名），男，19岁，智力三级残疾，生活能够自理，居住在深圳坪山，就读于深圳元平特殊教育学校。在学校期间，服务对象获得学校中西式面点三等奖、中式铺床三等奖等荣誉，且2018年1月在观澜湖高尔夫酒店西饼部实习，2019年2月在罗湖香格里拉大酒店西饼部实习，均获得酒店高度好评。

2019年6月，在元平特殊教育学校毕业之后，服务对象尝试过自主择业，包括独自去罗湖香格里拉酒店、深圳市喜憨儿洗车中心等单位面试，但由于与居住地距离过远、就业环境支持不足等多种原因未能择业成功。服务对象逐渐对求职产生严重焦虑，自信心急剧下降，内心十分无助无奈。为此，服务对象拨通了社会工作者电话，希望社会工作者能够给予支持，寻找到一份合适的工作。社会工作者接到求助后，及时与服务对象对接，并对服务对象进行了

---

① 陈燕，深圳市龙岗区彩虹社会工作服务中心。

② 黎东，深圳市龙岗区彩虹社会工作服务中心。

评估。

二、分析预估

（一）生理方面

服务对象是一位智力障碍的残障人士，对事情的反应往往比其他人慢一些，加上自身体型偏肥胖，其行为动作较为缓慢，如早晨起床洗漱、食用早餐等需花费 1 个小时以上的时间。另外，其血糖偏高，应对许多食物忌口，但在这方面的自控能力较差。

（二）心理方面

服务对象性格活泼开朗，喜欢与他人聊天交友，能独立乘坐公共交通工具出行、购物等，具有良好的独立能力；但情绪管理方面较弱，容易较真、发脾气，遇到不满意的事情，甚至通过大喊、大叫、哭闹等方式表达。目前，服务对象担心择业不成功，逐步与社会脱节，丧失在社会上的生存能力，变成他人眼中的智力障碍者，需要父母供养一辈子。

（三）技能方面

服务对象的学历是高职学历，毕业于深圳元平特殊教育学校，接受过系统的特殊教育服务，很大程度上掌握了中式面点及酒店管理等专业知识，并且在学校相关展示活动中荣获了三等奖的荣誉。

（四）工作经验

服务对象在观澜湖高尔夫酒店西饼部、罗湖香格里拉大酒店西饼部实习过一段时间，并且均获得相关酒店的高度评价。服务对象的心态较为积极向上，在学校毕业后，主动前往酒店、工业区求职，服务对象表示"什么脏活累活我都可以干，比如酒店刷盘子、洗车等都可以"。

（五）家庭情况

服务对象的父亲长期在国外工作，母亲为坪山某小学老师，家中还有一个妹妹上小学，家庭经济条件较好。服务对象的母亲表示"只希望有一份适合他的工作，不要让他待在家里荒废就行，我们对工资收入没有太多要求"。

（六）社会方面

服务对象虽然具有较多实习经验，且具有较强的求职意愿，但在具体求职方式等方面经验还相对缺乏，且与企业等沟通技巧还较为欠缺，不利于其稳岗就业。

三、服务计划

（一）介入理论

1. 优势视角理论

优势视角理论要求社会工作者不是孤立或专注地集中看待问题，而是看到服务对象的内在潜力和可能性。在创伤、痛苦和困境中帮助服务对象寻找并把"希望"转化为"行动"，最终走出困境。

（1）在自身方面。服务对象能够独立自主参与择业，尝试去就业实习，虽然时间不长，但已经走出了非常关键的第一步，应该给予自身积极肯定，同时在校期间获得多项荣誉，这是对其学习能力非常重要的肯定。

（2）在家庭方面。服务对象的父母非常支持其参与就业，希望他能够实现自己就业梦想，这是服务对象最为重要的优势之一，需要加以发挥。

（3）在政策方面。深圳市拥有较为系统完善的就业政策体系，对残障人士就业创业给予创业启动资金、社会保险补贴等多项帮扶，同时针对安排残障人士就业的企业，给予相应残障人士就业保障金减免等扶持，这些政策是服务对象实现就业的关键因素。

2. 社会支持理论

社会支持理论反映的是个人与其生活环境中各系统的关系状态。该理论认为一个人所拥有的社会支持网络越强大，就能够越好应对来自外界的挑战。可见，加强社会支持网络建设对服务对象来说至关重要。在利用该理论相关模式对服务对象实施具体帮助时，社会工作者首要对服务对象社会支持网络进行评估，了解其原有社会支持网络能在多大程度上提供支持，然后更重要的是研究、运用和改善社会支持网络，使之能够满足服务对象的需求，解决其实际问题。

（1）在社会关系方面。服务对象毕业后，原有的学校支持系统，包括朋友、老师等支持力量在逐渐弱化，而新的可替代的支持网络暂未建立起来，导致服务对象获取的社会支持减弱，不利于其度过就业困难期。

（2）在就业环境方面。服务对象在就业环境中，与健全人相比，其工作熟练度、工作能力都较弱一些，而在企业内部未能及时建立起支持系统，导致服务对象容易短期就业，又迅速失业。

（二）服务目标

（1）协助服务对象认识自身，发掘优势，建立新的支持网络。

（2）协助服务对象择业就业，并联动企业营造良好的就业环境，促使服务对象稳岗就业。

（三）介入策略

依据优势视角、社会支持网络等理论观点，社会工作者协助服务对象剖析自身，发现优势，重树自信心，同时引导其融入区残疾人综合服务中心、街道残疾人康复服务中心等服务场所，增加与其他残障人士朋友交流机会，协助其建立新的社会支持网络，与此同时，结合服务对象的就业意向，加强面试技能等训练，促使服务对象成功就业，并积极协调其所在的企业及员工等力量，共同搭建企业内部社会支持网络，为服务对象营造良好就业环境，促使其稳岗就业。

（四）服务计划

（1）深入了解服务对象的具体情况，建立专业关系，挖掘其优势，建立其信心。

（2）与服务对象沟通服务计划，确定后续就业有关服务安排。

（3）引导服务对象到区残疾人综合服务中心、街道职康中心活动，建立新的社会支持网络。

（4）结合现有就业政策，引导帮助其申请辅助性就业补贴等，提升其参与就业活动的积极性和自豪感。

（5）筛选合适就业岗位，并提供面试、沟通等技能辅导，最终实现就业。

（6）针对其就业情况，及时协调所在企业和员工，给予服务对象积极支持，让其稳岗就业。

（7）评估与结案，与服务对象回顾个案过程与收获，沟通结案。

四、服务计划实施过程

（一）发掘个人优势，重新燃起就业信心

社会工作者通过家访服务对象等方式，详细了解服务对象求职经历和情况，对其所做的努力给予真诚的反馈和鼓励，让服务对象获得稍许宽慰。服务对象表示"非常担心找不到工作，慢慢与社会脱节，慢慢丧失社会生存能力，变成大家眼中的智力障碍者，需要家人供养一辈子"。社会工作者与服务对象对其过往进行回顾，深挖其个人优势和闪光点，比如在学校获得多项荣誉，表达能力比较好，见习工作很成功，能够主动谋求工作，更重要的是父母非常支持其就业等，让服务对象对自身有了全新认识，逐渐消除短期内失败经历对其造成的不良影响。经过多次沟通交流，社会工作者逐步与服务对象建立了良好的服务关系，促使其明白自身优势，并对未来就业充满了希望。随后，社会工作者与服务对象及家属共同制订后续服务计划安排，包括辅助性就业、技能训练、推荐面试、岗位适应等，并鼓励服务对象继续努力，不断增强目标达成的信心，争取早日实现就业。

（二）积极引导参与，建立新的社会支持网络

结合社会工作者经验来看，残障人士一般从求职到入职有一段较长的过渡期。为此，社会工作者引导服务对象参与区残疾人综合服务中心、街道职康中心相关活动，鼓励其深入学习相关就业技能，更重要的是以此建立新的社会支持网络，为实现自身就业梦想做好重要铺垫。

1. 鼓励参加辅助性就业，建立新的支持网络

服务对象为智力3级残障人士，符合《深圳市残疾人辅助性就业服务办法》的扶持对象。社会工作者引导其到社区办理失业登记，并通过积极沟通协调街道职康中心，引导服务对象参加街道职康中心的辅助性就业。服务对象积极学习相关就业技能，并积极参加街道职康中心日常文娱活动，进一步拓展了自身交友圈和活动范围，重新建立了社会支持网络。另外，社会工作者协助服务对象申领辅助性就业补贴，让服务对象充分感受通过自身劳动获取报酬的价值意义，在很大程度上提升了其实现就业梦想的信心。

2. 推动加入"明叔饼房"，学习面点制作技能

在校期间，服务对象一定程度上掌握了面点等就业技能，并拥有在相关酒店西饼部实习的宝贵经验。社会工作者引导服务对象加入区残疾人综合服务中心"明叔饼房"项目。该项目一方面为服务对象继续提供面点制作技能培训，不断提升和巩固其面点制作技能；另一方面通过参与面点制作获取部分劳动报酬，有效提升其参与实际就业的积极性。同时，在"明叔饼房"项目中，服务对象通过与他人共同完成面点制作任务，逐渐赢得了其他残障人士朋友的支持和鼓励，进一步强化了其现有的社会支持网络。

（三）多方协调努力，推动服务对象实际就业

推动服务对象就业以及企业单位的实际需求，要实现两者高度匹配存在不少困难，尤其要实现服务对象稳岗就业，那更是难上加难，为此，社会工作者需要进行合理规划安排，突出发挥自身岗位资源优势，充分整合匹配企业用工需求和服务对象需求，最终促成服务对象获得岗位适用的机会，同时深入联动企业管理人员和企业一线员工，鼓励他们给予积极和必要的支持和帮助，逐渐建立企业内部的社会支持网络，促使服务对象真正实现稳岗就业。

1. 精准分析需求，多方寻找匹配就业岗位

要实现稳岗就业，关键要实现人岗匹配。一方面要挖掘和分析残障人士的潜能，充分发挥其特长；另一方面则要研究透企业岗位需求和特点，并对两者进行深度适配。社会工作者对服务对象的情况进行了综合分析：其长处是有较强的语言和动手能力，能独立搭乘公共交通工具出行，家庭经济状况良好且家庭支持力度大；不足是体型较为肥胖，行动和反应相对较慢。经与服务对象及其家属沟通，初步确定其较适合面点、洗车、简易生产线等岗位。结合服务对象实际就业需求，社会工作者在区残联企业招聘岗位库筛查，深入分析招聘岗位的工作要求、工作环境和企业文化等情况，并有针对性地与相关企业进行沟通协调，力求人岗高效匹配。

2. 精心准备安排，成功获取岗位试用机会

经过前期分析和沟通，服务对象较高意向在S企业工作（S企业从2016年至今，在社会工作者的推荐下，S企业已陆续聘用10余名残障人士，目前在岗5名，稳岗2年以上的3名）。为顺利进入S企业，社会工作者指导服务对象制作简历，并对其进行了面试技巧、沟通技巧等辅导，提升其应聘技能和面试成功率。社会工作者同步将服务对象的有关情况事先和S企业进行深入沟

通，争取到 S 企业多方位的支持。在服务对象、家属及社会工作者的共同努力下，服务对象最终成功获得 S 企业 A 部门岗位试用机会，为期 3 个月。

3. 建立支持网络，实现服务对象稳岗就业

残障人士就业难，但能够实现稳岗就业更难。一般残障人士就业满 6 个月为稳岗就业。目前，服务对象虽能够较好适应岗位有关工作要求，获得企业用工方的认可和肯定，但仍然面临着诸多实际问题。如由于行动较缓慢，为能够按时上班，服务对象需早上 5:30 起床，但即使如此，有时还顾不上吃早餐。服务对象的母亲担心长此以往不利于身体健康，希望 S 企业调整服务对象的上下班时间，允许晚些时间达到上班地点。企业用工方经过研究否决了该方案，认为该做法将影响企业的整体管理。为此，社会工作者积极协调企业和家属及服务对象等多方关系，一方面，让服务对象的家属支持理解企业的管理方式；另一方面，积极协调企业做出适当调整安排，给予服务对象积极支持。最终，S 企业对服务对象的岗位进行调整，让其可以稍晚一些达到上班地点。

另外，在工作岗位上，由于自我情况管理能力较弱，服务对象有时候遇到困难问题会大喊大哭，严重影响其他员工的生产效率，对企业的生产经营管理产生不利影响。针对这些情况，社会工作者及时介入，积极协调企业给予服务对象充分理解和支持，并希望能够在企业内部为服务对象建立支持网络，如安排个别企业员工进行一对一帮扶支持，让其遇到困难时能够获得及时的支持帮忙，减少不必要的恐慌和慌张。经过多次沟通协调，服务对象在企业内部的社会支持网络逐步建立完善，部门经理和多名工友给予服务对象积极支持和帮助，帮助服务对象顺利度过了试用期，并实现了稳岗就业。

五、总结评估

(一) 服务对象目标达成情况

社会工作者协助服务对象深刻剖析自我，发掘自身优势，重树实际就业自信心，并引导其参与街道职康中心辅助性就业，加入"明叔饼房"项目学习面点知识等，一方面学习到了新的就业技能，另一方面认识了新的残障人士朋友，从而建立了新的社会支持网络；同时协助服务对象分析自身择业特点，及时与企业用工方岗位需求进行匹配，促成服务对象获得试用岗位的机会。在入职企业后，社会工作者注重做好后续服务跟进工作，通过联动用人单位、发动

企业员工等，给予服务对象积极和必要的支持，逐步建立完善了企业内部的社会支持网络，营造了良好的残障人士就业环境，最终促使服务对象稳岗就业。

（二）服务对象现状评估

（1）就业情况。社会工作者通过整合多方力量，促成服务对象入职 S 企业，并重点针对服务对象的就业环境进行重新塑造，积极协调企业和员工给予积极支持，共同营造了良好的残障人士就业环境，让服务对象能够稳岗就业。服务对象表示非常喜欢当前的工作岗位。S 企业反馈说服务对象积极主动、好问好学，适应得很好。

（2）心理状态。入职 S 企业后，服务对象开心上下班，心情愉悦，自我认同感大幅提高。

（3）家庭情况。服务对象的母亲对其入职工作非常满意，并给予服务对象多方面支持和帮助，让服务对象全身心投入工作当中。

（4）社会支持情况。服务对象与残疾人综合服务中心、街道职康中心相关残障人士建立良好关系，获得来自他们的支持和鼓励。同时，获得企业管理者和企业相关员工的支持和帮助，让服务对象顺利度过岗位试用期，成为一名正式员工。

六、专业反思

回顾本次服务，社会工作者结合服务对象实际情况，选用了优势视角理论、社会支持网络理论进行介入，重点挖掘服务对象优势，重树就业信心；建立新的社会支持网络，尤其在就业环境中建立支持网络，促使服务对象实现了稳岗就业。在整个过程中，社会工作者扮演了多个专业角色，包括关系协调者、资源整合者和政策落实者等，而通过不同角色配合发挥，最终帮助服务对象实现稳岗就业的目标。

（一）关系协调者

在整个过程中，涉及服务对象、家属、企业、员工、街道职康中心、残疾人综合服务中心等诸多人员和单位，社会工作者充分发挥出色的关系协调能力，积极协调各方给予服务对象必要支持和帮助，尤其是在岗位就业时，由于服务对象的情绪管理能力不强，对企业造成了不少影响，社会工作者及时介入，争取到企业、员工的最大的支持，建立了内部社会支持网络，有力促使服务对象稳岗就业。

（二）资源整合者

结合服务对象具有面点技能的特点，社会工作者积极联系"明叔饼房"项目负责人，为服务对象争取参与面点培训和制作的机会，有力提升了服务对象面点制作能力，更重要的是拓宽了服务对象的社会支持网络，提升了服务对象应对困难的能力。

针对服务对象就业需求，社会工作者积极整合区残联相关就业信息资源以及相关服务项目资源，为服务对象提供用工岗位信息，并实现两者高度匹配，从而保障服务对象在较短时间内获得面试机会，并实现就业。

（三）政策落实者

基于服务对象毕业后未就业等情况，社会工作者根据有关助残政策，引导其尽快办理失业登记，并推动其到街道职康中心进行辅助性就业，在学习就业技能的同时获取辅助性就业补贴，增强自我认同感。同时面向企业宣传安排残疾人就业的惠企政策，鼓励引导企业积极吸纳残疾人就业，最终促使企业聘用服务对象，并给予积极支持和帮助，促使服务对象稳岗就业。

总的来说，在促进残障人士就业工作中，以往强调更多的是残障人士个别化、特殊性等，而较容易忽视企业的文化、管理制度等，难为残障人士营造良好的就业环境，在本个案服务过程中，如果社会工作者过分强调企业责任，将严重打击企业的积极性，不利于残障人士稳岗就业，所以在推荐残障人士就业的过程中，社会工作者同样需要听取企业的呼声，共同努力去探寻解决办法，这样才能真正帮助残障人士精准稳岗就业，实现多赢的局面。

党建引领，科技赋能

——深圳联通信息助残坪山服务中心项目服务案例

黄宛怡①　郎海凤②

案例摘要： 案例以党建引领的工作思路，围绕残障人士的就业需求，以深圳联通公司的通信技术服务业务为载体，采用系统化、平台化运营方式，为有就业能力的残障人士提供服务外包信息呼叫、咨询答疑等工作，以集中办公、居家办公等形式来协助残障人士上岗就业，帮助残障人士家庭提高收入，提升生活水平，助推残障人士就业创业服务创新升级。

一、背景介绍

深圳市龙岗区龙祥社会工作者服务中心自 2010 年扎根于深圳市坪山区，致力于残障群体的增能服务，开发了"阳光上门"项目、智障人士社区增能服务项目、残障人士就业增能服务项目等，服务人次 6 万多人。

党的十九大报告提出，坚持以人民为中心，坚持在发展中保障和改善民生，任务之一就是"发展残疾人事业，加强残疾康复服务"。要使残障人士全面摆脱贫困，建设社会主义现代化强国，就亟须解决残障人士群体的就业问题。残障人士实现就业是最基本也是最可持续的保障。《残疾人就业促进"十三五"实施方案》中明确指出"加大对'互联网＋'就业、居家就业、灵活就业等适合残疾人的新就业形态的扶持力度"，"鼓励引导各类互联网企业为残疾人提供就业岗位或以众包服务等方式，帮助残疾人网络就业"。

根据坪山区残联的统计数据，有 43％的就业适龄残障人士有就业意愿。社会工作者通过入户探访发现，残障人士基于腿脚不便、身体受限、文化程度低和需要家庭照顾等原因，外出上班很困难。根据疫情常态化的新形势，残障

---

① 黄宛怡，深圳市龙岗区龙祥社会工作者服务中心。
② 郎海凤，深圳市龙岗区龙祥社会工作者服务中心。

人士有居家就业的需求，社会工作者积极链接政府和社会资源，在经过一系列的调研、讨论与规划工作后，坪山区民政局、区残联与深圳联通公司合作开发了"深圳联通信息助残坪山服务中心项目"。

项目以党建引领的工作思路，围绕残障人士的就业需求，以深圳联通公司的通信技术服务业务为载体，采用系统化、平台化运营方式，为有就业能力的肢体残疾人提供服务外包信息呼叫、咨询答疑等工作，以集中办公、居家办公等形式来协助残障人士上岗就业，帮助残障人士家庭提高收入，提升生活水平，助推残障人士就业创业服务创新升级。

二、分析预估

（一）问题分析

残障人士未能实现有效就业，究其原因，主要包括个人身体缺陷、文化程度低和能力欠缺等。本案例从个人、家庭、企业和社会四个层面对残障人士就业问题进行如下分析。

1. 个人层面：身体缺陷、文化水平低，外出就业困难

首先，通过入户探访和需求调研，社会工作者发现残障人士普遍因为身体缺陷，外出就业困难；其次，由于残疾带来的自卑，担心遭到企业和他人歧视，导致残障人士缺乏自信心，从而降低就业的积极性与主动性。社会工作者通过电话、微信访谈和入户探访等线上线下方式，对残障人士进行信息采集，发现辖区未就业的已满 16 周岁的残疾人中，小学、初中学历居多，约占辖区就业适龄残障人士总数的 60%。残障人士文化水平低，大部分人的从业经验都集中在工厂普工、快递员、外卖员等体力劳动领域。在电脑技能、文书写作、资料收集、数据分析等方面的能力欠缺，限制了残障人士的职业发展。

2. 家庭层面：残障人士家属对残障人士外出就业不放心

残障人士由于身体机能的缺陷，对家人的依赖程度更高。家人对残障人士而言，是最信任的人；家庭，对残障人士的就业有着极其重要的影响。社会工作者通过与残障人士家属进行访谈，了解残障人士家属对残疾人外出就业的态度，发现部分家长对残障人士外出就业过分担心，宁愿选择将残疾证挂靠到企业，领最低工资，也不愿意外出实际就业。此外，家庭成员较少关注残障人士在参与就业过程中的改变，认为工作是为了赚钱，而自己的家庭不需要残疾的

孩子外出工作赚钱。

3. 企业层面：不了解残障人士的能力，缺乏残障人士用工经验

社会工作者通过走访辖区内的企业，发现部分企业经营者认为残障人士的能力比健全人差，质疑残障人士的工作能力，而且考虑到残障人士的培训成本、就业风险等因素，不愿意接收残障人士。此外，社会工作者通过实地观察，发现残障人士能应聘的企业岗位较少，且在企业就业也存在较多的障碍，一是物理环境障碍，坪山区大部分的企业工作场所内缺乏无障碍设施，如无障碍通道、厕所、电梯等；二是残障人士在企业内接受继续教育和培训的机会不足，晋升机会小、渠道单一，不利于残障人士在企业内的长远发展。

4. 社会层面：社会偏见仍然存在

社会工作者在工作的过程中发现尽管国家多次对残障人士的合法权益进行立法保障，明确残障人士在教育、就业等多个领域的权益，但社会仍然存在对残障人士的排斥和歧视，社会公众仍然将残障人士与"弱势""个别""不幸"等名词相联系，标签化让残障人士难以融入社会，实现社会参与。

（二）需求分析

1. 残障人士有就业增能的需求

社会工作者通过访谈、问卷等方式，开展需求调研工作，了解到残障人士因为腿脚不便、身体受限、文化程度低和需要家庭照顾等，外出上班存在很大困难。加上就业困难导致的经济压力大、生活质量不高，残障人士群体有增强工作技能的需求。在倾听他们的心声后，考虑到当前疫情对就业环境的影响，社会工作者初步评估居家办公的形式更能回应当前辖区残障人士的生活及就业需要。

2. 残障人士家属需要正确看待残障人士就业

社会工作者在入户探访中发现，部分家长因为残障人士过往一些被歧视的经历而选择过度保护，一些经济状况较好的家庭，残障人士与其家属都认为没有就业的必要，因此需要树立正确的就业观、择业观，正确看待残障人士的就业问题，就业不仅仅只是赚钱，更重要的是融入社会，实现个人价值。

3. 企业有聘用残障人士的需求

社会工作者通过走访企业、实地考察等方式，走访了坪山区近80家企业，与企业的人事经理进行面对面访谈，社会工作者向企业介绍聘用残障人士的优惠政策，包括残保金的减免、税收优惠等，积极动员辖区企业聘用残障人士，

了解到有超过 50 家企业表示愿意聘用残障人士，有残障人士用工的需求和了解残障人士身心特点和工作能力的需求。

4. 社会群众需要正确地引导

社会群众对残障群体的印象仍然停留在弱势群体，不了解残障人士的身体、能力状况，也不清楚残障人士能够从事哪些方面的工作，需要社会工作者正确地引导。

三、服务计划

（一）服务理论模式

1. 增能理论

1976 年，巴巴拉·索罗门出版了《黑人的增能：被压迫社区里的社会工作》一书，开始将增能视角应用于社会工作专业领域。增能是社会工作者通过协助弱势群体对抗产生不公平待遇和压迫的外在环境和社会结构，提高服务对象的知识能力、权利意识和增加社会资源的过程。[1]

增能理论认为，个人需求不足和问题的出现是环境对个人的压迫造成的，社会工作为服务对象提供帮助应该着重于增强服务对象的权能，以对抗外在环境和优势集体的压迫。弱势群体的弱势地位是不利环境造成的，他们长期生活在经济不安全，又缺乏参与政治机会的环境之中。社会环境中存在着直接和间接的障碍，使人们无法实现他们的权能，但是这种障碍是可以改变的。增能理论重视通过社会力量来改变弱势群体的困境。承认服务对象的能力与价值，关注服务对象的长处。增能理论在专业关系上强调社会工作者与服务对象之间的伙伴关系，关注服务对象的长处，承认服务对象是有能力与价值的积极的主体。在服务上，服务对象的权能不是社会工作者给予的，社会工作者试图通过一种以服务对象为中心的互动，来增强服务对象解决重要问题的能力和信心，并学习各项对自身生活的控制、参与，以及影响机构及制度的技巧、知识和权能，以此发挥他们的社会功能，改善自己或相关他人的生活品质。[2]

增能理论是以人的潜能发展为基础，关注人的基本价值实现的理论。许多关于残障人士、老人的供养及照顾理论在把服务对象看作脆弱的群体时，往往会忽视人是有潜能的、是可以改变的这一社会工作的基本价值观念。增能理论则站在人的发展的立场上，认为通过一定的方法，残障人士可以在一定程度上恢复他失去的机体的、社会的功能，并有助于他们进行一般的、正常的社会生活。按照增能理论的理解，增能的方式也是多种多样的。[3]比如，康复可以使残障人士已丧失的功能得以恢复，教育和训练可以发掘他们的潜能，外界生活、活动条件的改善可以减少他们表现自己能力的障碍等。由上可知，增能理论对于残障人士社会工作实践的指导具有重要意义。

2. 社会支持理论

社会支持的概念作为科学研究的对象和专业上的概念，最早在 20 世纪 70 年代被提出，社会病理学家卡普兰（G. Caplan, 1974）指出，社会支持是一个人的基本需要（情感、自尊、评价、归属、身份以及安全的需要等）通过与显著的他者之间的互动而得到满足的程度。他概括出三大类包含社会支持成分的活动：第一类是帮助人们策动资源；第二类是处理有关情绪问题；第三类是为那些出于特殊压力情况下的个人提供物质和认知上的支持，或分担某些事务。[4]托佐夫通过区分社会支持的形式对社会支持的功能做了描述，认为社会支持"是这样一些行动和行为，其功能在于帮助某个核心人物实现个人目标，或者满足其在某一特殊情形下的需要"。中国学者从社会资源作用的角度来定义社会支持的概念。李强认为，"社会支持应该被界定为一个人通过社会联系所获得的能减轻心理应激反应，缓解精神紧张状态，提高社会适应能力的影响，其中社会联系是指来自家庭成员、亲友、同事、团体、组织和社区的精神上和物质上的支持和帮助"。[5]

从社会支持的来源划分，社会支持包括正式的社会支持，即社会正式组织给予的支持，如政府、社会组织等；还包括非正式的社会支持，即来自亲友、邻里、同事等人际互助网络的支持。从社会支持的内容划分，社会支持包括工具性支持和表达性支持。工具性支持包括引导、协助、有形支持与解决问题等；表达性支持即心理支持、情绪支持、自尊支持、情感支持和认可等。[6]

本案例以增能理论为基础，旨在增强残障人士的职业技能，提升残障人士的就业竞争力；同时给予社会支持，包含家庭、企业、社会三大方面的非正式与正式的社会支持，帮助残障人士实现稳岗就业。

（二）服务目标

1. 总目标

在"党建引领、链接资源、增权赋能、社会支持"理念的支持下，社会工作者运用社会工作专业方法和技巧，整合政府、企业等资源，提升残障人士职业技能，提升就业竞争力，为残障人士和企业提供就业支持服务。

2．具体目标

（1）引进深圳联通公司资源，开发 30 个残障人士岗位。

（2）开展残障人士职业技能提升培训和岗前培训。

（3）运用互联网和大数据分析技术，建立残障人士就业需求数据库和企业用工需求数据库。

（4）开展就业跟进服务，帮助残障人士实现稳岗就业。

四、服务计划实施过程

（一）立足辖区现状，开展需求评估

社会工作者通过入户探访，倾听服务对象的心声，利用电话、微信访谈、问卷等手段，开展需求评估工作。根据需求评估报告，残障人士有就业的需求，结合当前疫情常态化新形势，残障人士对居家办公的需求较为突出。与此同时，社会工作者积极开展企业用工需求的调研工作，链接坪山区民政局、区残联和深圳联通公司的资源，了解到深圳联通公司需要招聘专业客服。（见图1）

（二）深入用工单位，进行岗位开发

在坪山区民政局、区残联的指导下，社会工作者积极联系深圳联通公司，向深圳联通公司介绍聘用残障人士的政策优惠、说明残障人士的具体身体状况。在经过一系列的会议研讨、规划后，坪山区民政局、区残联与深圳联通公司达成合作协议，合作开发深圳联通信息助残坪山服务中心项目，开发适合残障人士的专业客服岗位。（见图2）

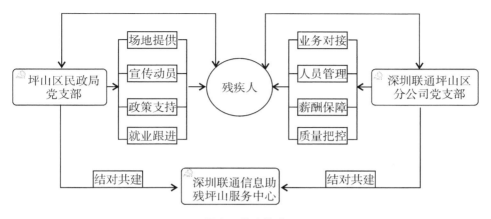

图1 共建模式

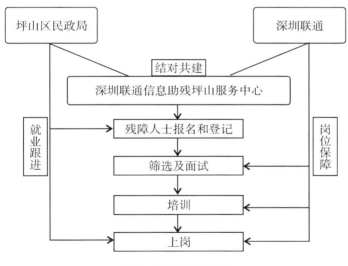

图2 项目工作流程

（三）引进联通资源，开展培训工作

由于残障人士文化水平较低，不熟悉电脑操作，不具备从事通信信息服务业的优势。社会工作者引进联通的资源，邀请深圳联通公司员工对参加项目的残障人士进行职业训练，以"线上＋线下"的方式，对残障人士进行岗前培训，帮助残障人士掌握专业客服的技能，适应岗位。

（四）利用信息技术，建立残障人士就业需求和企业用工需求数据库

当前，互联网技术的迅猛发展给整个社会的进步带来翻天覆地的变化，互联网经济已逐渐成为拉动我国经济增长的新引擎，互联网技术改变着人们的生活工作方式，也影响着残障人士就业服务工作。在坪山区民政局、区残联的指导下，社会工作者链接深圳市科技公司的资源，依托该公司的计算机人才，在"i深圳"App坪山区板块中，建立了残障人士就业需求和企业用工需求数据库。利用科技手段，依托大数据分析技术，准确捕捉残障人士的就业需求和企业的用工需求，实现精准化的人岗匹配，提升就业的成功率，推进残障人士就业服务工作朝着专业化、智能化方向发展，大大提高工作效率。

（五）实行"一人一档"，开展就业跟进

社会工作者运用"个案管理"方法，对项目中的残障人士进行建档，通过"一人一档"，为残障人士提供就业跟进服务。社会工作者与残障人士保持良好关系，定期联系，对残障人士服务档案进行动态化的更新。与此同时，每月进行一次线上或线下的访谈，及时掌握残障人士的就业状态；每季度开展一次座谈会，邀请残障人士和用人单位代表参加，为残障人士与企业搭建平等对话的桥梁。利用节假日，社会工作者开展团建活动，帮助残障人士增加互动交流，增强对项目的归属感，多举措提升残障人士在项目工作的稳定性。

五、总结评估

（一）项目目标达成情况

1. 完成开发35个客服岗位，残障人士实现上岗就业

在坪山区残联的支持与指导下，社会工作者邀请深圳联通公司代表参加座谈会，在经过一系列的讨论与建设规划后，最终坪山区残联与深圳联通公司签订框架协议，开发35个适合残障人士的专业客服岗位。

2. 结合线上线下的方式，完成5场残障人士职业技能培训和岗前培训

社会工作者引进深圳联通公司的资源，组织开展了5场职业技能培训和岗

前培训。在线下，社会工作者依托街道残障人士综合职业康复中心，开展职业技能提升培训；在线上，由深圳联通公司代表向残障人士讲解客服工作主要内容和服务流程，进行语言、礼仪等训练，帮助残障人士适应岗位。

3. 运用科技手段，建立了残障人士就业需求和企业用工需求数据库

在"i 深圳"App 中的坪山区的板块，建立了残障人士就业需求与企业用工需求数据库，已通过测试，完成验收，数据库将于 2020 年底正式上线使用，使用后将提高残障人士就业服务的工作效率。

（二）项目服务成效

1. 残障人士实现就业增收

社会工作者整合政府和深圳联通公司的资源，帮助了超过 30 名残障人士实现上岗就业，在岗残障人士最高获得了超过 1 万元的月收入，增加了残障人士的收入。

2. 提升了残障人士的社会参与度

社会工作者通过组织残障人士进行岗前培训、座谈会和团建等活动，帮助残障人士走出家门，增加与社会他人的沟通与交流，提升残障人士的社会参与度。

3. 建立了残障人士就业需求和企业用工需求数据库

运用科技手段建立数据库，社会工作者可以实时掌握残障人士的就业状态，及时进行跟进；同时，了解企业招聘的需求，帮助做好人职匹配工作，提高就业成功率，提升就业服务工作效率。

（三）服务对象的改变

1. 段女士：失业转为就业

基本情况：段女士，湖南人，39 岁，肢体二级残疾，轮椅出行，从事美甲行业 10 年，受疫情影响，美容院收益下降导致被裁员，失业在家近半年，未找到工作。

服务介入：社会工作者帮助其报名参加深圳联通信息助残坪山服务中心项目，传授面试技巧，协助其完成职业技能提升培训和岗前培训，使其顺利进入项目，实现上岗就业，每月收入 4000 元，减轻了生活压力。

2. 李女士：带娃赚钱两不误

基本情况：李女士的儿子是一名特殊儿童，患有自闭症，被评定为精神一级残疾，生活不能自理，经常乱跑，无法与他人沟通交流，时而有自残行为，需要李女士全天候照顾，李女士因需要照顾孩子和家庭，在家做全职太太8年。

服务介入：社会工作者帮助李女士顺利进入项目，李女士以居家办公的形式参加工作，既能照顾小孩和家庭，也能学习到工作的技能，实现每月收入近5000元。

（四）服务产出

深圳市首个深圳联通信息助残项目帮助了30多名残障人士实现就业增收，获得深圳市残联、坪山区民政局等多单位的认可，获得《晶报》、读特App等多家媒体的报道，项目也在宝安区、大鹏新区等多地区复制推广。

六、专业反思

回顾本次服务，社会工作者发挥了资源协调者、支持者和倡导者角色的作用。

（一）资源整合者

在疫情常态化的背景下，社会工作者立足辖区的实际情况，创新服务理念，整合了政府和社会资源，通过党建引领，开发了深圳联通信息助残坪山服务中心项目，帮助残障人士以居家办公的方式实现上岗就业。

（二）支持者

本案例中，社会工作者充当支持者的角色，通过倾听服务对象的心声，发现服务对象的就业需求，运用专业能力，给予服务对象心理上、精神上的支持，协助开展岗前培训、职业技能提升等支持残障人士就业。

（三）倡导者

社会工作者倡导政府、企业和社会关爱残障人士，积极与政府、企业相关负责人沟通，促成深圳联通信息助残坪山服务中心项目的建立与落实，推进残障人士就业服务工作的发展。

参考文献：

［1］ 王玉香. 青少年社会工作 ［M］. 济南：山东人民出版社，2012：88.

［2］ 李晓凤. 社会工作：理论、方法、实务 ［M］. 武汉：武汉大学出版社，2008：115.

［3］ 胡务. 社会福利概论 ［M］. 2版. 重庆：西南大学出版社，2016：169.

［4］ TOLSDORF C C. Social network，support，and coping：an exploratory study ［J］. Family process，1976（15）：416.

［5］ 李强. 社会支持与个体心理健康 ［J］. 天津社会科学，1998（1）：67 －70.

［6］ 施永兴. 临终关怀学概论 ［M］. 上海：复旦大学出版社，2015：603.

不再孤单，一户多残单亲低保家庭的介入

廖彩红[1]　宾美华[2]

案例摘要： 社会工作者在走访一户户主是视力三级残疾的单亲低保贫困户家庭时，发现家庭中有一个疑似残障人士的辍学儿童小宝。小宝因病而无法独立坐立和行走，符合评残的条件，于是社会工作者向该家庭宣传评残政策。与此同时，社会工作者对该家庭有了更深入的了解，并预估了家庭中存在的问题与需求，遂决定开案跟进。

一、背景介绍

58岁的石叔丧偶，为视力三级残障人士。妻子多年前病逝，在世时，由残联残疾人鉴定部门评定为肢体一级残障人士。服务对象石叔与妻子育有一女一儿，女儿小琪11岁，就读小学五年级；儿子小宝10岁，遗传了母亲的病，2018年被诊断为"弗里德赖希共济失调"后，身型日渐瘦弱，并逐渐丧失独立行走和说话的能力。小宝患病后，生活渐渐不能自理，只能辍学在家。因行动不便，小宝辍学后两年多的时间几乎没出过门，他的生活常态是躺在地板或靠在椅子上看电视、看手机到深夜1~2点，白天睡到中午，可乐当水喝，不愿意刷牙，80%的牙齿已被蛀虫侵蚀……

石叔一家为低保贫困户，现与同为低保残疾的岳母——英婶（单人低保）同住，一家的生活来源主要是低保金和石叔的残障人士生活津贴。小琪在家时，石叔喜欢走动，经常外出找朋友玩，英婶则是外出种菜或找邻居聊天，两人大多数时候让小琪独自留在家里照顾小宝。因为要照顾弟弟，所以小琪放假期间基本不出门，并多次向社会工作者表示害怕去人多的地方，不愿意出门社交，而同村的小孩知道小宝生病了，也从不去他们家玩耍。

---

① 廖彩红，英德市英城街道社会工作与志愿服务协会。
② 宾美华，英德市英城街道社会工作与志愿服务协会。

二、分析预估

（一）问题分析

1. 经济问题

服务对象的家庭是一户多残的单亲低保家庭，家庭的生活来源主要是低保金和石叔的残障人士生活津贴，石叔曾多次带小宝辗转各地的医院医治，医疗及交通等方面的支出较大，让原本经济条件不好的家庭陷入了更深的困境。

2. 家庭教育能力不足

石叔为了避免麻烦，以小宝丧失独立行走和坐立的能力为由，两年多不曾带小宝外出。日常生活中，只要小宝不发脾气、没有危险，便什么事情都顺着他。小宝不喜欢做的事，石叔不会督促小宝去做，如小宝不喜欢刷牙，石叔便由着他不刷，导致牙齿的健康状况越来越差。

因小宝缺乏正确的家庭教育和康复训练，小宝各方面的能力日渐衰退，如语言能力、行走能力。此外，石叔喜欢走动，出门前便嘱咐小琪在家照顾小宝，导致小琪放学后也很少有机会出门社交，性格慢慢变得内向和自卑。当小琪在学习方面遇到问题时，她无法从家人或朋友处得到帮助，因此，小琪的学习成绩不稳定并处于中低水平。

3. 非正式支持网络薄弱

小宝因为身体原因无法出门，石叔也不愿带小宝出门，所以小宝两年多完全无社交，而小琪因为要照顾弟弟，所以，放学时间和假期也基本是和弟弟一起在家里度过，两姐弟缺乏与外界的交流互动，非正式支持网络薄弱。

（二）需求分析

1. 政策资源链接和经济援助的需求

小宝的身体情况符合残疾证办理条件，故社会工作者可协助其办理残疾证、申请轮椅和居家无障碍改造等，以满足小宝外出社交的需求，增强小宝的居家安全保障。

服务对象的家庭是低保家庭，故社会工作者可在协助小宝成功办理残疾证后，协助其办残障人士两项补贴，以增加该家庭的收入，缓解家庭的经济压力。

2. 增强家庭教育能力，满足适龄儿童学习提升的需求

石叔怕麻烦、喜欢到处走动，日常在照顾子女时缺乏耐心，导致小宝的生活技能日渐衰退，而小琪除了上学，基本没有社交，对于小琪的学习问题，家人无法提供指导。故社会工作者可通过传授家庭教育知识等方式，引导石叔增强对子女的关心与陪伴，发挥父亲对子女重要、关键的教育作用，增强家庭教育能力，帮助子女满足学习提升的需求。

3. 增强社会支持网络，逐渐融入社区的需求

小宝因病无法独自外出，但其本人是渴望到家外面走走看看的，故社会工作者可协助小宝申请轮椅等辅具，方便小宝的父亲、外婆或姐姐带其定期外出，重新建立自己的社交圈。此外，社会工作者可通过邀请小琪参与 430 课堂①等社区活动，协助她拓宽社交圈，建立起良好的人际关系，走出家门，真正融入社区。

三、服务计划

（一）服务理论模式

1. 社会支持理论

社会支持是由社区、社会网络和亲密伙伴所提供的感知的和实际的工具性或表达性支持。社会支持理论指出，我们在生活中遇到的许多问题有一部分是因为缺少必要的社会支持而产生的。一个人拥有的社会支持网络越强大，他就能越好地应对来自环境的各种挑战。

社会支持网络分为正式支持网络与非正式支持网络。本案例中，服务对象一家的正式支持网络有街道办、村委会和社会工作服务站等。在村委会的关心与帮助下，服务对象一家申请成为低保贫困户，节日有来自市"两办"、街道办和村委会等单位的慰问，家庭的正式支持网络较强。

但服务对象一家的邻里交流较少，村民之间和亲戚之间的关心与支持不足。小琪和小宝处在成长发展、人际关系建立的重要阶段，但他们缺乏人际交

---

① 430 课堂是指为 16:30 无法到学校接孩子的家长提供的一种课外服务，让孩子利用这个时间开展兴趣爱好的学习和培养。《广东省教育厅关于做好中小学生校内课后服务工作的指导意见》（粤教基〔2018〕9 号）指出：430 课堂是学校和校外机构合作开展的服务，家长自愿选择。

往，服务对象家庭的非正式支持网络较薄弱。

2．任务中心模式理论

任务中心模式致力于与服务对象共同探索问题的阻力与资源，协助服务对象清楚自身问题的所在，与服务对象共同制订服务计划，在有限的时间内运用资源协助服务对象达成服务目标。

本案例中，石叔和英婶缺乏正确的教育观念，家庭教育能力不足导致小宝错过了最佳的康复和接受教育的时机，并缺乏社交机会。此外，石叔让小琪在课余时间和假期留在家中照顾小宝，导致小琪也缺乏人际交往，使得原本有些内向怯生的小琪变得更加的内向和自卑。因此，社会工作者将带领石叔和英婶共同探讨家庭教育中存在的问题，与他们共同制定服务计划，在一定的时间内，协助他们增强家庭教育的能力，满足小琪和小宝学习提升、人际交往的需求。

（二）服务目标

1．总目标

为服务对象一家跟进和落实国家福利政策资源，提供资源链接和社会心理支持等社会工作服务，协助服务对象拓宽社交范围、加强与外界的联系，不断增强服务对象的社会支持网络。

2．具体目标

（1）链接和落实政策资源，协助小宝享受相应的政策救助，改善生活质量。

（2）为服务对象提供社会心理支持服务，帮助服务对象疏导不良情绪、减轻照顾压力或生活压力。

（3）关注小琪和小宝的成长教育，为他们提供兴趣培养和技能学习等服务。

（4）鼓励和引导服务对象加强与外界的联系，增强家庭的社会支持网络。

（三）服务策略

1．建立专业关系

专业关系的建立是个案服务提供的前提，互相信任、良好互动的专业关系有助于服务目标更好地实现。

2. 链接民政政策资源和社会资源，改善生活质量

（1）协助小宝尽早评残并办理相应补贴和申请辅具等残障人士福利，缓解家庭的经济压力和照顾压力，促进家庭生活质量的改善。

（2）链接志愿服务和物质资源等，提高服务对象的生活水平。

3. 社会心理支持

社会心理支持是指在生活中促进人们心理健康的过程和行为，包括家人和朋友提供的支持。社会心理支持可以帮助服务对象从不愉快的经历中恢复重新开始、好好生活的信心、勇气与能力。

4. 提供教育帮扶

（1）小宝无法继续接受在校教育，社会工作者可通过"送教入户"的形式，联动志愿者为小宝提供教育帮扶服务。

（2）小琪向社会工作者表示学习跟不上。社会工作者可邀请小琪加入430课堂，为其提供课业辅导、兴趣特长培养等服务。

5. 增强社会支持网络

社会支持网络有着"预防、治疗和恢复"的功能，一个人的社会支持网络越强大，他便越有能力应对生活中的各种挑战。

（四）服务程序

1. 第一阶段：了解家庭情况，建立专业关系

（1）社会工作者入户了解家庭的具体情况，与服务对象建立专业关系。

（2）社会工作者向村干部、服务对象的邻居和学校等个人或单位了解服务对象的情况。

（3）社会工作者鼓励服务对象表达他们内心的想法，挖掘他们的问题和需求，与服务对象共同制订服务计划。

2. 第二阶段：链接政策资源和社会资源，提供帮扶救助与社会心理支持服务

（1）社会工作者为服务对象讲解残障人士办证的流程及所需材料，跟进小宝进行残疾评定的相关事宜，最终小宝被评为肢体二级残疾。

（2）社会工作者积极跟进小宝的残疾证办理进度，残疾证下发后，社会工作者第一时间协助小宝申请残障人士两项补贴，并鼓励和引导石叔为小宝申请轮椅和居家无障碍改造，增强小宝的居家安全保障。

（3）社会工作者定期入户慰问，为服务对象提供社会心理支持服务，帮助石叔、英婶和小琪疏导不良情绪、减轻照顾压力。通过定期的入户探访，给予小宝关心与陪伴，帮助小宝释放生活压力，重建生活信心。

（4）社会工作者通过服务经验分享的形式，向石叔和英婶传授残障儿童的照顾技巧，提高家庭照顾能力。

3. 第三阶段：关注家中适龄儿童的成长发展，提供教育帮扶服务

（1）社会工作者关注小琪和小宝的成长教育问题，链接志愿者和物质资源为小宝提供"送教入户""技能学习"等服务；邀请小琪参加430课堂和其他社区活动，为小琪提供课业辅导、兴趣培养等服务。

（2）社会工作者一周入户一到两次，做小琪和小宝的知心姐姐，陪伴和鼓励他们快乐成长，为他们提供成长指引和教育帮扶等服务。

4. 第四阶段：鼓励服务对象建立良好的社会互动关系，增强家庭的社会支持网络

（1）社会工作者鼓励和引导石叔、英婶和小琪多带小宝外出与人接触，慢慢建立和扩大彼此的社交圈。

（2）社会工作者通过邀请小琪参加社区活动、加入儿童志愿者服务队等形式，鼓励和陪伴小琪勇敢走出家门，与邻居、同辈或其他村民多交流，建立起良好的人际关系，增强自身的非正式支持网络。

5. 第五阶段：回顾和巩固服务成效，做结案准备

（1）社会工作者带领服务对象回顾服务开展以来做出的努力和实现的目标，帮助服务对象认识到自己的改变，建立积极的生活态度，巩固个案服务成效。

（2）社会工作者向服务对象说明随着服务目标的实现，本次服务即将告一段落，社会工作者为服务对象的进步感到高兴，鼓励服务对象继续保持，拥抱更好的生活。同时，社会工作者向服务对象解释本次服务的结束并不代表社会工作者不再为其提供服务，当其有困难时，依然可以寻求社会工作者的帮助。

6. 第六阶段：结案后转为普通探访跟进，协助服务对象增强"自助"的能力

服务对象一家4口人，4个人的问题与需求不完全相同，社会工作者在结案后，仍需保证一到两个月入户探访一次的频率，跟进了解服务对象的情况，协助服务对象增强"自助"的能力，即应对挑战、解决问题的能力。

四、服务计划实施过程

(一) 经济方面

社会工作者协助小宝成功评残（肢体二级残疾）及申请了残障人士两项补贴，帮助该家庭减轻了经济负担。此外，社会工作者积极为该家庭链接资源（鼠年慰问金、防疫物资等），一定程度上帮助该家庭缓解了经济压力。

(二) 适龄儿童的成长教育方面

（1）社会工作者邀请小琪参与社区电影活动及暑期安全教育活动，并在日常服务中为小琪提供课业辅导及跳绳、青春期等知识的指导，还邀请小琪加入新一学期的430课堂，为小琪提供课业辅导和兴趣培养等服务，丰富小琪的课余生活，为小琪营造良好的成长氛围。

（2）小宝的情况很难再返回学校接受教育，社会工作者便引导小琪在空闲时间为小宝讲故事，增长他的见识，引导小宝在平时看电视、刷视频的过程中，有所选择与吸收，积极吸收对个人成长有教育和指导作用的内容。此外，社会工作者也为小宝提供玩篮球、画画等服务，锻炼小宝的动手能力。

(三) 非正式支持网络方面

（1）寒暑假期间，社会工作者积极邀请小琪参加社会工作者站的社区活动，并在活动中积极引导小琪培养自己的爱好与特长，积极融入集体、学会与人相处，主动构建自己的人际支持网络。

（2）社会工作者成功协助小宝申请了儿童轮椅后，多次鼓励小宝的家人有空时可推小宝到户外活动，增强小宝的非正式支持网络，小宝的外婆英婶表示同意社会工作者的建议。

(四) 生活质量方面

社会工作者通过案例分享的形式，向服务对象石叔和英婶传授残障人士的照顾技巧，帮助他们在一定程度上缓解照顾压力。此外，社会工作者还成功协助小宝申请了轮椅和浴室无障碍改造，既方便了小宝的出行和社交，又增强了小宝的居家安全保障，改善了一家人的生活质量。

（五）家庭教育与家庭支持方面

社会工作者理解石叔照顾家庭的压力，并通过引导、鼓励、案例分享等方式，教授石叔正确的家庭教育方法，鼓励石叔加强对子女的照顾。目前，石叔会留更多的时间在家照顾子女，有空的时候会主动到学校接送小琪上下学，也会因为担心小宝坐轮椅不舒服，主动为小宝买了一张藤椅。

五、总结评估

该案例自开案到结案，共持续了一年的时间，社会工作者在服务的过程中，会根据服务对象的需求程度，灵活地增减跟进次数，整体上社会工作者投入的时间与精力较多，案例取得的成效也较为明显，如协助小宝成功申请了残障人士两项补贴、辅具及居家无障碍改造。此外，石叔对子女的关注度有了明显的增加，小琪和小宝的非正式支持网络也增强了，两姐弟的性格开朗活泼了不少。

六、专业反思

（一）社会工作者在服务的过程中，可用耐心、真诚的服务感化服务对象

石叔是在社会工作者多次入户跟进后，才慢慢放下戒备心接受社会工作者的帮助和建议的。与石叔接触的经历，让社会工作者收获了一个经验：对于经过多次解释但仍未能认同和接纳社会工作者的服务对象，社会工作者不必做过多解释，而可继续发挥社会工作者的专业性，运用专业技巧将服务做好，协助服务对象解决问题、满足需求。当服务对象真真切切地体会到社会工作者的真诚与专业时，服务对象便能从被动服务转变为主动参与和求助了。

（二）社会工作者在服务个案时，最重要的是要遵从服务对象的意愿，切不可按照社会工作者的主观意愿进行介入

在开案初期，社会工作者觉得小琪和小宝两姐弟长期在家，社会支持网络缺乏，故计划组织志愿者上门结对帮扶。但社会工作者在后续的跟进中发现，

小琪因性格的原因，不喜欢他人到自家做客，不喜欢有人频繁来自己家。对此，社会工作者选择遵循服务对象小琪的意愿，调整了志愿者结对帮扶的服务目标。

第四部分
家庭少年社会工作

走出困境，找回温暖港湾

——结构式家庭治疗法在家庭社会工作中的运用

胡慧宁①

案例摘要： 本个案是学校转介，来源于石围塘街辖区的一所民办小学，是由于服务对象小辉临近毕业时期出现旷课、逃学、亲子关系紧张等问题。学校求助社会工作者介入，解决逃学问题及促使家庭关系缓和；通过社会工作者及时进行评估和介入，运用结构式家庭治疗法，让服务对象（化名）和父母能够看到家庭关系紧张对服务对象学习和成长带来的负面影响，从而促使父母看到问题进行改变。介入之后，爸爸回来与母子一起生活，重视家庭生活，服务对象也能如期上学，进行毕业考。

一、背景介绍

（一）小辉背景情况

（1）个人情况。服务对象小辉（化名），男，12 岁，与父母租房住在五眼桥市场，之前小学在辖区一所民办学校上学，2020 年就读于石围塘一所公办初中，身体状况良好，是家里的独生子，从小跟随妈妈和奶奶生活，与奶奶的感情不深，奶奶在服务对象上小学时就去叔叔家帮忙带孩子。

（2）家庭关系及人际交往情况。服务对象的家庭结构健全，爸爸妈妈都是做生意，经营花店、寿司摊位，服务对象的爸爸从小就不在小辉身边，一家三口一年只能团聚两三次，爸爸 2020 年初回到广州与家人生活在一起。服务对象从小跟妈妈的关系比较亲密，但随着服务对象沉迷游戏，与妈妈的关系从六年级第一个学期开始就冲突不断，亲子关系紧张，服务对象还用离家出走的形式反抗妈妈的管教，偷钱买游戏机造成亲子吵闹升级。服务对象的父母忙于

---

① 胡慧宁，广州市石围塘街社会工作者服务站。

258

工作和生计，平时的一日三餐主要是服务对象自己解决。

服务对象在学校刚开始成绩中等，到六年级后期学习成绩下滑，人际关系一般，不太主动，也不善于与同学交往；由于最近受到同学的欺凌，产生厌学的心理，在班上基本没有玩得较好的同学，与邻居家的孩子关系比较亲密，经常约在一起玩游戏。

（二）服务对象可利用的资源

（1）服务对象自身系统。服务对象在五年级的时候参加过社会工作者在学校开展的小组服务，因而愿意跟社会工作者进行倾诉，与社会工作者建立良好的信任关系。

（2）服务对象的家庭支持系统。服务对象的父母之前忙于工作，直到出现亲子关系问题，才愿意放下手中的工作，共同与服务对象做出改变，共同成长；另外，服务对象的班主任积极协助社会工作者了解小辉及家庭情况，改善服务对象学校欺凌的现象，配合社会工作者共同协助服务对象的成长。

二、分析预估

（1）沟通方式方面。不喜言语的父亲与能言善辩的母亲，使得夫妻两人之间难以以最直接的方式了解彼此的立场和情感，使得子女与母亲的相处模式呈现萨提亚家庭结构中提到的"纠缠"关系，与父亲的相处模式呈现"疏离"关系。这样的沟通模式容易使服务对象对家庭逃避，失去对家庭的情感寄托。

（2）家庭角色缺失，亲子关系紧张。父亲常年在外，母亲独自照顾服务对象小辉，家庭事务以及权力结构的主导权都在母亲手上，容易导致其丈夫对家庭事务的脱离，对家庭成员处于过分冷漠和消极的态度，同时，父母在教育孩子的方式和方法上存在较大的分歧。

此外，由于服务对象是家中独子，妈妈对他的成长非常关注，对他的成长期望也比较高，随着妈妈对他的控制欲越来越强，服务对象青春期的叛逆意识，导致亲子关系冲突紧张，亲子之间形成冷战，服务对象也喜欢用离家出走的方式反抗妈妈。

（3）服务对象朋辈关系紧张。服务对象在学校经常和班上的同学发生冲突，导致在班上基本没有玩得较好的同学。

（4）服务对象沉迷手机游戏。服务对象的爱好只有看书，因而间接导致服务对象能够找到打发时间的事情少，手机游戏成了服务对象最容易接触的日常娱乐，成为引发亲子关系紧张的一根导火索。

三、服务计划

（一）介入理论[1]

结构式家庭治疗法理论——结构式家庭的原则是重建家庭结构，改变相应的规则，并将家庭系统僵化、模糊的界限变得清晰且具有渗透性，设法改变维持家庭问题或症状的家庭互动模式，结构式家庭治疗包括四个步骤：

（1）进入家庭。在这一步骤中，核心是社会工作者走入家庭，了解家庭的结构。

（2）评估家庭结构。社会工作者需要了解服务对象的家庭结构，才能在旧的基础上打破。

（3）打破旧的系统平衡。社会工作者在介入的过程中为了使家庭的结构发生有益的改变，必须首先打破家庭系统中旧有失调行为模式的平衡状态。

（4）家庭结构的重新建构。一旦家庭平衡系统被打破，家庭治疗就进入最后的改变阶段，即家庭结构的重建。随着小辉的不断成长，小辉家庭的教育方式和角色都会有相应改变，家庭的结构需要重建，促进家庭成员的正常交流。

（二）服务目标

（1）改善服务对象不愿意上学的问题，增强服务对象的学习动力。

（2）与服务对象以及小辉的父母进行面谈、心理情绪疏导，分析服务对象离家出走的危害，改善服务对象离家出走的行为。

（3）建立服务对象的人际关系，包括同辈关系，改善服务对象与父母的不良沟通方式，改善服务对象的家庭教育模式，恢复家庭的社会功能。

（三）服务程序

（1）建立专业关系，了解服务对象的基本生活状况，改善服务对象遭受校园欺凌的问题，引导服务对象思考离家出走的危害，增强服务对象的个人安全意识。

（2）与服务对象的老师进行沟通，解决服务对象在学校的人际关系，增强服务对象的上学动力。

（3）与服务对象的父母进行会谈，协助他们找到正确的教育方式，传授一些教育的技巧和方法，并且加强父亲在家庭的教育角色。

（4）与服务对象进行会谈，肯定服务对象的改变，巩固服务对象的服务成效，肯定服务对象及家人的变化。

四、服务计划实施过程

（1）社会工作者进入该家庭并建立关系，了解需求，评估问题。

通过老师的转介，社会工作者及时与服务对象及其父母取得联系，预约面谈的时间，详细了解目前的情况；社会工作者与服务对象初次面谈时，是服务对象和妈妈在现场，爸爸在外面工作。在面谈过程中社会工作者观察到亲子之间的沟通属于"命令式""代言人"，导致在面谈中服务对象受到限制，不愿交谈过多；但社会工作者与服务对象在学校面谈时，服务对象主动来到社会工作者站，倾诉欲望较强，他谈及自己在学校的困难，如班上同学老是针对自己，促使自己害怕面对同学，不想上学；当说到与妈妈关系时，服务对象的情绪很激动，面部会出现厌恶的表情，拒绝跟社会工作者谈及与妈妈相处的情况，并表明只想与妈妈做个"熟悉的陌生人"，如果要改变也认为是妈妈先改变。

由于之前服务对象参与过社会工作者在学校开展的情绪管理小组的服务，因而建立关系有一个较好的基础，社会工作者在此基础上再次主动介绍自己、家庭综合服务中心（以下简称"家综"）的服务内容，让服务对象更加了解社会工作者，消除服务对象的戒心和防卫心理；在与服务对象面谈的过程中，社会工作者积极倾听服务对象倾诉在学校面对的一些困难，以及面对困难所做的努力。通过引导性的沟通技巧，社会工作者初次了解服务对象的家庭成长环境以及与其妈妈的现状。在面谈中，社会工作者与服务对象建立了较好的专业关系，服务对象也愿意接下来继续与社会工作者进行面谈。

（2）向其老师反馈小辉成绩下滑、逃学原因，与老师讨论解决方法，另外与服务对象的妈妈进行会谈，协助服务对象的妈妈认识到目前与儿子障碍的原因，探讨改变的方法。

社会工作者与服务对象面谈之后，向老师反馈情况的同时也与老师做出了协商，老师同意在班级会开一次班会课，主题围绕"人际关系的重要性和维持的技巧"，促进同学之间的友爱，平常也会特别关注小辉在校的情况；社会工作者在驻校期间会邀请服务对象以及服务对象的同班同学进行团体游戏，促进小辉的人际关系的良好互动。经过两个星期的介入后，老师的及时反馈和社会工作者的观察，小辉愿意主动上学，并顺利参加小学毕业考，同时也在班上与一位同学形成较好的关系，暑期相约来家综参加活动。

社会工作者同服务对象的妈妈面谈时，积极倾听服务对象的妈妈倾诉其对服务对象的不满，运用同理技巧表达服务对象的妈妈在教育孩子和工作之间的不易，通过引导、梳理让服务对象的妈妈意识到现在她的教育方式虽是让孩子减少手游时间、努力学习，出发点是好的，但是所采用的沟通方式却是"计划性""命令式"的沟通，是服务对象不愿意接受的，另外让她意识到家庭角色的缺失对孩子的成长也是有影响的，如果继续以现在的沟通方式与服务对象相处，只会让服务对象离家出走的频率更高，服务对象的安全存在隐患，亲子关系恶化；之后与其探讨过往与儿子沟通较好的经验，考虑服务对象的心理年龄的成长，对待孩子的教育方式有一个转化意识，思考儿童和青少年教育方式的区别，并鼓励和引导服务对象的妈妈在后期与服务对象沟通的过程中，注重角色互换的技巧，考虑服务对象目前的心理变化；此外，社会工作者与服务对象的妈妈还进一步分析服务对象目前的家庭结构模式是欠缺父亲角色，建议让爸爸参与进来，增强爸爸在家庭中的角色作用，多从正面看待服务对象的行为和改变，积极听取服务对象的看法和感受。通过面谈，服务对象的妈妈意识到家庭教育中父亲应该参与进来，并表示会积极跟服务对象的爸爸商量家庭教育的角色，对于自己的教育方法也会尝试改善。

（3）打破家庭系统中旧有失调行为模式的平衡状态，减少服务对象离家出走的频率。

社会工作者在与服务对象面谈过程中，发现服务对象在与妈妈的沟通中，非理性信念较重，认为妈妈干预太多，自己与妈妈说什么，妈妈都是以她的意愿为主，自己做的任何事情都会被妈妈否定，如自己在玩手游时，妈妈都是直接抢自己的手机，而不是以沟通的形式。之前与妈妈沟通多次无效之后就不再愿意与妈妈沟通，每次不愿意沟通就以离家出走的形式来抵抗与妈妈的沟通，从而妈妈的说教会更为严重、语气更为凶狠，导致服务对象更不愿意与妈妈待在一个屋檐下。

对此，社会工作者首先引导服务对象思考独自离家出走存在哪些危险，通过观看视频，反思应如何保护自己；其次是利用对焦和对质的技巧让服务对象明白离家出走不是解决亲子沟通的有效方法，自己还会存在安全隐患。服务对象认为自己从小就生活在妈妈的说教和计划之下，没有自己的独立空间，从小由于爸爸不在身边，一直都是跟妈妈生活在一起，只要自己做的事情不是妈妈期望的样子，就会一直被说教；在面谈过程中，社会工作者感受到服务对象的消极情绪，同时社会工作者也会让其意识到妈妈对于他的规划以及说教，并不是不爱他，而是期望他能够走上"成才"的路，可能教育的方式并不是服务对象目前所接受的，促使服务对象意识到自己的做法和说法不利于亲子关系改善，同时引导服务对象换位思考，如果自己是妈妈会怎样做，以及发现自己的这些行为对于其妈妈来说是否合理。鼓励服务对象先尝试与爸爸沟通自己的烦恼，通过爸爸向妈妈传达自己的想法，缓和亲子关系。

（4）重建家庭的教育方式和角色，亲子良性互动频率增加，家庭成员正常交流。

在此过程中，社会工作者与服务对象的家庭成员积极沟通亲子的教育方式，并鼓励服务对象以及服务对象的父母做出改变。首先，社会工作者建议服务对象的父母在教育孩子时达成一致意见，清晰家庭边界，了解青少年的独立意识，鼓励他们以"商量"的方式与服务对象进行沟通，定期召开家庭会议，了解家庭成员动态以及家庭的目标，达成良性的协议；暑期给予服务对象参与集体活动的机会，如兴趣班（篮球和跆拳道）、社会工作者活动服务，从而拓宽服务对象的兴趣爱好，以此减少手游时间；其次，引导服务对象反思，回忆在相处过程中妈妈爱自己的行为，唤起服务对象对母子关系的改变。一个月之后，社会工作者从服务对象父母反馈的情况得知，他们之间的亲子关系得到了缓和，服务对象离家频率减少，会主动留纸条告诉父母自己的去向，亲子互动增加，如暑假期间服务对象愿意同父母外出游玩；经过亲子沟通，服务对象参加了篮球和跆拳道兴趣班，以及家综青少年领域的小组服务。随着爸爸的角色功能增强，服务对象与妈妈的沟通障碍频率减少，良性互动增强。

五、总结评估

（1）社会工作者以解决服务对象不愿上学的情况为介入点，同服务对象以及服务对象家庭建立专业关系，在过程中了解服务对象家庭结构，以及服务对象家庭现在所出现的亲子教育问题，分别一一进行罗列。通过提高服务对象的父母教育青春期孩子的技巧和思想，同时增强父亲在家庭亲子教育的角色，打破服务对象家庭原来的"单亲"，来改善服务对象亲子关系。经过社会工作者一个多月的介入，服务对象顺利参加毕业考试，离家出走的频率降低，亲子之间的沟通有所改善。服务对象家庭问题的产生原因与其所处的家庭环境及其家庭成员的互动行为有关。因此，如果要解决这个问题，必须以其家庭成员作为工作对象。鉴于此，社会工作者采用"结构式家庭治疗法"这一治疗模式，了解家庭的结构模式，打破旧的家庭结构，促进新的家庭结构产生，以改变家庭教育模式，缓和亲子关系为目标，通过多元的、多层次的方式介入家庭成员的交往互动过程当中，通过改变家庭的结构与组织，使家庭功能得到正常发挥。令人欣慰的是，这个家庭的成员都愿意接受社会工作者的建议和辅导，并积极配合。服务对象的爸爸也从外地赶回广州工作，强化自己在家庭中的父亲角色，和服务对象的妈妈一起承担教育的责任，而服务对象的妈妈也在改善自己的"命令式""说教式"教育方式。

（2）但是该家庭引起功能失调的问题焦点是孩子的教育问题，而这个问题比较容易出现反弹，会影响到预期效果，后期还需增强家庭教育模式，链接教育讲座资源，提供专业帮助，直到该家庭恢复正常的社会功能。

六、专业反思

（1）针对服务对象的实际情况，社会工作者运用了面谈和结构式家庭治疗方式进行辅导，以平等、接纳的态度真诚对待服务对象以及服务对象的父母，改善影响服务对象成长的周围环境，缓解服务对象与家庭成员的关系，改变服务对象所处的困难以及目前错误的认知行为，取得了一定的成效。

（2）结构家庭治疗法由美国的米纽秦和他的同事在 20 世纪 60 年代创立。其对家庭治疗的贡献是引入了家庭结构的概念，这对于了解家庭整体和家庭成员互动、了解孩子成长的历程是至关重要的。在治疗方面，不采用直接的、单对单的谈话方式，而是多元的、多层次的介入家庭成员的交往过程当中，通过改变家庭的结构与组织，促使家庭的功能得到正常发挥，服务对象家庭冲突问题得到解决。

（3）家庭是社会的基本元素，家庭成员间在相处过程中随时在适应和修复彼此之间的关系，但矛盾依然不可避免，特别是在家庭出现突发困难时，家庭矛盾会大大降低家庭应对困难的功能，专业的社会工作方法的及时介入是恢复家庭功能的有效途径，以结构式家庭治疗模式为主，采取互动方式、强调优点、同理互换等技巧，帮助服务对象克服非理性信念，通过家庭动力和组织方式的改变来解决个人和家庭的问题，最终恢复家庭功能。

（4）由于本个案的反复性，家庭也是在互动中成长，需要社会工作者持续观察和跟进，进行耐心辅导。同时，社会工作者在进行专业手法介入的过程中，面谈话语、介入方法也要进行相应的调整，如家庭会议定期召开的技巧和调整，家庭关系改善的巩固技巧等，如此才能巩固和促进服务对象和家庭适应新的家庭角色和教育方式。

参考文献：

[1] 陈志霞. 个案社会工作 [M]. 武汉：华中科技大学出版社，2006.

绘画治疗在智力发育迟缓儿童辅导中的运用

张艳荣①　张用万②

案例摘要：因拒绝与陌生人接触，服务对象燕子不能正常学习和工作，17岁退学了。家人主动寻求社会工作者的帮助。本案例引入绘画治疗技术，以绘画为手段实行干预，降低服务对象的防御心理，将其早期记忆中被隐藏或被压抑的情绪更快地释放出来，并且开始重建过去。这是绘画治疗在精神发育迟缓青少年中的尝试运用，通过绘画建立信任关系，通过绘画敞开心扉，进而促进服务对象行为上做出改变，同时也带动了服务对象人际关系的改变，是一次积极、正向和有效的尝试。

一、背景介绍

（一）基本资料

服务对象燕子（化名），女，17岁，退学。经医院诊断为精神发育迟缓、癫痫，生活部分自理。

（二）背景资料

1. 重要事件

父母离异，曾突发晕倒。服务对象童年时父母离异。初中一次体育课时突然晕倒，后变成规律性的晕倒，每月发作一两次，发作时会失去自我意识，身体出现僵化。

2. 接案原因

服务对象的家人主动寻求帮助。服务对象拒绝与陌生人接触，每天足不出户，只有在家人的陪伴下才愿意走出家门，不能正常学习和工作。家人很着

---

① 张艳荣，深圳市龙岗区至诚社会工作服务中心。

② 张用万，深圳市龙岗区至诚社会工作服务中心。

急，主动到社区工作站寻求帮助，社区工作站将服务对象转介给社会工作者，希望社会工作者介入后改善服务对象的社会功能。

3．家庭背景

与家人共同居住，曾发生不愉快的经历。服务对象是独生女，父亲是渔民，母亲离婚后前往附近的城市工作。服务对象只有在周末或法定节假日时才能见到母亲，离别时会哭泣。与父亲、爷爷奶奶、叔叔婶婶、姑姑姑父住在自建房中。在共同生活的过程中，曾发生过不愉快的经历，婶婶为了和服务对象调换卧室，用鬼魂之说吓唬服务对象。

目前由母亲照顾，每月定期复查。母亲在服务对象退学后返回家中照顾其饮食起居，每月定期带服务对象去医院做复查及取药。家庭经济一般，父亲平时忙于生计，早出晚归，服务对象很依赖母亲和奶奶。

4．人际关系

朋辈群体关系薄弱。服务对象在读小学时遇到校园欺凌，有小朋友嘲笑她是没妈的孩子，丢掉她的文具，与同学的关系逐渐疏远，后演变为不敢与陌生人接触，当前只和亲人家中的低龄小朋友玩耍。

5．行为表现

能与家人正常交流，不与陌生人接触。服务对象不与社会工作者讲话，偶尔会发生目光接触，与母亲、奶奶、姑姑等家里人能正常交流。平时一个人喜欢玩手机，喜欢喝奶茶、吃外卖。

6．曾做出的调试及成效

身体逐渐康复，其他方面改善较弱。母亲带着服务对象到深圳市儿童医院和康宁医院就医，遵循医嘱按时服药，癫痫发作减少。爷爷曾经花钱请家教为其补课，但成绩依然很差。前期，社会工作者做过多次探访，与服务对象零交流，发现很难与其建立情感连接。

二、分析预估

（一）问题分析

1．人际交往恐惧

心理社会治疗模式关于人的假设主要是建立在系统论基础之上的，理解一个人不能够仅仅从生理因素出发，还必须充分考虑到心理和社会这两个重要因素。[1]服务对象小学时受到校园欺凌，对同学产生畏惧心理，婶婶的恐吓进一步加重了其对外界的不信任。癫痫发作对其个人形象造成了严重的损害，并影响其生活和学习。

2. 现实感知能力的退化

服务对象有近 2 年时间脱离校园、社会，长期逃离人群使其对外界存在歪曲认知。对陌生人充满敌意，不愿意尝试建立新的支持网络。绘画治疗是表达性艺术治疗的方法之一，即让绘画者透过绘画的创作过程，利用非语言工具，将混乱的心理状态和感受导入清晰、有序的状态。可将潜意识内压抑的感情与冲突呈现出来，并且在绘画的过程中获得疏解与满足，从而达到诊断与治疗的效果。[2]社会工作者用绘画作为与服务对象交流的媒介，与其进行对话；并通过绘画作品来探求其情感，能更有效地解决服务对象的心理问题，提高其对现实世界的感知力，有利于形成合理的认知。

（二）需求评估

服务对象有四方面的需要：①走出家门，感受和分辨现实世界的需要。与家庭以外的人进行互动，提高现实分辨能力，减轻对外部世界的恐惧，对现实社会形成合理的认识。②人际交往改善的需要。协助服务对象从人际互动中得到正面体验，改善人际交往功能，重建社会支持网络。③情绪表达和释放的需要。帮助服务对象通过其他途径表达内心的复杂情绪，释放被压抑的负面能量。④改善生活自理能力的需要。减轻疾病对其生活造成的影响，提高生活自理能力。

三、服务计划

（一）服务目标

1. 短期目标

第一，在家人的陪伴下每周能走出家门 2 ~ 3 次，接触周边的人、事、物；第二，社会工作者每月定期入户探访，充分调动服务对象的感觉、知觉，建立与社会工作者之间的信任关系；第三，以非语言表达的方式帮助服务对象觉察、理解自身的情绪，通过适当的途径将压抑的不良情绪释放出来；第四，在多方鼓励下，促使服务对象产生积极行为，协助家人做一些力所能及的事情。

2. 长期目标

协助服务对象释放被压抑的负面能量，疗愈早年因校园欺凌、惊吓等留下的创伤；促使疾病康复，恢复自理能力；同时有建设性地重新整合自我，重新回到社会。

(二) 服务策略

社会工作者旨在采取如下服务策略：通过绘画帮助服务对象自由、自然地表达自我，抒发情绪；为鼓励服务对象与他人接触，适当给予奖励；联系服务对象同龄亲属，寻求同辈支持，体验早年的快乐时光；服务对象年龄较小，可塑性强，邀请年轻的女性工作人员一同走访，激发其改变动力；观察服务对象的正面行为，并及时给予强化。

四、服务计划实施过程

(一) 建立专业关系，完成资料收集及预估

服务对象的情况比较特殊，属于患有精神障碍的未成年人。其对陌生人充满恐惧，不与外界沟通，但她对母亲很依赖，于是社会工作者邀请了服务对象的母亲一起参与面谈，了解服务对象的背景和近况。

社会工作者向服务对象的母亲介绍了绘画疗法的作用，并做了简单的示范。母亲认为绘画简单易操作，并表示服务对象小时候经常画画，愿意尝试。同时征询服务对象母亲的意见：是否可以联系一些年龄相仿的亲戚或者同学，与服务对象一起互动。经母亲转述后，服务对象脸上流露出困难的表情。社会工作者向服务对象说明："我们是和社区一起来帮助你的，你可以通过母亲来表达想法和需求，完成绘画作品会得到一定奖励。"服务对象没有回答。

(二) 查看资料寻找拒绝社会交往的原因，探讨服务计划

此次面谈前，社会工作者查看了服务对象的病历本，并询问求医过程和服药情况。从服务对象的爷爷、奶奶、姑姑那里了解其童年的生活学习情况，发现其虽胆小、自卑，但是个乖巧听话的孩子。由于父母离婚后，爷爷奶奶的过度补偿，导致服务对象生活学习处于被动、消极状态，过于依赖家人，同时缺

乏同伴交往技巧及成功体验。对此社会工作者与服务对象的母亲一起讨论干预的方法，共同制定初步的服务方案：带领服务对象先接触社区周边的人，降低其对外界的错误认识，进而再扩大交往范围，提高其现实感受能力；由家人安排服务对象做家务，增强其生活自理能力，提升自信心；鉴于与服务对象进行语言交流非常困难，社会工作者又得知其儿时喜欢画画，所以采用绘画疗法对其进行介入与干预。每次探访时收取绘画作品，可自由创作，也可按照社会工作者的任务要求完成作业。

（三）运用绘画疗法抒发情感，改善退行症状

1. 绘画辅导应用初探

该阶段的目的是走进服务对象的内心世界，与其建立情感连接。图1是服务对象的第一幅画，省略了人物，代表其适应能力差，学业成就低，或者存在严重的心理困扰。门前有一条小路，这可能预示其内心其实是希望与别人交朋友的。

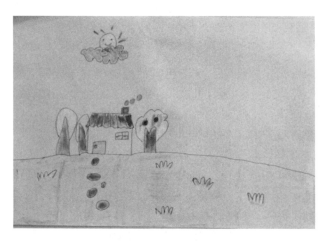

图1　第一次画

图2的画中有一个抱着小动物的人偶，显示服务对象需要别人的关爱。当社会工作者与其母亲聊天时，服务对象走到客厅，又匆匆走回房间，虽然只是几秒钟的短暂停留，但对社会工作者已经有了初步印象。

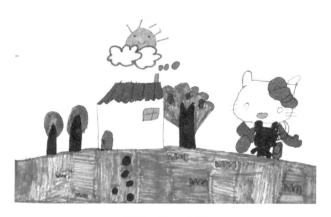

图2　第二次画

2．通过绘画来表达自我

在这个阶段，服务对象开始逐步接受外界的帮助，不再拒人于门外。在入户探访时，社会工作者特意买了水果，并带了一包口罩，让服务对象感受到外界的关心。此次服务对象在家人的催促下走出卧室，坐在奶奶身旁玩手机，操作卡通打印机；整个过程一直在吃零食，只与奶奶、母亲说话；社会工作者主动跟她打招呼，还是没有回应。母亲表示空闲时会带领服务对象去逛街、唱歌，并计划近期去医院复查。

图3中，画面出现人物，画的主体是个穿着连衣裙的女孩站在家门口，现实感有所提升，太阳逐渐回到天空中的位置。社会工作者询问服务对象，穿裙子的女孩是否是她自己，其依然不回复，专注于玩手机，偶尔大声地和家里的表弟表妹说话。

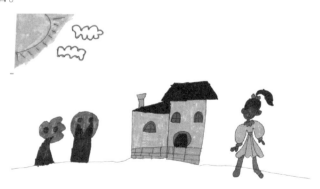

图3　第三次画

图4有童话中的房子，小女孩很天真，显示其早年有过快乐时光，有美好的回忆。她的房子强调烟囱，说明其过分关心家里给予的温馨需求。

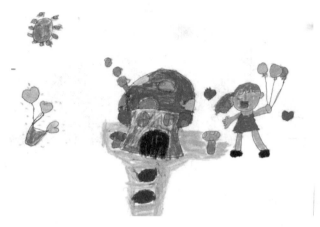

图4 第四次画

3．绘画构建信任包容氛围

在此阶段，服务对象现实感提升，与社会工作者之间的距离逐渐缩小。图5中，房子上虽然有窗有门，但是所画的窗户、门都是关着的，反映了其比较害羞、封闭，自我防卫心理强。小鸡和小鸟也是最近才出现在画面上，这显示出服务对象对生活的感受能力增强了。

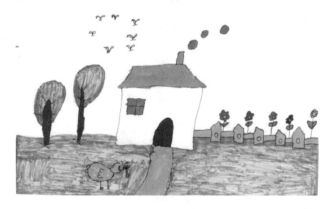

图5 第五次画

272

这次入户探访时，服务对象跟社会工作者的距离比上次要近一些。奶奶说其最近在家里比较活跃，偶尔会帮家里人做饭，带姑姑的孩子一起玩；并反映服务对象很孝顺，听说奶奶腰痛、腿疼，会主动帮奶奶按摩。服务对象在微信上买了1盒口罩送给奶奶，提醒奶奶戴口罩去买菜。为鼓励她的积极行为，社会工作者送了一盒彩笔，并与其家人协商继续陪伴孩子走出家门接触社会。

图6中，画面又出现卡通人物，且所占比例较大，门上有锁。说明服务对象还沉浸在自己的世界中，画中呈现的元素和其实际年龄不符，预示着绘画者社会适应能力差，这点在智力发育迟缓儿童身上也是一样的。

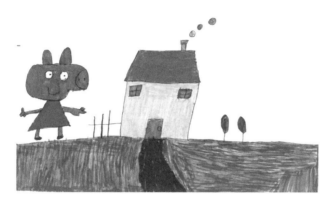

图6 第六次画

本次入户探访的目标是尝试让服务对象走出家门并在家人的陪伴下勇敢地与社会工作者一起喝奶茶，让其对人际互动产生新的正向体验。到其家里后，在奶奶的催促下，服务对象很快地走出房间，提前把绘画作品放在桌子上，一个人坐在奶奶身旁玩手机。社会工作者称赞了她的绘画作品，并给她一袋手工制作材料作为奖励。服务对象的胃口很好，对母亲很依赖，有时会倚靠在母亲身上吃零食。社会工作者提议安排服务对象到特殊学校学习工作技能，母亲表示要和家人商量后再做决定。经过社会工作者与家人的鼓励，服务对象在母亲的陪同下与社会工作者一起走出家门喝奶茶。

4. 绘画呈现服务对象对完整家庭的渴望

图7中，画面以全家福的形式呈现，画者向往温馨和谐的家庭生活，渴望一家人其乐融融的家庭氛围。社会工作者可以促进父亲角色的发挥，调动家庭资源。于是，社会工作者邀请服务对象的父亲、爷爷到社区会议室，并对他们

开展了心理辅导，强调父亲在孩子的精神发展、道德发展和社会发展上的重要作用。希望父母处理好双方的关系，帮助孩子解决问题，让孩子有力量面对成长中的困难。父亲表示以后会增加陪伴女儿的时间，与前妻协商家庭教育分工，共同促进孩子的认知发展。

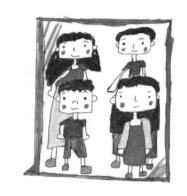

图7　第七次画

5. 通过绘画表达融入社会的期望

图8中，女孩手臂向前送出水果，表达了乐于助人的意愿。室内放置盆栽，呈现出服务对象旺盛的生命力，以及对美的向往。整幅画空间感协调，说明服务对象对周围环境感受力较强，思维清晰。本次入户探访，服务对象很开心。社会工作者询问了上次的绘画作业，其表示：没有完成，画不出"讨厌的人"，但自己内心知道这个人，暂时不想画。社会工作者与服务对象的母亲讨论了服务对象的未来规划，建议服务对象可以先到亲人身边从事简单的工作，在满足陪伴需要的同时，增加服务对象接触外界新鲜事物、人际关系的机会，服务对象的母亲认同社会工作者的建议，表示愿意尝试。

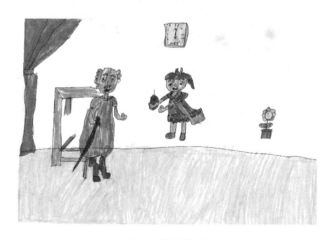

图8　第八次画

（四）链接资源，提升家庭照护能力

服务对象的母亲回到家中后一直没有稳定的工作，偶尔会去打零工。社会工作者向社区残联专干反映其家庭状况，了解区残联提供的就业援助岗位。经过申请与资料审核，服务对象的母亲获得了在海滩景区从事服务员工作的机会。

（五）定期回访，巩固已取得的成果

精神疾病的病情和康复是一个反复的过程，社会工作者在结案后定期回访服务对象，帮助其总结收获，增强其康复信心。同时，社会工作者也会提醒家属要督促服务对象按时服药，防止病情复发，保持与医生的联系，有利于服务对象的康复和社会融入。

五、总结评估

服务结束后，社会工作者对服务对象的家人开展问卷评估，通过服务满意度调查的形式评估服务的介入效果以及对社会工作者服务的满意度评价，服务对象的家人评分为8分（满分10分）。

社会工作者、服务对象的家人通过在服务介入过程中的观察，能够看到服务对象的行为发展有了明显的变化，减少了对外界的恐惧，能够独立外出；增加了与家人的语言交流、开始参与家庭事务；开始结交新的朋友，能与附近的小朋友交流玩耍等。目前，服务对象的身体得到显著改善，近1年没有出现癫痫发作后肢体变得僵硬的情况。同时，服务对象每周都能独自外出2～3次，经常和附近的低龄小朋友玩耍，能良好地控制情绪和行为。服务对象的生活自理能力有所提升，偶尔也会帮助家人做饭洗碗。

六、专业反思

（一）绘画治疗技巧的运用对于服务对象具有事半功倍的效果

由于服务对象不愿意表达、不愿意见陌生人，但经过与其家人的沟通，了解到服务对象喜欢绘画，因此，社会工作者尝试采用绘画的方法进行服务介入。本次服务主要以绘画为手段实行干预，降低了服务对象的防御心理，将其早期记忆中被隐藏或被压抑的内容更快地释放出来，并且开始重建过去。服务对象存在严重的早年创伤，一些行为上的干预很难进行，但随着持续探访和冲突的视觉化呈现，其也能敞开心扉，慢慢地接受陌生人，这离不开社会工作者的耐心陪伴，同时也证明了绘画治疗对心理创伤有积极的干预作用。

（二）家人的陪伴与支持是促使服务对象改变的关键因素

服务对象面临身体的康复、人际交往恐惧、现实感知能力退化等多重问题，服务对象的家人积极寻求社会工作者的帮助，并尝试做出努力与改变。母亲放弃原有工作，父亲增加陪伴服务对象的时间，父母愿意在社会工作者的建议下帮助服务对象一点一滴地成长与改变。家人的参与和支持是促进服务对象行为改变的关键。在服务介入过程中，社会工作者看到了服务对象的家人的重要性，每一次的服务介入都找到家庭中的关键人物，共同努力与尝试。

（三）正向鼓励与强化是保持服务对象持续改变的有效方法

服务对象属于未成年人，在服务介入过程中，服务对象的每一次改变，社会工作者都及时给予奖励、肯定，并把这种方法传递给家人，让服务对象在安全的、可信任的、自信的环境下慢慢融入新的环境，给予了服务对象持续改变的动力和信心。

参考文献：

［1］ 宋丽玉，曾华源，施教裕，等. 社会工作理论：处遇模式与案例分析［M］. 台北：洪叶文化事业有限公司，2017.

［2］ 余涵. 以"画疗"促进学生心商发展：以《画自己》一课为例［J］. 中国中小学美术，2018（2）：5.

如果你愿意一层一层地剥开我的心

——戒毒个案服务案例

施旖旗①　钟柳青②

案例摘要：本案例是社会工作者在广州市某戒毒社区康复工作站从事禁毒社会工作时所跟进的社区戒毒人员辅导个案。本案的服务对象曾经吸毒、赌博，决心改过并以实际行动做出努力后却仍屡遭遇家人的猜忌怀疑，面对紧迫的经济危机、脆弱的家庭关系以及不明确的未来，服务对象同时经受着身心压力和现实挑战。社会工作者以服务对象为中心，以其目前所处的家庭系统和社会支持为抓手，以危机介入为短期目标，以家庭治疗辅导为长期目标，通过个案跟进的方式帮助服务对象应对压力挑战、修补支持网络、巩固预防复吸风险的防线。

一、案例背景介绍

2017 年 11 月 8 日，社会工作者再次到成哥（服务对象的化名）家中进行家访，向陈叔（服务对象的父亲）分享他与成哥最近一次面谈的情况，陈叔很激动地对社会工作者表示："真的太谢谢你们了！现在这样我们就真的放心了！谢谢社会工作者!"回顾 2 个月前社会工作者初与陈叔见面时，陈叔夫妻一脸愁容、眉头深锁，其中改变的过程令社会工作者现如今仍历历在目。

（一）吸毒赌博，错过也想改过

20 多年前，正值青春懵懂的服务对象认识了一群社会青年。在那个年代，毒品是新潮的玩意、是勇者的游戏。因为担心不合群，怕被同伴取笑自己没胆量，服务对象在明知毒品有危害的情况下，犹豫后品尝了第一口，这一口就如

---

①　施旖旗，广州市粤康社会服务中心。
②　钟柳青，广东医科大学。

打开了潘多拉魔盒，从此一切变得不受控制。在这些年里，服务对象进行过数次自愿戒毒，也被判处过强制隔离戒毒。但每当生活中遇到烦恼与挫折，他还是忍不住用毒品麻痹自己，甚至还走上赌博的道路。直到人生步入不惑之年，服务对象才意识到自己不能再继续这样下去。下定决心改过自新的服务对象向家里借了第一桶金开设档口做起自行车生意，希望在工作上有所收获，找到自己的人生价值。

（二）生意失败，触发经济危机

斗志满满的服务对象每天在店里忙到深夜一两点，从进货盘点到销售维修，通通一手包办。为了学习维修技能，服务对象不惜千里跑到上海参加培训班、考取技能证书，为了坚持喝药，服务对象还特地向美沙酮门诊申请了异地服用……一切仿佛都在向好的方向发展。然而，命运似乎还想再对服务对象多作考验，就在自行车店开业不久，共享单车出现了，这个大众喜闻乐见的新事物让服务对象完全高兴不起来。前期投入的资金还没回本，惨淡的生意额亦无法继续支撑每月昂贵的店租、人工和水电成本。服务对象一次次向家里寻求支持，父母积蓄所剩无几，亲戚也一一推辞逃避。无奈之下，服务对象选择向财务公司借高利贷。2020 年 7 月，由于还款不及时，自行车店遭人恶意破坏，服务对象的个人信息被泄露，家人被半夜敲门骚扰……宁静的生活彻底被打破。

（三）猜忌怀疑，激化家庭矛盾

由于不愿家人担心，服务对象对生意上遇到的一切问题默默承受，不愿向家人提及。但这种行为，在神经敏感的家人眼中却成了"遮遮掩掩""神神秘秘"。由于服务对象曾经的吸毒经历，家人有强烈的不安全感，总忍不住怀疑服务对象是不是把钱用在歪路上，一念及此就忍不住将这种怀疑、猜度挂在嘴边。服务对象认为家人根本不理解自己，也愈发不愿解释，实在忍不住时就激烈争吵起来，甚至情绪激动时打砸家中的物品。恶性循环之下，双方的矛盾越结越深，逐渐把争论上升为人身攻击，将吸毒经历、人生失意与过错责任互相推诿。

（四）前路茫茫，不知何去何从

人到中年而家未成、业未立，面对尚未解决的债务、关门歇业的自行车行、恶语相向的家人……服务对象的心里充满焦虑与迷茫，情绪也极易波动，就连坚持戒了两三个月的香烟，也重新在手指上重新燃起。他担心，万一再这样下去，坚持这么久的戒毒意志又会被摧毁，一切努力又将毁于一旦。

二、问题预估分析

社会工作者通过与服务对象、服务对象的父母以及禁毒专职人员交谈以收集资料，并综合社会工作者自身的观察和分析，对服务对象的问题进行界定，并预估了其需求。

（一）由自行车行生意亏损及负债引致的经济危机

问题的直接原因来源于外部经济环境和自行车市场调整所致的店铺经营失利。由于服务对象向家人和财务公司借钱周转，店铺经营却久久不见起色，甚至持续亏损，因此负债越来越多。沉重的经济负担以及还款不及时被财务公司追偿使服务对象陷入危机，进而诱发其他方面的问题。

（二）在不良家庭沟通模式下滋长的家庭问题

由于服务对象过往的经历，其父母一直对服务对象存在偏见和怀疑。每当涉及经济金钱，父母的神经就会绷紧，生怕服务对象把钱用作赌资，重回旧路。即便如此，在服务对象面临店铺经营不善、亟待资金周转的时候，父母依旧四处筹款借给服务对象。但是，随着家庭经济不堪重负，父母心中的疑团亦越积越多。特别是由于服务对象不愿家人担心、不愿提及事件的进展，父母更认为服务对象刻意隐瞒。双方长久以来都欠缺坦诚沟通，更加剧了经济事件造成的连带影响。

（三）对未来的迷茫困惑带来的消极心理和不良情绪问题

服务对象本来斗志满满，希望通过自己的努力把生意做好，以此向家人证明自己改过自新的决心和能力。然而由于生意失败、家人猜疑，服务对象的自我效能感越来越低，变得沉默寡言、暴躁易怒，甚至产生"人生没有意义、没有活下去的价值"的负面想法。

三、服务目标及计划制定

针对服务对象的问题，社会工作者在与服务对象共同协商和界定后为服务对象制订了短期计划和长期计划。

（一）目标设定

1. 短期目标

（1）协助服务对象分析和应对其正面临的经济问题，由服务对象以报警或与财务公司协商分期还款等方式，对余下 1 万元的债务问题进行处理，避免追偿骚扰的情况再次发生。

（2）发掘服务对象的支持系统，为服务对象提供情绪支持和持续关怀，缓和服务对象的负面情绪和消极意念。

2. 长期目标

协助服务对象修复家庭关系，重建家庭成员之间的沟通信任，增强服务对象的家庭归属感和责任感；并鼓励服务对象拓展健康的社交网络，以提升服务对象维持操守、巩固戒毒意念的决心。

（二）服务策略

1. 个人层面

服务对象逾期未还款导致个人信息遭泄露、店铺受破坏、家人被骚扰，其原有的平静生活被突然打破，服务对象一时无法适应，产生焦虑不安及严重的消极意念。针对这种情况，社会工作者即时采取危机介入，避免事态持续恶化。

（1）真诚接纳、耐心倾听。服务对象在面对突发情景危机时，一时心慌意乱，不知如何应对。社会工作者在家访其父母得知这一事件后，以真诚接纳的态度介入服务对象，倾听服务对象对事件的倾诉，了解事件始末及服务对象的感受。

（2）澄清摘要、聚焦事件。服务对象在经济、生意、家庭方面均受骚扰事件影响，服务对象觉得诸事不顺，不知从何开始应对。因此，社会工作者在耐心倾听后协助服务对象梳理事件、澄清服务对象不正确的负面的想法，把着眼点聚焦在问题而非服务对象个人身上。

（3）关注服务对象的能力和可用资源。服务对象受到骚扰事件影响，出现自卑、自怨自艾的情绪，忽视了身边可用的资源和自身潜在的解决问题的能力。社会工作者要为服务对象增能，引导服务对象发掘自身优点和能力，利用自身优势和可用资源解决问题。

（4）鼓励肯定、同理共情。在个案服务全过程中，社会工作者需要持续向服务对象表达关心、支持，同理，鼓励服务对象为解决问题做出的尝试，肯定服务对象在过程中的进步和蜕变，让服务对象感受到被肯定、被支持，以增强服务对象解决问题、改变现状的信心和动力。

2. 家庭层面

服务对象与家人不良的相处和沟通模式是从长期的经历发展而来的，服务对象由此亦产生各种压力和情绪症状，其根源可能是由于曾经不愉快的经历。服务对象很介意家人的不信任，不愿与之沟通，家人对服务对象的不信任明显增加，其家庭支持网络亟待重建。

四、服务计划实施过程

（一）初步接触，倾听诉求

2017年8月初，社会工作者上门家访接触到服务对象的父母，在表明来意后，服务对象的父母向社会工作者滔滔不绝地述说服务对象的情况，控诉服务对象近期异常的情绪和表现，并表达作为家属的委屈和担忧。社会工作者在耐心倾听的基础上对其进行安抚、提供情绪支持，并承诺介入，协助服务对象一同面对危机。社会工作者翌日就与服务对象取得联系，把服务对象约到工作站，倾听服务对象的述说。服务对象第一次来到办公室，说的第一句话就是"真的好烦，真的不知道怎么办……"在社会工作者的安抚和支持下，服务对象慢慢平复情绪，向社会工作者讲述事情始末。服务对象为了维持店铺经营而借了高利贷，虽然承受高额利息，但每月尚可准时还款，食用不受影响，生活依然维持平静。然而2020年7月由于资金无法收转而逾期未还款、服务对象手机关机，财务公司误以为其潜逃，便派人到服务对象的自行车行打砸、搬走店内物品做抵偿，甚至半夜上门对服务对象的家人及邻居进行滋扰。在听了服务对象及其父母双方的说辞后，社会工作者对问题进行了初步评估和界定，确定为服务对象开展个案服务，持续跟进事件。

（二）以第三方身份协助分析，为服务对象梳理事件进展

社会工作者协助服务对象梳理事件，根据可行程度和必要程度，列出解决各种问题的先后顺序。目前最重要且紧急的是处理欠债被追偿引致的经济危机和财物人身安全危机；重要非紧急的任务是修复家庭关系、改变家庭沟通模式；抉择生意是否继续，重新规划发展路径。经过服务对象与社会工作者的共同梳理，服务对象对于解决问题的路径逐渐清晰，表示会先尝试解决经济问题，再处理家庭矛盾，最后再考虑以后的生计问题。

（三）斡旋谈判，化解经济危机

服务对象之前一直采取被动逃避的态度，在财务公司不断提出加息要求时默然接受、在债务无法偿还时匿藏躲避，以致借款 8000 元偿还近 40000 元后仍被穷追不舍。社会工作者提出这样的态度会助长财务公司无止境的贪念，逃避的应对方式亦无益于事情解决。社会工作者向服务对象列举继续逃避可能导致的结果和主动维权可能付出的代价，供服务对象自行抉择；提醒服务对象可收集借条、转账流水记录等证据，作为未来报警求助或与财务公司正面协商的依据。服务对象在社会工作者分析后做出决定，主动联系财务公司，通过谈判手段与其协商一致，确定偿还的时限、金额，并最终领回一直被财务公司扣押的欠条。在服务对象的努力及其家人的资金支持下，一个月后，服务对象最终解决本次债务事件。

（四）互拆心墙，让阳光洒进家庭

虽然暂时解决了债务问题，但是自行车店的生意被迫搁置，服务对象失去了原有的生活寄托。没有工作、没有朋友、没有娱乐活动，服务对象只能经常待在家里，与家人的冲突愈发激烈。家人的担心、忧虑，在服务对象的眼里成了质疑、不信任；服务对象不愿家人担心而不做交代和解释，这在家人看来却成了鬼鬼祟祟、刻意隐瞒。双方由于沟通不畅，隔阂越来越大。社会工作者在充分了解双方的想法和观点后，决定将双方约到工作站，让双方坐下来静心谈谈。服务对象一开始的态度比较消极，参与性不高："其实要讲的来来去去都是如此，意义不大。"社会工作者见状，就邀请服务对象的母亲将问题引出，尝试将家中日常争吵冲突的情景再现。服务对象的母亲表述过程中激化了服务对象内心的不忿，服务对象开始参与话题。社会工作者适时运用治疗技巧，让

双方进行对质，在对质后角色交换再表述，并让双方表达对对方的期待和目前自己的感受。经历数次家庭治疗后，双方终于开始平静地表达自己的感受，反思自己的不足，体谅对方的不易。服务对象的父亲很有感触地说："以前我都不知道，没听过他（服务对象）说这些，这是我第一次听到他的这些想法。"

（五）约法三章，共同努力修复家庭

在服务对象及其父母分享了自己的心路历程后，双方都意识到其实对方是出于对自己的关心和担心，只是一直把自己的想法封闭起来，缺乏互信和沟通。在社会工作者的鼓励下，双方都愿意各迈一步，为修复家庭关系而努力。服务对象与父母约定，在涉及金钱问题上会主动与父母沟通钱款用途及去向，多与父母分享自己的计划和感受，遇到困难时主动寻求家庭支持；服务对象的父母也承诺，会尝试对服务对象多些信任、少些猜疑，不再用批判性话语唠叨服务对象，有疑问时坦诚提出。双方共同努力，通过服务对象的主动分享和父母的关怀信任，逐步重建家庭支持。

（六）重振旗鼓，在家庭支持下重新出发

困扰服务对象的家庭问题得以缓解，服务对象也将关注点逐步转移至自己的未来生计。服务对象表示自己曾做过代理招标工作，也做过网约车司机，各行业都能适应，相信只要自己愿意努力，家人愿意信任和支持，是能有所改变的。在社会工作者的协助分析下，服务对象决定转移经营的方向，将主要以出售自行车的"单一销售型店铺经营"转变为"个性化定制特色单车、提供改装或升级"的服务型经营，并打算把范围实体店扩大到网络平台。服务对象向社会工作者分享了自己的规划：清点整理库存，在网上平台挂售改装维修定制服务，自学招标代理工程知识，待驾考解禁后重考驾照……服务对象如往常一样投入到小小的仓库里，还主动跟父母抱怨仓库里有自己最怕的老鼠，惹得家里人哭笑不得，这个家庭终于重现阳光。

五、服务进度及成效评估

(一) 评估方法

1. 观察式评估

社会工作者在提供服务的整个过程中观察服务对象的生活状态、心理情绪状况、家庭沟通情况等。

2. 反馈评估

通过与服务对象及其父母的交谈，了解服务对象、服务对象的父母对其整个历程的变化，使用基线测量法对服务对象描述问题困扰程度进行前后测，评估介入成效。

3. 满意度评估

服务对象自述对整个服务过程的满意度，对自己的现状进行满意度评估。

(二) 评估结果

(1) 服务对象的经济问题及由此引致的危机顺利化解。服务对象化逃避为积极应对，最终与财务公司协商一致并妥善处理债务。

(2) 服务对象的极端消极情绪得以消除。服务对象在自身努力和社会工作者的支持下，逐渐消减"没有任何人关心、自己一无所有、活着没什么意义"的念头，并尝试从正向思维出发进行自我鼓励和自我开解。

(3) 服务对象与家人共同努力修复家庭关系。服务对象与家人达成一致，均愿意通过实际行动尝试重建家庭的信任和互助，据社会工作者与服务对象及其父母分别回访时得知，服务对象与家人在参与家庭治疗后已有半个月没有发生争执和矛盾，且服务对象开始与家人分享日常趣事琐事。

(4) 服务对象重新制定奋斗目标。服务对象根据自身爱好和能力制定职业规划，还表示愿意参加志愿服务，把社会工作者对他的关心和帮助回馈给更多有需要的人。不仅如此，服务对象还主动向社会工作者透露，现在自己想上网学习英文或其他技能，想多结交朋友发展社交。

六、社会工作者专业反思

吸毒者由于在社会上长期受歧视和指责，对于外界陌生人的接触，戒毒康复人员是很敏感的。尤其社会工作者初次与服务对象接触的地点在派出所门外、与服务对象首次交谈时与禁毒专职人员一起，更容易让服务对象认为社会工作者的任务是与民警、专职人员一样对其进行管控。因此，社会工作者在首次接触初次面谈时，需要表现的不仅是专业上的尊重，更要从语言和非语言表达上表现对服务对象的接纳，使服务对象了解社会工作者的角色与立场，愿意向社会工作者袒露心声。只有服务对象愿意相信社会工作者，社会工作者才有机会充分了解服务对象的真实处境，也才能对其展开真正有效的服务。

在个案服务的过程中，社会工作者需要以服务对象为中心，发掘服务对象的潜在能力，激发服务对象解决问题的动机并协助其调动身边的可用资源。不仅如此，社会工作者还需要谨记"人在情境中"，处理服务对象的问题不能单单把关注点着眼于服务对象本人，还需要进入其家庭系统、社会系统，分析各系统是否平衡，并通过获取其周边系统的支持，协助服务对象走出困境。

最后，是社会工作者特别有感触的一点：戒毒康复人员固然曾经犯错，但其及家庭也有权利和能力和普通人一样过上健康积极的生活。社会上的偏见歧视使得很多戒毒康复人员、家属只能躲在阴暗的角落里，抬不起头做人。但是，如果有更多人愿意尝试倾听他们、接纳他们，甚至拉他们一把，他们绝对有可能恢复正常的社会功能，甚至比普通人活得更好。如果我们愿意走进他们的内心，对他们来说会是极大的鼓励和支持，是支持他们改变和前行的莫大动力。

家庭社区教育取向的反家暴社区治理模式探索

——以"家+爱"容桂街道和谐家庭教育项目为例

陈锦贤①　　吴耀健②

案例摘要：《中华人民共和国反家庭暴力法》（简称《反家庭暴力法》）的出台为反家暴工作提供了法律依据，也反映了反家暴工作的重要性和迫切性。然而，我国反家暴工作仍然面临着工作机制不健全、专业服务未成体系、社会大众缺乏意识等挑战。为了回应这些问题，本文对"家+爱"容桂街道和谐家庭教育项目进行个案研究，以在现实条件下探索和总结一个反家暴社区治理行动的专业社会工作服务模式。这一模式的特征在于：以妇联购买服务撬动社区资源并吸引多部门参与公益创投资源投入；联合专项社会工作者、社区社会工作者和街区妇联；建立超前预防、临界预防和治疗性服务的三级预防家暴工作专业服务体系，当前主要表现在以社区宣传教育、和谐家庭教育系列课程、辅导工作坊和爱家园大使培育的超前预防和临界预防服务手法，开展预防家暴和倡导和谐家庭文化的服务活动，并由此逐渐探索治疗性服务。本文还进一步指出，该模式体现了和谐家庭社区文化营造和分层治理策略的反家暴社区治理理念。

一、背景介绍

家庭和谐是构成社会和谐的重要基石，家暴则会破坏家庭关系乃至社会文明。据全国妇联 2016 年统计数据，我国 2.7 亿个家庭中有 30% 的已婚妇女曾遭受家暴，平均每 7.4 秒就有一位女性受到丈夫家暴。70% 的家暴实施者不仅打大人还打孩子，剩余的 30% 往往也当着孩子的面进行家暴。

2016 年出台的《反家庭暴力法》将家暴定义为家庭成员之间以殴打、捆

---

①　陈锦贤，佛山市顺德区容桂街道鹏星社会工作服务社。

②　吴耀健，香港浸会大学社会工作系。

绑、残害、限制人身自由以及经常性谩骂、恐吓等方式实施的身体和精神等侵害行为。《反家庭暴力法》的出台为处理根深蒂固的家暴社会问题提供了法律依据，但由于缺乏实施细则，目前反家暴工作依旧面临着工作机制尚未健全、专业服务未成体系、社会大众缺乏意识等挑战。例如，作为反家暴工作的主要系统，妇联通过与社区居委会联动提供调解服务，与公安部门、司法部门联动提供权益保护服务，但这种多部门联动进行调解、保护和维权的干预服务尚未制度化和规范化。另外，反家暴理念的公众知晓度和权益意识也有待提高。

在体制内的工作机制尚不足而社区需求又凸显的背景下，一些地区的妇联开始通过政府购买服务探索反家暴社会工作，引导社会力量共同参与家暴问题治理。社会工作作为一股专业力量，通过家庭和社区服务改善家庭关系和预防家暴发生；通过及时调解、辅导和倡导，能够缓和与化解家庭矛盾；通过赋权增能，能够协助受害者维护权益。容桂街道妇联（简称"妇联"）于2011年起购买容桂街道鹏星社会工作服务社（简称"鹏星社会工作者"）的反家暴工作服务，共同打造爱家园·容桂家庭暴力防护中心（简称"爱家园"），旨在以专业服务来预防和减少家暴，帮助受害者走出困境，重建美好生活。通过总结爱家园的家暴案例经验，社会工作者发现家庭成员沟通不畅、纠纷无法及时处理是发生家暴的重要因素，当家庭成员能有效沟通时，家庭矛盾就会避免、缓和和化解，从而预防家暴发生。因此，可以通过家庭教育提升居民的家庭和谐沟通意识和能力，从而预防和减少家暴。为此，2018年，妇联和鹏星社会工作者联合申报顺德区众创共善项目——"家＋爱"容桂街道和谐家庭教育计划项目（简称"和谐家庭教育项目"）。本文将详细介绍和谐家庭教育项目的发展和运作过程，在此基础上进一步思考社区治理模式的反家暴工作如何有效地预防家暴发生，从而为政府引入专业社会工作参与家暴社会问题治理提供经验。

二、分析预估

"家＋爱"容桂街道和谐家庭教育项目的个案缘起于2011年的爱家园反家暴社会工作专业服务，经过这些年的持续发展，项目形成了以政府购买撬动社区资源和多部门支持、专业社会工作者和本土社会工作者的合作、三级预防家暴的专业服务体系的特征。

（一）非家庭暴力的需求

在顺德区容桂街道，我们于 2018 年面向 26 个社区开展的抽样调查也显示，19.1% 的家庭曾发生家暴，这一数据虽然低于全国，但也反映了家暴问题仍然不容轻视。家暴不只对受害者的身心健康造成直接的伤害，还存在代际传递特征，即导致遭受或目睹家暴的儿童日后容易成为家暴加害者或受害者。并且，家暴还具有隐蔽性，若非受害者或相关人士主动求助，外人往往难以知晓和介入。

（二）家庭暴力干预的资源

1. 政府购买 + 公益创投

自 2010 年起，容桂街道购买鹏星社会工作者以"一站一社"、社会工作者服务中心的模式开展包括婚姻家庭服务的面向社区各种居民群体的社区综合服务，但随着家庭问题和需求的凸显，社区社会工作者站由于服务群体的多样性和社会工作者人手的不足，难以持续深入地探索针对性较强的反家暴工作。于是，在妇联的支持下，2011 年妇联和鹏星社会工作者联合打造爱家园这一社区反家暴支援中心。经过七年的服务探索，社会工作者既扮演服务提供者的角色，为受家暴困扰的居民提供制订人身安全计划、疏导负面情绪、为受害者增能、亲密关系辅导和资源转介等服务，也扮演倡导者的角色，通过社区宣传教育倡导居民对家暴"零容忍"的态度，提升他们主动求助的意识与能力。

与此同时，依托妇联，爱家园逐渐建立社区反家暴资源网络，包括妇联、公安、居委、民政部门、法律援助机构、学校、医院、社会工作者组织以及其他热心的社会组织和义工团体。例如，社会工作者每年 2—3 月对村（居）委会走访，了解村（居）委会的需求，之后也将家暴案件跟进情况及时反馈给村（居）委会。为加强社会工作者与公安部门对家暴案件的沟通以及完善转介机制和分工合作方式，社会工作者与南环民警中队、振华民警中队、桂新民警中队分别召开联动协商会议，与社区民警达成合作关系，共同落实《容桂反家暴社会工作者与社区民警协作处理家庭暴力案件工作指引》和《容桂反家暴社会工作者与社区民警协作处理家庭暴力案件流程图》。社会工作者还充分运用社区、中小学校和幼儿园的资源合作开展反家暴宣传教育工作。

为进一步推广反家暴理念、传播和谐家庭教育知识，妇联联合鹏星社会工作者联合以和谐家庭教育项目申报 2018 年顺德区社会建设"众创共善"计划项目，获得 22 万元资金支持。"众创共善"计划项目鼓励多元主体参与和跨部门合作的社区治理理念和资助机制使项目的资源联动更加常态化和制度化。首先，"众创共善"计划项目将容桂反家暴工作纳入全区试点实验的层面，受到更多部门的重视。2019 年，容桂街道政府整合多年的反家暴工作经验，收集了妇联、法庭、公安、各社区居委、社区社会工作者站的建议，形成《容桂街道反家庭暴力联动工作机制》（试行办法），明确了各职能部门的反家暴职责以及家庭暴力个案的介入流程。其次，"众创共善"计划项目的机制推动社会工作者与政府部门、社区组织的合作。例如通过联合申报的机制，妇联基于丰富的妇女儿童工作经验为项目的总体目标、发展方向提供指导意见，并协调有关部门为项目开展提供支持，而鹏星社会工作者负责项目的需求评估、方案策划和具体实施，对参加者进行跟踪回访，提供社会工作者辅导。再次，通过策划、评审、优化、跟进和评估等精细化管理，"众创共善"计划项目组建由政府人员和专业人士等组成的团队对和谐家庭教育项目进行服务监测指引，确保项目按计划开展，保障项目的服务质量。最后，"众创共善"计划项目亦提供专业的督导机构支持和管理咨询服务，其中督导机构通过个别督导、团体督导等形式，对社会工作者在项目设计逻辑、服务成效和服务模式提炼等方面进行提升。在"众创共享"计划项目的支持下，和谐家庭教育项目形成了系统的家庭品牌课程，在原来零散的反家暴宣传教育主题课程活动的基础上，深化了亲子沟通、夫妻沟通两个板块的课程，并且持续一年时间在容桂铺开，结合家庭暴力三级预防，较好地预防家庭暴力事件的发生或进一步恶化。

2. 专项社会工作者 + 社区社会工作者 + 街区妇联

项目由爱家园的两名专项社会工作者开展服务，同时依托鹏星社会工作者覆盖容桂 26 个村（居）委会的社会工作者站，联合社区社会工作者为当地居民策划和输送针对性的主题课程。妇联在每个村（居）委会也配备了 1 名妇女主任，她们是反家暴工作的基层社区工作者，十分熟悉当地居民的家庭婚姻生活情况，也能调动丰富的社区资源支持项目的实施。

项目社会工作者对这些妇女主任开展项目宣讲和反家暴工作经验分享交流培训，建立对待家暴的正确认识和态度，增强她们对自身角色和职能的认知。经过这些年的摸索，项目社会工作者跟村（居）委会妇女主任的合作逐渐常态化和流程化。首先，每年项目开始之初，项目社会工作者派发服务需求清单给妇女主任选择，跟她们商量设计服务的主题和活动。其次，妇女主任和社区社会工作者协调服务场地、设备设施等社区资源，为项目活动的开展提供必要的支持。再次，妇女主任动员和组织有需求的社区居民参与服务，并向项目社会工作者转介需要深度辅导的个案。最后，项目社会工作者向妇女主任反馈服务活动和个案介入的情况，总结服务经验。

三、服务计划

项目搭建从超前预防到临界预防再到治疗性服务的三级预防家暴专业服务体系。爱家园依据三级预防机制开展家暴防护服务：第一级预防又称超前预防，通过社会及社区层面的倡导教育工作，向社会大众普及家暴相关知识及正确态度，改变暴力观念。第二级预防又称临界预防，通过辨识家暴潜在受害者，为他们提供有效的介入工作，以降低家庭关系压力和负面互动频率，减少危险因素对家庭关系的冲击。第三级预防又称补救性预防，对已发生的家暴事件进行处理，防止问题恶化，减轻受害者的身心伤害，减小受害者伤害或死亡概率，同时协助受害者恢复社会功能，制订和执行加害者介入计划（见图1）。

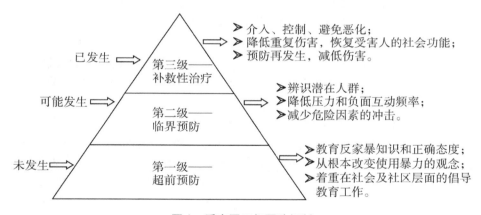

图1 爱家园三级预防机制

和谐家庭教育项目是超前预防的重要部分，一方面让容桂街道居民接受家庭教育知识，避免矛盾的发生；另一方面提升居民面对家暴积极求助的意识。受"家丑不可外扬"的传统观念影响，受害者主动求助的意识普遍不强，甚至不少普通居民担心被"家暴"污名化，他们乐于参加家庭沟通、家庭教育等主题活动，但对反家暴社区宣传教育服务存在戒备心理。为了更有效地推进反家暴超前预防服务，项目从 2018 年起更注重扩大宣传教育的广度，通过面向普通家庭的和谐家庭教育，防家庭矛盾于未然，同时增加居民对爱家园的认识，提高居民家庭暴力案件的求助率和转介率；更注重正向理念的传播，通过"和谐夫妻""和谐亲子"两大板块的活动，提升居民家庭和谐沟通的意识和能力，从而达到推动容桂和谐家庭建设的目标。下面将对和谐家庭教育项目的具体运作过程进行分析，以呈现项目怎样以社区宣传教育、和谐家庭教育系列课程、辅导工作坊和爱家园大使培育的超前预防和临界预防服务手法，开展预防家暴和倡导和谐家庭文化的服务活动，由此逐渐探索治疗性服务。

四、服务计划实施过程

（一）以多样化的社区宣传教育吸引居民参与

在项目前期，为了提高项目在地区的知晓率、提升居民对和谐家庭沟通的重视，社会工作者开展了"'影'出家中爱"容桂地区微摄影征集大赛、"容"爱万家——爱家园大使宣传活动、爱家有道——和谐沟通方法宣传活动。（见表 1）社会工作者通过公众号和网站的线上宣传以及线下宣传，增加居民对和谐家庭主题的认识；通过作品展览、颁奖仪式引导居民关注家庭的和谐幸福；通过参与式互动的宣传外展活动，让居民体验和谐沟通的效果。社区宣传教育活动的受众面广，达到了广泛宣传项目的效果，也提升了居民对和谐家庭沟通的重视。

表 1　社区宣传活动一览

活动主题	地点	活动目标	服务对象
"'影'出家中爱"容桂地区微摄影征集大赛（1 节）	容桂千禧广场	①产出和谐家庭主题摄影及宣传作品，进行项目宣传及推广；②提升居民对和谐家庭重要性的认同和家庭和谐沟通意识	容桂居民 286 人

续表1

活动主题	地点	活动目标	服务对象
"容"爱万家——爱家园大使宣传活动（3节）	香槟广场、千禧广场、容里广场	①增加居民对和谐的表达方式重要性的认识；②促进居民学习和谐的表达方式和正面传达爱的理念	培育爱家园大使9人，服务容桂居民超过500人
爱家有道——和谐沟通方法宣传活动（5节）	千禧广场、城西社区、细滘广场、渔人码头广场、花溪公园	①增加居民对和谐沟通知识的认识，对爱的五种语言的认同；②促进居民学习爱的五种语言	容桂居民超过300人

（二）以多部门合作提供精准的和谐家庭教育课程

在项目中期，社会工作者以"亲子沟通""夫妻沟通"为核心设计和实施和谐家庭教育系列的课程（见表2），通过提供家庭沟通的知识和方法，帮助家长了解子女成长特征，帮助夫妻认识彼此的思维，提升家庭沟通的技巧。社会工作者根据爱家园过往服务经验，辨识出家暴求助较多的社区，积极联系社区社会工作者站和居委会，并联动妇联，共同确定课程主题、筛选家庭教育讲师，将课程清单发送给社区居委会参考和调整，进行资源精准对接。

和谐家庭教育课程覆盖容桂街道26个社区，服务了4000人次。课程内容包含常见的家庭沟通误区、情绪管理和沟通方法。课程采取参与式学习方式，并结合案例分析，以讲解、提问、演练等形式促进居民学习。居民不仅学习到和谐沟通的方法，也提高了对家庭矛盾问题的求助意识。通过课程，社会工作者还建立了"家＋爱"和谐家庭教育服务群，聚集了一群关注家庭教育的居民。

表2　和谐家庭教育课程一览

活动主题	地点	活动目标	服务对象
执子之手，与子"谐"老——容桂地区和谐婚姻关系系列课程（10节）	华口社区、南区社区、红星社区、幸福社区、南区社区、高黎社区、容里社区、海尾社区、四基社区、大福基社区	①提升居民的婚姻关系和谐沟通意识；②促进居民学习婚姻关系和谐沟通技巧	容桂居民462人
"沟通我有计"——和谐亲子沟通系列课程（10节）	上街市社区、四基社区、幸福社区、桂洲社区、海尾社区、细滘社区、振华社区、容里社区、东朝卫社区、华口社区	①促进居民学习和谐沟通方法技巧；②增强居民预防和处理家庭纠纷的能力	容桂居民574人

（三）以体验式的辅导工作坊帮助有特殊需求的居民

在开展和谐家庭教育系列课程的同时，针对部分存在家庭矛盾、希望进一步提升沟通能力的居民，社会工作者进一步开展辅导工作坊。这些工作坊对象来自三方面：一是在上述课程反馈表中自评需要继续学习处理家庭矛盾的居民；二是主动向社会工作者咨询家庭沟通问题的居民；三是社区居委会和社会工作者站转介的有需要的居民，以单亲家庭和困难家庭成员为主。在妇联、社区居委会和社会工作者站的合作下，项目在高黎社区、小黄圃社区、马冈村、华口社区、上佳市社区、细滘社区、幸福社区、容里社区、红旗社区、红星社区、东朝卫社区、龙涌口村、容里社区开展了辅导工作坊。

辅导工作坊是和谐家庭教育系列课程的深化，更注重沟通方法和技巧的内化和操作。以婚姻辅导工作坊为例，讲师在和谐婚姻家庭关系课程中分享男女两性思维方式和表达方式的不同，帮助居民夫妇互相了解，在婚姻辅导工作坊中则还鼓励居民表达对婚姻关系的期望、反映家庭因沟通不畅导致的矛盾，然后通过引导居民夫妻互动演练，协助和指导他们处理矛盾。许多居民反馈参加辅导工作坊是他们"婚后第一次坦诚地表达自己对家人的爱和期望"，参加后更加懂得"只有对方接收到你想表达的信息，沟通才有效果"。总之，居民在辅导工作坊学习到了切实可行的沟通方法，并愿意运用这些方法与家人沟通，家庭矛盾有所缓解，达到临界预防家庭矛盾发生的效果。（见表3）

表3　体验式工作坊一览

活动主题	地点	活动目标	服务对象
婚姻辅导工作坊（10 节）	华口社区、红星社区、幸福社区、容里社区、海尾社区、四基社区、大福基社区、东朝卫社区、龙涌口村、小黄圃社区	针对希望提升处理夫妻矛盾冲突的夫妇展开的婚姻辅导工作坊	容桂受困扰居民242 人
"庭内和解"亲子沟通工作坊（10 节）	高黎社区、小黄圃社区、马冈村、华口社区、上佳市社区、细滘社区、幸福社区、容里社区、红旗社区、红星社区	提升参加服务亲子的和谐沟通处理矛盾冲突的能力	容桂受困扰亲子319 人

（四）培育爱家园大使，共同参与和谐家庭社区建设

为了进一步加大项目影响力，延续服务效果，项目在后期邀请了9 名积极参与活动且表现优秀的和谐家庭成员组成"爱家园大使"，为他们提供正面管教和义工技能的培训，使他们成为与社会工作者一起推广"家＋爱"和谐家庭教育理念和方法的志愿者。2019 年6 月，"家＋爱"和谐家庭教育项目即将结项，9 位爱家园大使为项目总结会出谋划策，探讨如何让更多居民学习"家＋爱"和谐家庭教育项目课程知识的精华，展示项目成果。他们与社会工作者一同设计了一个微课程，在项目总结会上向居民宣讲不同家庭教育方式的效果。爱家园大使的参与反映出本项目持续改变和影响居民的方式，即促进居民认同和学习和谐家庭教育知识和方法，引导他们向更多居民传播这些理念和方法，共同营造注重和谐家庭教育的社区。

总体上，"家＋爱"和谐家庭教育项目取得一定的效果。首先，居民对项目非常认可，认为有助于解决家庭问题，不少居民为了持续学习而跟随社会工作者到不同社区参与"家＋爱"系列课程。其次，项目得到社区居委会的赞许，居委会认为项目切合居民的需要，活动形式被居民接受，希望有更多同类型的服务送到社区。最后，妇联和社会工作者均认为本项目服务模式能够有效促进容桂和谐家庭建设，和谐家庭教育课程和教材的发展，以及爱家园大使志愿队的培育，有利于在社区持续推广和谐家庭教育理念和方法。

五、总结评估

项目从和谐家庭社区教育取向的实践迈向反家暴社区治理模式探索，取得一定成效。下面将进一步讨论本项目的意义和效应，项目依托爱家园，联动妇联、社区居委会、社区社会工作者站等部门合作，以和谐家庭教育文化营造和分层治理策略推动反家暴社区治理行动向前发展。

（一）和谐家庭教育的社区文化营造推动有效治理行动

本项目通过和谐家庭教育理念和方法的传播和推广，呼吁和支持居民建立健康正向的亲密关系和亲子关系，通过营造和谐家庭文化来构建和谐社区，以和谐社区文化来抑制家暴行为的滋生。家暴不仅仅是家庭内部矛盾，往往也折射出社区乃至社会的问题。例如，不少传统落后的社会文化是家暴问题的重要成因之一。这些根深蒂固的传统陋习助长或纵容强势的家庭成员对其他成员采取暴力的、不平等的对待方式，并且通过制造家暴受害者对被污名的恐惧，致使他们难以产生主动求助意识，甚至抗拒以反家暴为名的介入。2015 年最高人民法院公布的数据显示，我国家暴受害者平均遭受 35 次家暴才会选择求助。因此，反家暴工作是一项涉及理念植入和文化营造的社区治理工作，也是一项需要循循善诱、逐渐渗透的工作。具体而言，本项目在以下两方面集中体现了植入和谐家庭教育理念和营造社区文化的反家暴社区治理行动。

第一，和谐家庭教育项目无论在社区宣传还是家庭教育系列课程上，均不采取"反家暴"之类的字眼，取而代之的是"正向沟通""良好家庭关系"等字眼，传播和推广具有普适性的家庭沟通理念和方法。居民由此不必承受来自对家暴的社会污名压力，从而表现出较高的参与积极性。由此，社会工作者不但跟居民建立了信任关系，还向他们传递了预防和化解家庭矛盾的理念和方法，提升了居民对美好家庭生活的憧憬，从而也激发了他们改善家庭问题的意识。2019 年 1—10 月，爱家园接到和谐家庭教育项目参加者的求助咨询共 37例，占总咨询量的 35%。通过咨询辅导，这些咨询对象处理家庭矛盾的能力得到提升，有效预防了矛盾的进一步恶化。

第二，通过爱家园大使计划为社区居民树立正向模范，传递正向家庭教育观念，而非过度渲染加害人的社会污名，从而营造和谐家庭以及社区文化。爱家园大使是从居民群体中挖掘和培育的，他们更容易获得居民群体的认同和追随，是和谐社区文化的最佳代言人，代表着和谐家庭教育社区文化的内部生长力量。尽管目前这股力量还比较弱小，但从他们的参与开始，社会工作者逐渐建立关注家庭教育的社群，将每一位接受项目服务的居民视为传播和谐沟通理念的媒介，并通过他们的自发宣传和互助，使越来越多居民交互影响、产生共鸣，团结起来形成更大的力量，从而潜移默化地营造反家暴的社区文化，共同为和谐家庭、和谐容桂建设出力。

（二）漏斗筛选：家暴问题的分层有效治理

和谐家庭教育项目虽然属于三级预防机制的超前预防，但是项目服务内容分为宣传、教育、辅导和参与等层次，加上项目社会工作者为有需要的居民提供临界预防和补救性治疗服务，因此，在一定程度上体现了预防性、教育性和治疗性服务的分层治理特征。

一是根据居民的不同需求提供分级服务。社会工作者基于"家庭系统自有规则，健康而和谐的家庭拥有处理问题的能力"这种理念，提供普适性宣传与和谐家庭教育服务支持普通家庭成长；面对出现矛盾而无法有效沟通的家庭，通过针对性辅导帮助他们缓和矛盾、避免问题恶化；对于已经发生家暴的家庭，及时进行治疗性服务，必要时联动公安、妇联、居委会等部门协助家暴受害者维护权益。本项目认为社会工作者要以服务对象的需求为本，以漏斗筛选的方式层层筛选出面临着不同程度的问题和需求的服务对象，提供适切的介入。（见图 2）

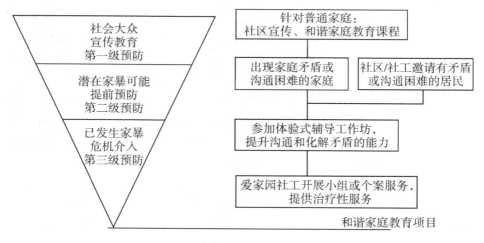

图 2　家暴问题分层治理流程

二是以宣传、教育、辅导和参与等层次服务建立治疗性服务的转介渠道。通过与妇联、居委会、社区社会工作者站、社区幼儿园等部门共同开展普适性宣传活动与和谐家庭教育系列课程，社会工作者不仅促进了居民学习和谐家庭教育理念和方法，还增强了他们对家暴问题的关注、提升了他们的求助意识和能力，使他们更善于辨识自己或身边重要人的需求，并主动寻求社会工作者支援。例如，2019 年 4 月，参加了家庭教育课程的杨女士（化名）因其弟弟和弟媳的婚姻危机而致电向社会工作者求助，她弟弟与弟媳产生严重的矛盾而无法沟通，弟弟因此情绪十分低落，已影响到正常生活。在社会工作者的辅导下，目前她弟弟不仅得到情绪支持，也提升了与弟媳沟通的能力，双方能够协商处理家庭矛盾。

六、专业反思

在项目周期内，和谐家庭教育项目共计开展 49 节活动，服务 2683 人次，培育了 9 位爱家园大使，开发了"夫妻思维不同""稳住情绪，以最高职位养育孩子"等主题课程并设计成课程小册子，组建了稳定的讲师团队。随着项目的实施，容桂地区有 37 名受婚姻家庭纠纷的参加者主动向爱家园求助。可以说，和谐家庭教育项目结合了家庭教育服务与反家暴服务，基于三级预防机制与漏斗筛选工作手法，能够准确定位面临不同家庭情况的服务对象的需求，为他们提供适切的服务。而且，项目不只面向家庭，还通过和谐家庭教育理念和文化的植入和营造，扩大爱家园社会工作者的服务受众面，促进社会大众建立和谐家庭和社区意识，联动妇联、社区居委会、社区社会工作者站、幼儿园和爱家园大使共同推动零家庭暴力的社区发展。

反家暴工作是一项庞大而持久的社会工程。家庭暴力的预防和处理，不仅需要继续完善反家暴工作机制和流程，也需要持续营造和谐、暴力零容忍的社会氛围。爱家园社会工作者在介入家暴案件时发现，家庭成员之间沟通越畅顺，纠纷发生的可能性越低。当纠纷越来越严重，甚至已经产生家暴问题时，家庭关系的修复就十分困难。因此，和谐家庭教育项目通过灌输和谐理念和辅导家庭沟通技能，能防范纠纷于未然，在反家暴工作中至关重要。本项目未来还将继续依托爱家园进一步建设爱家园学堂品牌课程，在爱家园大使的基础上培育志愿者讲师团队，为居民提供更优质的课程和服务，同时联动更多部门和社会大众的资源，有机整合预防性－教育性－治疗性服务，共同创建和谐家庭、和谐容桂。

青春互联网，桌上齐交往

——桌面游戏治疗提高社区青少年社交网络

叶健锋①

案例摘要："我有社恐！"这是与青少年沟通时，社会工作者偶尔会听见的一句话。现代社会对手机 App 软件的使用越来越普遍，儿童青少年生活、学习的模式也随之改变，也容易对电子产品产生依赖性，变得不愿意通过现实进行娱乐，对现实社交也出现抵触。社会工作者在留意到该问题后，及时评估与介入，结合当今儿童青少年的潮流，运用社区支持系统，通过桌面游戏带动儿童青少年的社区参与，在面对面进行的桌面游戏中，认识自己并非"社恐"，通过与朋辈的互动，促进社交能力，以自身带动更多的社区朋辈，建立健康积极的青春互联网。

一、背景介绍

（一）服务背景

东莞市石碣镇水南社区自 2014 年 12 月建立社区综合服务中心，由专业社会工作者为老年人、残障人士、青少年、志愿者等群体提供社区社会工作服务。在 2021 年，中心面向儿童青少年群体展开青春期服务调研，在关于电子产品日常使用状况上，73% 的青少年都有属于自己的电子产品（电脑、手机等）（见图 1），28.4% 的青少年每天使用电子产品的时间平均超过 3 小时（见图 2），并有 63.5% 的青少年因此产生家庭矛盾，49.6% 的青少年认为自己在线上与别人更容易沟通。

---

① 叶健锋，东莞市乐雅社会工作服务中心。

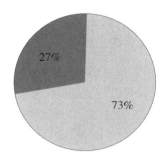

图1 青少年有无属于自己电子产品的分析

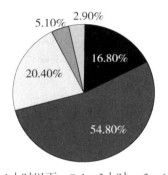

图2 青少年每天使用电子产品的时间分析

（二）共性问题

社会工作者在与青少年儿童群体的沟通互动中，观察到他们在青春期前后的变化上存在某些方面的共性。

1. 青春期对社交行为的影响

大部分儿童青少年在青春期前热衷参与社区服务，在参与过程中与他人能友好互动。在进入青春期后甚少参与社区服务，与他人有明显的社交距离。

2. 网络文化对思想行为的影响

儿童青少年在日常互动会频繁出现一些网络词语，当中有人向社会工作者表示在网络看过社恐、抑郁方面的视频（源自哔哩哔哩、抖音等），甚至觉得自己也有"社恐"并向他人分享这个想法，把自己代入"社恐"的角色，拒绝现实社交。

二、分析预估

（一）对电子网络产生依赖性

73%的受访服务对象有属于自己的电子产品，可以看出电子产品趋向低龄化，儿童青少年的生活学习也离不开各种软件 App，同时电子网络带来的趣味性和方便性，使儿童青少年群体更容易对电子网络产生依赖性。

儿童青少年心智未成熟，自制力不足，对电子网络产生依赖后，明显受影响的是学业成绩，也是导致家庭矛盾的首要因素。长期通过电子网络进行社交和娱乐，导致儿童青少年对现实社交和娱乐逐渐产生抵触，不愿意现实跟别人交流，逐渐无法面对和融入现实社会。

（二）现实社交娱乐能力减弱

儿童青少年的现实社交娱乐能力有减弱趋势，一方面，长期依赖电子产品维系社交，导致现实的沟通减少，社交能力倒退；另一方面，以网络游戏、刷视频等方式作为日常娱乐，现实缺乏兴趣爱好的培养，可能导致与现实社会脱轨，无法正视及回归现实。

（三）网络文化占据价值向导

儿童青少年在电子网络接触其文化信息，学会了一些网络语言，甚至接触其他一些非正面的信息，在网络信息的交融下塑造自己的价值观。可以看出网络文化对儿童青少年产生重要影响，若儿童青少年不加甄别去接受所有的网络文化，则容易形成负面的价值观，对现实生活中的他人和社会的幸福漠不关心，产生精神麻木和道德冷漠的问题，并失去现实感和有效的道德判断力，严重时会导致人性的丧失和异化，出现一些反人类的极端事件。

三、服务计划

社会工作者认为需要通过社区营造，对社区儿童青少年的电子网络成瘾、社会化能力减弱等问题进行介入，在 2021 年开展"同桌对话·青春相伴"青少年线下桌面游戏共娱项目。

（一）服务理论

1. 社会学习理论与青少年发展[1]

社会学习理论对儿童青少年发展有着重要的意义。儿童青少年的发展过程正是一个不断学习社会文化、知识、技能、规范和价值观的过程，通过观察和外界环境不断对行为的强化，就有了自己的行为模式。只要控制了外界环境对行为的刺激以及对这个行为的强化，就可以改变行为。对在发展过程中出现问题的儿童青少年，只要分析他们的问题行为的形成过程和强化形式，就可以找到问题所在，通过纠正不良行为的强化方式，即可以重新建立起新的行为模式。

2. 社会化[2]

个人的社会化，也就是作为一个生物个体的人，成长发育为一个社会成员，能够独立参与社会生活的过程。儿童青少年作为一个生物个体，经过不断地学习知识、技能和社会规范，培养和提高自己的社会需要，发展自己的个人和社会性，把自己一体化到群体中去，从而使社会不断延续和发展下去。

3. 社区营造[3]

社区营造的核心目标之一就是动员社区居民共同参与社区公共事务，从而推动社区可持续发展，社区居民的组织化发展便是其中非常有效的途径之一。通过组织化的发展实现组织的公益化，从而推动社区居民自发自觉地参与到社区营造中来。

（二）服务目标

（1）在社区发展桌面游戏常规服务，组建社区桌面游戏的社交娱乐平台，拓宽儿童青少年在社区的现实娱乐互动渠道。

（2）引导儿童青少年的社交价值取向，不随意标榜自己有"社恐"，增强个人社交能力，适应社交环境，保持社会化功能活跃。

（3）增加儿童青少年在现实社交和娱乐的频率，减少用电子网络社交和娱乐的频率。

（三）介入策略

社会工作者依托社区综合服务中心为居民提供社会工作服务，在介入策略中，着重儿童青少年群体的社区营造。桌面游戏作为新兴的潮流娱乐，符合当今较多儿童青少年的社交娱乐取向，在社区推广和组织桌面游戏服务，培养他们成为桌面游戏的热爱者，并鼓动自己的同学朋友一起面对面互动，构建青少年的青春互联网。

桌面游戏对儿童青少年社交具有治疗功能和巩固功能，对于存在"社恐"问题的儿童青少年，通过桌面游戏意识到自己能够与他人正常互动，主动撕下"社恐"的标签，在与他人面对面的互动中维系社区的朋辈交际，学习社交技巧，提升自信心。

（四）服务计划

1. 发展长期互动的桌面游戏常规服务

发展桌面游戏常规服务，一方面儿童青少年可自行过来进行桌面游戏互动，另一方面社会工作者定期组织桌面游戏活动，保持桌面游戏服务的开展，让缺乏现实社交、互不认识的儿童青少年一起面对面进行游戏和交谈，促进社区儿童青少年群体的互动。

2. 组织桌面游戏带领员培育小组

桌面游戏的种类繁多，游戏规则各不相同，需要组织开展桌面游戏带领员培育小组，将部分热衷桌面游戏的儿童青少年作为桌面游戏带领员进行培训，学习桌面游戏的相关知识，学习如何带领他人参与桌面游戏，学会观察他人情绪，使儿童青少年群体在进行桌面游戏时，能够更加融洽快乐。

桌面游戏带领员还肩负拓展青春互联网的任务，积极带动同学与朋友一起面对面地进行桌面游戏互动，扩大桌面游戏在社区儿童青少年群体中的影响力，构建和拓展社区的青春互联网。

3. 组织桌面游戏趣味比赛服务

桌面游戏具有趣味性，也具竞争性，社会工作者整合适合竞赛的桌面游戏，开展桌面游戏趣味比赛，提升社区儿童青少年对桌面游戏的热衷度。

4．建立社区桌面游戏爱好协会

当社区桌面游戏服务的参与人数达到一定规模时，社会工作者引导由成年的桌面游戏带领员向社区和政府正式申请备案，建立社区桌面游戏爱好协会，通过社区儿童青少年自主运营桌面游戏活动，实现社区居民的组织化发展。

5．开展儿童青少年个案服务

社会工作者针对网络成瘾、社交恐惧等问题，向个别儿童青少年介入个案服务，使社会化功能得到恢复和巩固。

四、服务计划实施过程

（一）"青春互联网"桌面游戏常规服务

从 2021 年 7 月开始，社会工作者在社区综合服务中心内开展桌面游戏常规服务，将原有的青少年活动室发展为桌面游戏活动室。桌面游戏服务利用外展活动、自媒体公众号、居民交流群等进行宣传推广，展开项目启动仪式并邀请儿童青少年参与，组建"自备柠檬茶"社区桌面游戏互动群，形成社区桌面游戏的服务雏形。

"自备柠檬茶"社区桌面游戏互动群的成员以社区儿童青少年为主，并拓展为 100 人以上的微信群。在桌面游戏互动群内，社会工作者固定逢周六晚上组织桌面游戏服务，儿童青少年在群内自由接龙报名，儿童青少年在其他时间也可以与同学朋友自行到中心进行桌面游戏互动，增进彼此感情，桌面游戏功能室能够保持每月 6 次以上的使用频率。

为保持桌面游戏服务的活跃度，社会工作者定期在桌面游戏互动群征集意见，购买新的桌面游戏，至今已有十多款桌面游戏，有《三国杀》《狼人杀》《炸弹猫咪》《数字麻将》《宝石商人》《庞氏骗局》《阿瓦隆传说》《江湖魔法师》等，满足了众多儿童青少年的爱好。

在服务中，社会工作者积极留意社区里有潜在"社恐"认知的儿童青少年，主动邀请或者由同龄朋辈带动一起进行桌面游戏，观察其社交言行，引导在桌面游戏互动中敞开心扉，结识社区朋辈。目前有"社恐"认知的儿童青少年均能在桌面游戏互动中正常游戏，与他人互动交流。

（二）"同桌对话·青春相伴"桌面游戏带领员培育小组

社会工作者通过社区的寒暑假成长营服务，开展"同桌对话·青春相伴"桌面游戏带领员培育小组（见图3），培养儿童青少年的桌面游戏组织互动能力，让儿童青少年以桌面游戏带领员的身份帮助社区拓展桌面游戏服务。

培育小组通过6节小组服务，让儿童青少年认识桌面游戏，理解带领员对桌面游戏的重要性：钻研桌面游戏规则并尝试游戏，调整游戏规则去满足初阶或高阶参与者的游戏趣味，观察桌面游戏成员的情绪和表现，及时介入可能产生的矛盾等。桌面游戏带领员既具备桌面游戏的带领能力，也提升了自己的社交能力，懂得运用社交技巧与他人沟通互动，在桌面游戏中成为积极的主导者，使桌游互动更加欢乐。

截至2022年9月，"同桌对话·青春相伴"青少年线下桌面游戏共娱项目培育了26名桌面游戏带领员，在项目宣传推广、桌面游戏带领、桌面游戏志愿服务中发挥正面作用，也积极帮助社区铺开青春互联网，以同龄朋辈的身份鼓动更多儿童青少年放下电子产品，一同在现实见面交谈，共同在桌面游戏中认识彼此。

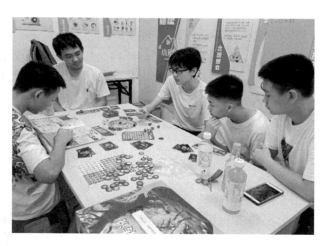

图3　儿童青少年在社区中心进行桌面游戏互动

（三）"桌弄青春"桌面游戏趣味比赛服务

"同桌对话·青春相伴"桌面游戏带领员培育小组所培育的桌面游戏带领员，开始在社会工作者的组织下，一起讨论在社区开展桌面游戏比赛，实现社区桌面游戏的组织化。

桌面游戏带领员比较喜欢玩《三国杀》，在 2022 年暑假期间，他们讨论在中秋及国庆假期如何组织社区《三国杀》桌面游戏比赛，意向以水南社区的四个自然村作为竞赛队伍进行循环赛。由于时间接近开学，以及活动策划经验不足，《三国杀》比赛最终未能实施，但对于桌面游戏比赛已有雏形的想法，社会工作者也结合到桌面游戏带领员的想法和能力，进行社区骨干的能力培育，帮助桌面游戏带领员茁壮成长。

桌面游戏带领员在 2022 年暑期针对如何拓展社区桌面游戏的知名度展开讨论并付诸行动。经讨论，他们选择《Uno》《炸弹猫咪》两款桌面游戏作为展示，并调整游戏规则，让居民能简单明了认识桌面游戏的规则和乐趣。在 2022 年的暑期成长营结营游园会中，桌面游戏带领员在社区文化广场进行了桌面游戏的展示服务，让居民学会两款桌面游戏的玩法，知道可以在社区中心的桌面游戏室进行娱乐互动，在带动了新的儿童青少年加入"自备柠檬茶"社区桌面游戏互动群。

（四）建立社区桌面游戏爱好协会

在 2022 年 9 月，社会工作者评估"同桌对话·青春相伴"青少年线下桌面游戏共娱项目已有相对固定的服务群体，"自备柠檬茶"社区桌面游戏互动群也让社区稳定提供桌面游戏服务，于是组织桌面游戏带领员，说明以社区社会组织的形式发展桌面游戏服务，发展社区营造。征得桌面游戏带领员的同意后，由一名社区大学生作为发起人，社会工作者从旁协助，向村委会、镇公共服务办申请备案社区社会组织，正式建立水南社区桌面游戏爱好协会，开始以社区社会组织的形式发展社区桌面游戏服务。

（五）儿童青少年个案服务

社会工作者在社区儿童青少年服务中，观察到存在社交能力弱，有潜在网络成瘾问题的儿童青少年，主动向其及家长阐述参与桌面游戏服务对孩子成长的意义，邀请其积极参与社区桌面游戏服务。有 3 名儿童青少年因此参与项目服务，其中 2 名在社交能力方面有良好的转变，在桌面游戏中积极表达自己的观点与想法。

五、总结评估

（一）服务成效

1. 服务数据

"同桌对话·青春相伴"青少年线下桌面游戏共娱项目总体运行顺利，参与对象超过 50 人，培养了桌面游戏带领员 26 人，桌面游戏服务场次超过 70 场，桌面游戏服务人次超过 1000 人次，桌面游戏互动微信群已超过 120 名儿童青少年加入，并以桌面游戏带领员为核心成员，成立社区桌面游戏爱好协会。

2. 儿童青少年的个人改变

经社会工作者的服务评估，参与服务的儿童青少年在项目能学会至少 3 种及以上的桌面游戏，能够组织自己的同学朋友进行桌面游戏互动，尤其是桌面游戏带领员，运用所学的社交技巧，在桌面游戏中担任带领者的角色，提升了儿童青少年的现实社交活跃度。

儿童青少年在参与桌面游戏互动后，感受到面对面游戏的快乐，结识了社区朋辈，变得愿意在现实中进行社交和娱乐，通过每周留意桌面游戏交流群的信息接龙参与桌面游戏，而在休息日使用电子产品娱乐和社交的频率也因此减少。

认为自己有"社恐"的儿童青少年，在参与桌面游戏互动后，认识到自己在游戏中能够与他人友好沟通，能够在游戏中很好地表达自己的想法与情绪，从而自己撕下"社恐"的标签，不再以"社恐"拒绝现实社交。

青少年 B 是一名初中生，根据妈妈的分享和社会工作者的观察，青少年 B 上初中后变得不爱外出，休息日都是在家用手机玩游戏，以前在社区会与堂哥经常往来，现在两人也很少见面，见面后也没有什么话题。社会工作者得知桌面游戏带领员 C 与青少年 B 关系很好，于是由带领员 C 邀请青少年 B 参与社区的桌面游戏互动，一起进行《狼人杀》。青少年 B 最初对桌面游戏不是很感兴趣，游戏发言都是简单略过，被狼人"杀"了后就坐在一旁继续玩手机。但在参与几次后，朋辈之间的活跃氛围逐渐影响了他，在游戏中，青少年 B

获得具有特殊能力的角色后，愿意以自己扮演的角色进入游戏主动发言，在被诬蔑是狼人的时候，还与对方争锋相辩，比之前更外向了。虽然青少年 B 目前还是比较喜欢在家玩手机，但其妈妈表示已经比之前的情况好多了，会看到他外出说去社区中心参加桌面游戏活动，也跟以前玩耍的伙伴重新建立往来。（见图 4）

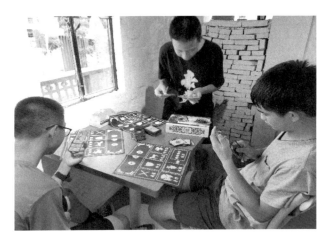

图 4　在中心外，儿童青少年自己组织桌面游戏活动

3．群体改变

桌面游戏服务对于青少年儿童群体的改变是让儿童青少年结识了社区朋辈；以前会一起玩耍，但到了某个年龄后就没有往来的青少年们，也通过桌面游戏重新建立了联系。儿童青少年在体会到桌面游戏互动的快乐后，也愿意积极拉动自己的同学朋友一起参与，使社区儿童青少年的社交得到巩固与发展。

社会工作者组建的桌面游戏互动群，也成了儿童青少年的社区社交群，除了日常的桌面游戏互动交流，也会分享其他信息，如志愿服务、校园生活、社区资讯等，儿童青少年们也在微信群里相互添加好友，扩大自己的社交圈子。社区青少年 D 在加入桌面游戏互动群后，发现自己以前游泳班的好朋友也在里面，两人添加微信后重新有了联系。

（二）服务反馈

1. 儿童青少年

项目服务获得儿童青少年的认可。在参与桌面游戏互动后，儿童青少年表示很喜欢这种与他人进行面对面互动的游戏，而且其他社区还暂时没有这种活动，自己学校的同学听到后表示羡慕；也有的儿童青少年表示自己对桌面游戏的兴趣程度不大，但也认为桌面游戏值得学习和参与，在社区学习到的桌面游戏，也可以在学校跟同学一起娱乐，为自己的社交创造更多的乐趣。

2. 儿童青少年家庭

项目服务获得社区家长的认可。部分家长向社会工作者表示，自己比较担忧电子产品对孩子产生不好的影响，但现在又不能禁止孩子使用电子产品，孩子也需要电子产品上网课、日常出行联系等，也发现孩子到了某个年龄就变得不喜欢外出，跟其他人的往来也减少了。对于社区组织的这些桌面游戏服务，认为能够让孩子多点出去跟别人沟通互动，也更希望孩子能够在这种社区氛围中成长。

3. 社区村委

社区村委干部是本地居民，认为社区目前存在的一个问题，就是年轻人之间来往没有以前密切，社区的凝聚力逐渐减弱，认为社会工作者需要在这方面提供社会工作服务，帮助社区凝聚年轻人，让社区重新活跃起来，桌面游戏是相对较好地解决此问题的思路，也希望社会工作者可以在社区文化服务上多下功夫，如组织社区篮球赛活动等。

六、专业反思

（一）青春互联网应避免固化

通过组建"自备柠檬茶"社区桌面游戏互动群，项目服务方便了社区儿童青少年了解桌面游戏服务信息，报名参与桌面游戏活动。但互动群内有部分儿童青少年没有参加过桌面游戏，只是因为同学朋友的邀请进群。同时儿童青少年在桌面游戏中容易固化参与成员，其他人难以融入固化的社交圈，社会工作者要留意保持青春互联网的活跃，让后来者能够共同参与桌面游戏活动，并非被排斥在青春互联网的边缘。

（二）桌面游戏组织引领服务长效运作

社区桌面游戏爱好协会在正式成立后，仍由社会工作者开展社区桌面游戏的相关服务，包括功能室管理、桌面游戏互动组织、服务经费筹措等。根据社区营造的组织化发展，社会工作者需要淡化自己在桌面游戏服务中的主导作用，指引组织成员通过会议，明确与社会工作者达成共建关系，使桌面游戏协会能够在社区主导桌面游戏服务，促进儿童青少年群体的社区参与，将青春互联网铺开，活跃儿童青少年在社区的社交娱乐。

参考文献：

[1] [2] 陆士桢，王玥. 青少年社会工作 [M]. 2 版. 北京：社会科学文献出版社，2010.

[3] 蓝煜昕，李强，梁肖月，等. 社区营造及社区规划工作手册 [M]. 北京：清华大学出版社，2019.

让寒门不再"寒"

——帮扶低保单亲家庭服务案例

苏世昌①　班洁洁②　谢嘉娣③

案例摘要：社会工作者在社区走访过程中，发现一户低保单亲家庭，因为两个孩子的学费问题而陷入困境当中，单亲母亲面对生活、经济和精神三重压力，仍在积极想办法解决问题，但一时也找不到解决方法而陷入难过和自责中。社会工作者发现问题后，运用倾听、同理、鼓励等技巧缓解服务对象不安和焦虑等负面情绪，同时协助服务对象梳理可申请的政策补贴和社会慈善资源，找到解决孩子学费问题的方法。最终，社会工作者协助服务对象落实政策救助，联动多方社会慈善资源解决了服务对象的急难愁盼问题，服务对象的精神压力得以舒缓；另外，发挥站点资源和优势，一同解决镇内与服务对象有同样需求的 62 户困难家庭学生的教育难题。

一、服务背景

社会工作者在社区日常走访时，来到服务对象花姐家门口，发现大门锁着、窗户紧闭，尝试隔着窗户叫花姐，叫了几次都得不到回应，正当社会工作者准备离开时，隐约听到窗户里边有轻微动静，社会工作者凑近透过玻璃隐约看到服务对象花姐 5 岁的女儿小婷，她满脸无助地对社会工作者说："我妈妈去上班了，我一个人在家，开不了门。"社会工作者马上电话联系服务对象了解情况，得知服务对象在附近做临时工，担心女儿跑出去不安全，无奈只得把小婷锁在家中。

服务对象是 A 社区一名低保户，2017 年 12 月其丈夫因病去世，留下才几

---

① 苏世昌，东莞市社会工作协会。
② 班洁洁，东莞市黄江镇公共服务办公室。
③ 谢嘉娣，东莞市黄江镇公共服务办公室

个月大的女儿以及刚上初一的儿子。本来服务对象在一家工厂上班，由于要照顾家庭，无法全职工作，只能做点临时工赚取微薄收入，日常主要靠低保金维持生活。

当服务对象的儿子小浩收到录取通知书时，本该是一个家庭兴高采烈时候，可当看到儿子的学费通知单时，她却悲喜交加。喜的是终于盼到儿子高考完，且成绩达到本科线，能够上大学，自己总算对已逝的丈夫有了交代；悲的是儿子上大学需要 31600 元学杂费，而且在读幼儿园的女儿，每个学期也要 6000 元，两个孩子一年学费需要 4 万多元，这对一个单亲低保家庭来说，无疑是一笔巨额支出，巨大的经济压力让服务对象陷入深深的不安和忧虑之中。

儿子小浩安慰母亲："学费太贵，我可以去读专科，这样学费少些，我只要努力学习，以后专升本也是一样的。"丈夫去世后，家庭经济陷入困境，作为母亲经常鼓励孩子要好好学习，用知识改变命运，但到了升学时却要因学费而发愁，服务对象感到非常难过和自责。

服务对象鼓励儿子说："浩儿不要担心，妈会想办法让你顺利上大学的。"一方面，服务对象寻求社区和村委会的帮助；另一方面和儿子在家附近寻找各种临时工作赚钱，留下 5 岁的女儿独自在家，怕她跑出去，无奈之下只能把家里门窗都锁上。

二、问题分析

（一）个人层面

心理方面的问题如下：

服务对象的丈夫因病去世，家庭的经济负担、照顾儿女的重担都落在她的身上，使得她身心疲惫，情绪非常低落和无助。同时儿女年龄较小，难以体谅母亲一个人挣钱养家和照顾家庭的艰辛和不易，有时候她只能背着孩子自己偷偷到丈夫的坟前诉苦，悄然落泪。服务对象一直承受着生活照顾和挣钱养家双重压力，导致其焦虑、无助的情绪压抑在心里，得不到有效纾解。

（二）家庭层面

1. 经济问题

服务对象一家是单亲低保家庭，养育孩子和赚钱养家都要其亲力亲为，这导致其无法全职工作，没有稳定的经济收入，只能靠做临时工增加收入，平时主要靠低保金维持生活，家庭生活质量较差，儿女的教育费用对这个家庭来说是一笔不菲的开支，让本就入不敷出的家庭更加捉襟见肘，服务对象内心感到十分忧虑，不知道要怎么才能解决儿女学费问题。

2. 孩子照顾问题

服务对象为了给儿女筹措学杂费，在暑假期间，她和儿子两人在家附近做临时工赚钱，将5岁女儿小婷一人锁在家中，可能存在用电、用火、诈骗、拐卖儿童等风险，同时长时间缺少家人陪伴，也不利于女儿小婷的健康成长。

（三）社会层面

服务对象的社会支持网络薄弱体现如下：

服务对象在面对子女一年4万多元学费时，因为拿不出这么多钱缴学费而感到巨大压力，内心感到焦虑、不安和无助。自从丈夫去世后，家里失去顶梁柱，家中积蓄基本用于建新房，另外家里的亲戚情况差不多，也拿不出这么多钱借给她，服务对象自身对民生政策和相关资源知之甚少，不知道自己这种情况可以寻找哪些资源获得支持，平时只是和村委会、社会工作者有联系，服务对象的社会支持网络薄弱。

三、服务计划

（一）理论支撑

1. 心理社会治疗模式

心理社会治疗模式将个人与环境之间的这种关系概括为"人在情境中"，要求社会工作者既需要深入个人的内心，了解他的感受、想法和需求，还需要仔细观察周围环境对他施加的影响，分析个人适应环境的具体过程。该模式的理论假设有四个方面：一是认为人生活在特定的社会环境中，涉及生理、心理和社会三个方面因素，三方面因素相互作用，共同推动个人的成长和发展；二是服务对象问题产生的原因包括三个方面，不良的现实生活环境、不成熟或者有缺陷的自我和超我功能以及过分严厉的自我防卫机制和超我功能；三是十分重视人际沟通交流，认为它是保证人与人之间进行有效沟通交流的基础，也是形成个人健康人格的重要条件；四是坚持认为每个人都是有价值的，即使是暂时面临困扰的服务对象，也具有待开发的潜能，该模式的服务目标就是帮助服务对象发掘自己的潜在能力，促进自身健康地成长。[1]

社会工作者运用非反思性直接治疗技巧，通过了解、接纳和同感等方式减轻服务对象的焦虑和不安心理，给予服务对象必要的肯定和认可；社会工作者通过直接表达自己的态度和意见，促使服务对象发生改变；社会工作者让服务对象解释和描述自己困扰产生的原因和发展过程，为服务对象提供必要的情绪宣泄的机会，以减轻服务对象内心的冲突。另外运用间接治疗技巧，促进服务对象与外部环境的互动，通过建立并增强服务对象的支持网络，提升个人与环境之间的适应程度。

2. 社会支持网络理论

社会支持网络是指一组由个人接触所构成的关系网，透过这些关系网个人得以维持其认同，并获得情绪支持、物质援助、服务、信息、新的社会接触等。社会支持网络理论认为，一个人所拥有的社会支持网络越强大，就能够越好地应对各种来自环境的挑战。社会支持网络分为正式网络和非正式网络，社会工作服务属于正式的社会支持网络，发挥两大作用：一是以所掌握的社会资源为服务对象提供直接的帮助，以满足其当前比较紧迫的需求；二是社会工作服务可以帮助服务对象补充和扩展非正式的社会支持网络，帮助其提高建立和利用社会支持网络的能力。[2]

服务对象面临巨大的经济压力和心理压力，但家庭关系和谐，与儿女相依为命、互相鼓励，遇到困难知道求助社区村委会以及社会工作者等正式支持网络，社会工作者可以协助其链接政府民生保障政策、公益慈善等多方资源，协助其解决当前遇到的问题。

（二）服务策略和目标

（1）社会工作者运用支持、直接影响、探索－描述－宣泄等个案工作技巧，为服务对象提供情绪疏导，帮助服务对象调整情绪，引导其学会释放负面情绪，缓解心理压力。

（2）社会工作者帮助服务对象梳理、建构社会支持网络，促使其积极寻求资源回应其需求，解决服务对象的儿女高昂学费问题，缓解服务对象的经济和生活压力，重塑面向新生活的自信心。

（三）跟进计划

第一阶段：社会工作者多次走访和服务对象面谈，运用接纳、同理、非批判、鼓励等治疗技巧，取得服务对象的信任，建立专业信任关系，搜集服务对象的资料，了解服务对象的具体问题和迫切需求。

第二阶段：运用直接影响、提供信息的工作方法，挖掘服务对象的能力和梳理其外部环境的资源，为其提供政策和社会慈善资源信息，一起制定解决其孩子学费问题的具体方法，增强其解决问题的希望和信心，减轻其心理压力，缓解其焦虑、无助情绪。

第三阶段：社会工作者协助服务对象运用支持网络中的资源，积极落实民政部门民生帮扶政策以及链接社会慈善资源，回应其需要，解决服务对象儿女的学费问题，缓解服务对象的经济压力，减轻其家庭经济负担。

四、服务过程

（一）常态化走访建立信任关系，预估服务对象的问题和需求，疏导服务对象的负面情绪

社会工作者按照恒常走访机制入户探访服务对象，积极主动询问服务对象近来身心健康以及生活状况，认真倾听服务对象倾诉自身面临的困境和压力，为服务对象提供情绪宣泄的机会，接纳服务对象的想法和行为，表达对她境遇的理解，减轻服务对象内心的冲突，并适时给予语言和肢体回应，同理服务对象的内心感受和想法，舒缓服务对象的负面情绪。

当谈到孩子学费问题时，服务对象哽咽地说："要不是孩子爸爸过早离世，我们也不会有这么大压力，孩子也不会没人管了。"社会工作者会回应："孩子爸爸去世，家里的生活和经济压力落到你一个人身上，让你感到很大压力，你很想照顾好孩子，但又要想办法解决孩子学费问题。"服务对象接着说："是啊，即使再困难，也得让孩子有学上，可我一下子筹不到这么多钱，真是愁死人了。"社会工作者回应："这么多学费给家庭确实很大压力，您是低保家庭，在子女入学和生活保障方面会有一些福利政策，我们回去看看有哪些社会救助政策可以帮到您，一起想办法解决孩子学费问题。好吗?"服务对象激动地说："好的，谢谢你们社会工作者。"

通过社会工作者多次陪伴、专业手法介入，服务对象的低落情绪得到有效缓解。另外，通过多次入户走访，社会工作者详细搜集服务对象的资料，及时对服务对象的问题及需求做出评估。社会工作者与服务对象厘清服务对象存在的心理疏导和经济压力两个问题，同时就服务的介入目标、服务计划进行探讨，双方达成一致意见。

（二）链接和协调各方资源，增强服务对象社会支持网络

针对服务对象面临儿女的学费高、经济压力大问题，社会工作者梳理服务对象一家可申请的政策帮扶和社会爱心人士资源，协助构建和增强她的支持网络，为其提供帮助。社会工作者了解到服务对象情况符合"民生大莞家"民生微心愿教育帮扶申请资格和条件，因此及时向镇公共服务办公室和社区相关领导汇报服务对象基本情况和遇到的困难，得到镇公共服务办公室的高度重视，专门开会研讨教育帮扶方案。

社会工作者及时将相关政策和申请办法、流程告知服务对象，让服务对象看到解决孩子学费问题的希望，增强服务对象解决问题的信心，在镇公共服务办公室指导和社会工作者的协助下，服务对象积极往返于社区村委会和社会工作者办公室，整理资料、填写表格，有不懂的马上问社会工作者和村委会工作人员，最终将有关资料顺利提交了上去，后来成功申请到微心愿教育帮扶资金7200元，并向镇慈善基金会申请到临时救助金10000元。另外，镇公共服务办公室通过"守护成长，共筑未来"爱心传递计划链接到慈善爱心人士对小浩、小婷三年生活费用进行资助，每个月资助800元。

社会工作者努力撬动救助政策、慈善机构和社会爱心人士多方资源，减轻服务对象家庭经济困难，保障小浩和小婷都能够顺利完成学业，当然这也是服务对象积极争取、努力克服种种困难的结果。成功解决孩子的学费问题，大大增强了服务对象面对新生活的自信心，服务对象露出久违的笑容，不再像以往一样忧心忡忡，表示会多花时间陪陪孩子，让孩子健康成长。

（三）通过志愿服务促进社会融入，传递互帮互助的正能量

服务对象曾对社会工作者说："感谢政府、村委、社会工作者和爱心人士对我们一家的关爱，要是没有你们的帮助，我一人带着两个娃都不知道能不能生活下去。"服务对象有一次路过社区广场看到社会工作者和志愿者们在做宣传活动，服务对象害羞地问社会工作者，她能不能来参与志愿服务，她想带着

孩子多参加活动，孩子一直在社会的关爱中长大，作为母亲也想让他们参加志愿服务活动。社会工作者在后期的志愿服务活动前都会通知服务对象，服务对象只要有空都会积极参加。多次参加社区的政策宣传，服务对象开心地说："我也可以当社区的政策宣传员了。"

五、服务成效

（一）缓解服务对象的精神压力，建立解决问题的希望和信心

社会工作者运用非反思性直接治疗技巧，缓解服务对象心中的不安、焦虑和无助等负面情绪，同时为服务对象提供民生政策和慈善资源等信息，采取线上电话访问和线下家访"双线陪伴"的方式，促进服务对象的心理压力问题得到根本解决；同时，鼓励服务对象参与社区志愿服务活动，拓展她的社会支持网络，增加自信心，促进社会融入。

（二）整合政策和社会慈善资源，解决服务对象急难愁盼问题

整合民生政策资源和社会慈善资源，依托"民生大莞家"民生微心愿教育帮扶、镇慈善基金会和"守护成长，共筑未来"爱心传递计划，为服务对象儿女申请教育扶助、临时救助和爱心助学名额，解决服务对象的儿女高昂学费问题，缓解其家庭经济压力，看到两个孩子的学费问题得到解决，服务对象露出欣慰的笑容。

（三）从个体到群体，联动多方力量解决镇内 62 户困境家庭教育难题

在跟进服务对象两个孩子的助学服务过程中，社会工作者在走访中发现多位低保家庭、单亲家庭学生都面临着因学费高导致家庭陷入困境的问题。社会工作者站随即把情况汇报至镇公共服务办公室，领导高度重视，指导社会工作者对全镇的低保、单亲、一户多残家庭进行摸底排查，认真做好困难学生家庭情况统计，并制订启动"守护成长，共筑未来"爱心传递计划，前后分两批为 62 名困难学生申请了 22 万、32 万元扶助金，发动爱心企业家参与到"一对一"资助困难学生生活费项目中，有 3 家爱心企业、28 位爱心企业家积极参与项目中，共接收 80.28 万元资助款，签订 3 年助学协议，困难学生根据不

同的求学阶段每月可获得 300 ~ 500 元资助。

六、服务总结与反思

社会工作者根据兜底服务对象及其家庭等情况进行服务评级，并制定恒常走访机制，社会工作者在常态化走访过程中，既要动态化评估服务对象的问题和需求，也要对服务对象家庭变化情况保持敏感，不仅要了解服务对象家庭的问题，而且要分析其问题背后的深层原因，并鼓励服务对象想办法一同面对困难、解决问题，打通为民服务"最后一米"，将宝贵的民生政策落到实处。

社会工作者要善于从个体的问题，去到一个潜在群体的需求，除了做好对一个家庭的个案帮扶，也要思考如何去推动群体问题的解决，当然这里需要有更多的人力和物力支持，获得更多的资源才能够实现群体问题的解决，所以社会工作者要善于整合身边的资源，包括社会工作者站、村委会、镇公共服务办公室、镇慈善基金会、社会爱心企业等资源，通过五社联动服务模式，能够更大范围地满足更多服务对象的需求。

像服务对象这样的困难群众和特殊群体，他们所面临的问题和困难呈现深层次、多样性的特点，并非一朝一夕就可以改变，社会工作者要运用整合社会工作方法回应服务对象问题，不仅要熟悉和运用民生兜底政策帮扶服务对象，而且要联动多方社会慈善资源形成合力解决问题。另外，挖掘服务对象的优势和潜能，让他们实现从被动接受服务到主动提供助人服务的转变，实现社会工作价值观——"助人自助"，让兜底民生服务真正实现兜得住、兜得牢、兜得好。

参考文献：

[1]［2］全国社会工作者职业水平考试教材编委会. 社会工作综合能力：中级［M］. 11 版. 北京：中国社会出版社，2022.

沟通从心出发

——留守儿童沟通能力提升小组

程航①

案例摘要：本案例的服务对象是留守儿童，社会工作者经过需求调查，发现留守儿童存在提升沟通能力，形成良好人际关系，获得自我成长的需求。社会工作者以社会学习理论和交流分析理论指引设计开展"沟通从心出发——留守儿童沟通能力提升小组"，四节小组工作服务主题为"沟通，你好""齐齐学沟通密码""快速解码沟通障碍""沟通钥匙我会用"，本案例中，社会工作者陪伴留守儿童开展朋辈的沟通交流和相互学习，筑牢留守儿童的社会支持网络，构建社会主义和谐社会。

一、背景介绍

江西省 L 县 Y 社区成立于 2003 年，包含 8 个小区。为了增加家庭收入，部分家长会外出打工，留守儿童则跟随爷爷奶奶一起生活。本小组聚焦留守儿童的需求，有针对性地开展儿童社会工作。通过小组活动"沟通从心出发——留守儿童沟通能力提升小组"，让组员意识到沟通的重要性，以及学习沟通的技巧，提升组员的人际交往能力。

二、分析预估

（一）问题界定

社会工作者根据前期社区需求调查，发现 Y 社区的留守儿童处于假期，无人看管，假期活动较为单调，部分留守儿童聚集到一起，容易发生冲突，不

---

① 程航，广东医科大学。

利于留守儿童的健康成长。

（二）需求评估

马斯洛的需要层次理论认为，人的需要由五个等级构成，它们按照从低级到高级的排列分别是：生理需要、安全需要、归属和爱的需要、尊重的需要、自我实现的需要。其中，尊重的需要包括自尊和别人的尊重。自尊需要的满足会使人相信自己的力量和价值，使服务对象在生活中变得更有能力、更富有创造性，并且有足够的信心去处理面临的问题。通过小组形式将有相同需要的组员召集起来，在社会工作者的引导下，开展培养自信心的活动，运用小组动力，提高组员的自信和自尊，促成小组成员之间形成相互尊重和良好沟通的氛围，实现组员个人的成长。本案例中，留守儿童的实际需求，包括提升沟通能力，形成良好人际关系，获得自我成长。

（三）分析问题成因及可能导致的长远性后果

留守儿童与爷爷奶奶一起生活，父母陪伴少，存在隔代教养的问题，与其他有父母陪伴的同学形成反差，容易产生自卑、孤僻和自我封闭的倾向。这种心理状态会影响其与同辈群体间的交往和互动，加之沟通技巧不足，将长远影响留守儿童自信心的培养和建立。

（四）理论架构及介入策略

班杜拉的社会学习理论认为组员可以在小组活动中习得正确的行为，通过观察和模仿学习是学习的重要过程。小组辅导介入留守儿童具有独特的优势。通过互动游戏等活动的设计，协助留守儿童之间相互观察和模仿，学习良好的沟通技巧。通过视频、小组交流等形式，观察和模仿，协助留守儿童培养积极的人生观、价值观，促进他们的精神健康。

波恩的交流分析理论认为社会交往是相互影响的过程。当更多人互相碰在一起的时候，迟早某些人要说话，或者向他人致意，这就是相互作用刺激。其他人会说或做一些和这种刺激有某种联系的事情，这就是相互作用反应。留守儿童之间的交流，相互的作用刺激，促使组员改变生活态度，建立融洽的人际关系。

三、服务计划

（一）小组成员

表 1 为小组信息表。

表 1　小组信息

小组名称：沟通从心出发——留守儿童沟通能力提升小组					服务编号：B01
小组类型：成长型、封闭式			招募方式：社区招募		小组人数：8
小组成员	姓名	性别	年龄	学校和年级	家庭住址
	组员一	男	14	城厢中学初二	Y 社区
	组员二	男	13	城厢中学初二	Y 社区
	组员三	男	10	城北小学四年级	Y 社区
	组员四	男	9	城北小学四年级	Y 社区
	组员五	男	10	城北小学四年级	Y 社区
	组员六	男	10	城北小学四年级	Y 社区
	组员七	女	10	城北小学五年级	Y 社区
	组员八	女	12	城北小学六年级	Y 社区
组员对小组服务的预期目标	能提高自信心，学会与人交往，特别是与周围同学、老师以及自己父母的交往，提高自己与人交往的技能。学会倾听、表达等沟通技巧，消除与自己身边的人的隔阂				

（二）小组组员初期评估

1．组员问题评估

通过组前访谈，社会工作者发现组员在社会交往方面存在障碍，主要体现在：①不知道如何与人沟通，不愿与人交往；②对于与别人交往不感兴趣，也不知道如何扩大社会交往圈；③父母在外打工，与人交往和沟通的技巧缺乏。

2．组员问题的原因分析

（1）组员个人方面。与每位组员个人成长经历有关，平时不愿意主动与人交往和沟通，在交往中长期处于被动状态。

（2）组员生活环境方面。组员大部分住校，父母在外务工，平时与父母缺乏沟通，亲密感的缺失导致他们不知道如何向周围同学和老师表达自己的需要。

3．社会工作者初步工作计划

社会工作者和组员建立专业关系，鼓励组员主动与人交往；在小组中，让组员学会自我介绍以及介绍他人，养成良好的沟通技能。

（三）目的和目标

1．小组目的

本小组致力于丰富留守儿童的课后时光，将理想教育和行为教育相结合，采用寓教于乐的方式，提高组员的自信心，提升自我沟通表达能力，促进良好学习、生活习惯的养成。

2．小组目标

（1）建立团队的信任关系，培养组员的合作意识。

（2）学习沟通技巧，引导组员进行有效的自我表达。

（3）培养组员良好回应的能力，促进非暴力沟通的形成。

（四）小组活动内容

本次小组活动共分为四节，根据 Y 社区留守儿童的需求，每节各设一个主题，精心设计不同的活动，以提升留守儿童的沟通能力，协助组员树立远大理想，培养组员的团队协作精神。（见表2—表5）

表 2　第一节：沟通，你好

时间	名称	目标	内容	物资
5 分钟	我是谁	开场和认识	①欢迎小组组员； ②社会工作者自我介绍，说明小组目标、计划	—

续表2

时间	名称	目标	内容	物资
15分钟	解开千千结	破冰游戏，使组员在相对愉快、融洽的氛围中，巩固彼此之间的了解	①组员围成一圈，伸出双手，握住站在自己左右的两人，记住自己的左右手分别是哪位组员；②放开手自由走动，确保相邻的两人跟之前的不一样即可；③找到最开始自己左右手的两人，互相握住对方的手，形成杂乱的网状，全员紧握手解结；④解结时，组员不能把手放开，只能透过其他方法如跨越、穿过等，直至将手结解开，组员手拉手围成一个圆圈	—
10分钟	建立规范	建立小组规范	①组员围成一圈，头脑风暴说出自己认为的小组契约内容；②根据所说的内容，小组成员讨论达成共识作为小组契约；③组员将小组契约写在大白纸上，全部组员签名	大白纸1张
10分钟	认识沟通	了解沟通的概念和遇到的沟通上的困难	①通过"搭线游戏"游戏体验无效沟通的情景，解说沟通的概念，让组员明白什么才是有效的沟通（沟通的漏斗效应、单向沟通、双向沟通）；②互相分享曾经的无效沟通经历，如不被理解的某一时刻，分享在沟通中遇到的困难	—
10分钟	小结	通过小结，深入认识到参加本次小组的意义和价值	①分享本节小组的收获和小结本节内容；②说明小组安排	—

表3　第二节：齐齐学沟通密码

时间	名称	目标	内容	物资
5分钟	开场	重申小组规范	①工作员对本节活动内容进行介绍；②重申小组规范	—
10分钟	击鼓传小熊	促进组员之间相互熟悉	①先围成一个圈，进行自我介绍，每个人想一个自己的招牌动作；②然后组员摆出自己的招牌动作，由工作员给组员拍照；③接着组员开展传递小熊游戏，音乐声起，小熊就在组员之间传递，音乐声停，小熊停，停在哪位组员手中，那位组员需要完成工作者指定的招牌动作	小熊
10分钟	你听我说	学会双向沟通	工作员请组员听指令画画，分别画出三个不同的形状，第一次只听口令不能提问，第二次可以提问，第三次可以互相交流。对比三次不同，引导分享	A4纸、彩色画笔1盒
10分钟	信任行走	学会换位思考和信任	①每组2名组员，分为4组，2个志愿者以及机动工作人员拉上红线，1人蒙住眼睛，另外1人口头告诉蒙眼者如何行走，碰到红线为输；②第二次换位体验，上次蒙眼者成为引路者，上次引路者变成蒙眼的人，重新体验；③互相分享换位后的感受，理解对方	眼罩若干
10分钟	优点大轰炸	感受赞美，提升自信	①每次选一个组员坐在中间凳子上，其他组员对其进行优点轰炸；②被赞美的人说感谢和感受；③每个人都轮流坐在中间凳子一次，在体验赞美别人和被赞美过程中，提升赞美的技巧和自信	凳子1张
5分钟	小结	小结和收集意见	①小结；②邀请组员分享对此次活动的感受及意见	—

表4　第三节：快速解码沟通障碍

时间	名称	目标	内容	物资
5 分钟	大风吹	使组员在相对愉快、融洽的氛围中巩固彼此之间的了解	①将椅子向内围成一圈，其中参与游戏人数比椅子数目多 1 个； ②1 名组员站在椅子围成的圈中间，其余组员则坐在不同的椅子上，每张椅子限坐一人； ③站在圈中间的组员说："大风吹"，其余坐着的组员齐声回答："吹什么?" 中间的组员说："吹有眼镜的同学"，则有眼镜的组员需要起来交换座位。换位置时，不能持续两人互换或坐回原位。没抢到位置的人则作为组员站在圈中间，重复上述流程	椅子若干
5 分钟	回顾	回顾上节小组内容	巩固和回顾上节小组内容	—
15 分钟	快速解码沟通障碍	学习沟通障碍和矛盾的处理方法	工作员给每人发一张卡片，请每 1 位组员在小组中找 1 位最不熟悉的组员，或者与其互动最少的组员，两两一组，坐下来谈话 15 分钟，问自己最想问的问题，思考小组开展过程中为什么互动很少。沟通完成后，把手上的卡片给对方，请对方写下刚才沟通的感受。 分享： ①当对方来找你时，你的感受是什么? ②你们是怎么开始说第一句话的? ③在整个沟通过程中你们之间有没有障碍? 你们是如何排除整个障碍的? ④在沟通结束以后，你现在的感受是什么?	卡片若干张

续表4

时间	名称	目标	内容	物资
15分钟	穿越电网	学会在不同意见中，通过良好沟通达成一致	①社会工作者事先安排一个"打岔者"，一个"冷漠者"，看游戏中小组成员如何处理；②社会工作者拉起长绳作为电网，小组成员手拉手排成一队，从电网的一边依次通过到另一边去；规则：一是游戏过程中手不得放开；二是任何组员身体任何部位若碰到电网，全组重新来过；③组员分享感受和收获	长绳一根
5分钟	沟通障碍小课堂	掌握如何面对沟通障碍	社会工作者点评和讲解沟通障碍的处理方法	—
5分钟	小结	小结和收集建议	①小结；②邀请组员分享本节小组活动的感受及建议	—

表5　第四节：沟通钥匙我会用

时间	名称	目标	内容	物资
10分钟	数字抱抱抱	①通过组员间肢体的接触，加深组员间的互动；②调动组员兴趣，活跃气氛	①小组所有成员围成一个圆圈；②社会工作者随机喊出1~8数字中的任意一个数字；③如果社会工作者喊出数字2，则小组成员迅速两两抱团。如果社会工作者喊出数字5，则小组成员5个人抱在一起；④口令结束后，正确抱团的成员胜利，而落单的或者未按照工作员指定数字抱团的成员则淘汰	
5分钟	重温小组	重温上节小组活动内容	复习上节小组活动内容	—

325

续表5

时间	名称	目标	内 容	物资
20分钟	同舟共济	运用沟通技巧，挑战任务	①每组4人，要求能够让每个人都站在报纸上，并坚持5秒，哪一组所用面积最小就获胜；②分享在游戏中运用了哪些沟通技巧，以完成任务	报纸若干张
10分钟	七手八脚	使用沟通技巧，挑战任务	①所有组员的手或脚必须按照要求的数目着地，手或脚的数是社会工作者随机喊出的，如七只手八只脚、六只手三只脚等，需要根据要求完成组合和造型；②活动结束，社会工作者教组员"爱的鼓励"方法，让组员互相给出"爱的鼓励"大拇指，互相点赞	—
5分钟	总结	总结和处理离别情绪	①总结四节小组活动内容；②收集感受，处理离别情绪	—

四、服务计划实施过程

（一）第一节小组活动实施过程

本节小组主题为"沟通，你好"，主要活动目标有：推动小组成员相互认识；通过游戏带动、语言沟通方式引导组员共同制定一份小组规范，并与每个组员签订小组契约；引导小组成员，明确对小组的期望，明确小组目标；认识沟通。

实施过程包括工作人员自我介绍、小组成员自我介绍、明确本节小组目标，社会工作者按步骤引导组员进行"解开千千结"游戏，实现破冰；组员踊跃参与制定小组契约，包括准时参加小组活动，对小组内发生的事情进行保密，全心全意投入小组活动中，不在小组活动开展时形成小团体，组员达成一致共识并签署姓名。透过"搭线游戏"体验无效沟通来认识沟通。在小结环节，组员畅所欲言，发表感受。通过第一节小组活动建立组员之间的关系，消除陌生感，并且不断增强组员对小组的认同感，小组凝聚力初步显现。

（二）第二节小组活动实施过程

本节小组活动主题为"齐齐学沟通密码"，主要活动目标有：通过本节小组活动，让组员学会双向沟通，学会换位思考和信任。

实施过程包括：社会工作者首先介绍本节的内容，重新回顾小组契约，通过击鼓传小熊进行本场的热身；通过训练活动"你听我说"让组员辨别单向沟通和双向沟通；通过"信任行走"，组员学会了换位思考和信任；通过"优点大轰炸"，组员学会了赞美和被赞美，提升了组员的自信。在这一过程中，随着组员信任的增强，小组动力不断得到提升并推动小组往前发展。

（三）第三节小组活动实施过程

本节小组主题为"快速解码沟通障碍"，主要活动目标有：通过本节活动，让组员感受到团结的重要性，在理想的实现过程中，需要组员之间团结互助。

实施过程包括：通过"大风吹"增进组员间彼此的了解，巩固上节所学习到的双向沟通的重要性；通过"快速解码沟通障碍"环节，学习沟通障碍和矛盾的处理方法。通过"穿越电网"环节，组员学会在不同意见中通过良好沟通达成一致。组员相互熟悉后容易形成次小组，社会工作者通过强调小组契约等方式，让组员回归到小组中。在本节小组活动开展过程中，组员之间因参加游戏环节产生冲突，通过社会工作者的介入和沟通化解冲突。

（四）第四节小组活动实施过程

本节小组主题为"沟通钥匙我会用"，主要活动目标有：通过本节小组活动，让组员感受到将理想付诸实践的重要性，在理想的实现过程中，需要自己的不懈努力。

实施过程包括：首先通过"数字抱抱抱"完成破冰，重温上节活动内容，快速解码沟通障碍，通过同舟共济活动，体验沟通技巧的运用并完成挑战任务。组员学习爱的鼓励方法，反思参加小组活动的成长。组员反馈在沟通意识、沟通技巧的学习、未来人际交往信心等方面都获得了提升。

五、总结评估

（一）小组工作开展情况总结

1. 小组专业关系维持情况

小组成员全部按时参加小组活动，与社会工作者在平等和相互尊重的基础上进行沟通，组员与组员之间也能进行良好的沟通，通过参加每节小组的活动，开展愉快的合作。

2. 相关资源利用情况

社会工作者充分利用了社区的小组活动空间，合理地布置了活动场地，注重组员参加小组活动的安全性，营造温馨的小组氛围。

3. 小组工作运作情况

小组依托社会学学习理论和交流分析理论开展设计，每节主题之间体现逻辑性。小组主题包括"沟通，你好""齐齐学沟通密码""快速解码沟通障碍""沟通钥匙我会用"四节内容，体现以沟通为主题循序渐进开展小组服务。组员随着熟悉程度的增加，会更加投入小组活动。在小组活动开展过程中，社会工作者也逐渐反思改进小组的运作方式，担任使能者角色，使得组员们能够充分分享，在彼此的经验上相互学习。

4. 组员对小组服务的满意情况

社会工作者通过小组反馈表、个别访谈等形式，收集组员的满意度，组员们对小组服务很满意，组员认为获得了成长，认识到沟通的重要性，并学习了沟通的技巧。

（二）小组工作目标实现情况总结

1. 组员原问题表现

组员一：组员与老师、家长关系相互不太好，不会合理表达自己的需求。

组员二：组员与老师沟通存在障碍，双方存在芥蒂。

组员三：过于腼腆内向，不爱讲话。

组员四：沉默寡言，处于自我封闭状态。

组员五：缺乏自信，不愿与人交往。

组员六：不愿主动与人交往，以自我为中心。

组员七：缺少关注，缺乏归属感。

组员八：沉默寡言，心理包袱过重。

2．组员问题解决情况

组员一：在小组中获得鼓励，更好地学会与人交往的技巧。

组员二：需要后续跟进进行个案辅导，比较活跃。

组员三：笑容很灿烂，在小组中成长很快。

组员四：沉默依旧，自我开始展露，获得了组员的认可。

组员五：自信得以提升，与组员相识很快。

组员六：进步最为明显，小组前期和后期判若两人，能够主动分享且思维活跃，沟通技能明显提升。

组员七：在小组中获得了关注，增加了对小组的归属感。

组员八：变得较为开朗，自我逐渐开放。

3．小组工作运作方式科学程度总结

小组主要运用了社会学习理论和交流分析理论，组员之间学习沟通技巧，通过人际交往强化来增强小组成员的凝聚力，让组员在他人反馈信息基础上进行积极的自我评价。

（三）社会工作者工作感想总结

小组成员的同质性很高，社会工作者在带领小组过程中，把握组员的共性很必要。小组在设计过程中，不能过于强调知识灌输，应该让寓教于乐得以体现；经验分享应得以及时总结，并在小组中予以强化。针对存在沟通能力差异的组员，尊重他们个人的基本需求，给予差异性关注。在开展小组活动过程中，遵循平等原则很重要，要平等对待每一个组员，让民主在小组内得到充分体现。

社会工作者应真诚，并在服务前后保持一致，尽可能拉近社会工作者与组员之间的距离；同时，增强小组的凝聚力，增强组员对小组的认同感和归属感。

六、专业反思

（一）小组工作价值观的重要性

在整个服务过程中，社会工作者以习近平新时代中国特色社会主义思想为指引，采用互助互惠、尊重组员权利和能力、民主参与和决策、增强权能、高度个别化的小组工作价值观作为工作原则，运用专业的方法对留守儿童进行需求评估和问题界定，以社会学习理论和交流分析理论为指引，运用小组工作的互动模式，注重使用鼓励、专注、引导与倾听等技巧，让组员在鼓励和被接纳的氛围中学习沟通的技巧，通过组员间的互动和沟通，发掘自身的潜能，开启成长之旅。

（二）社会工作者的角色

社会工作者在小组进展过程中，初期作为联结者、示范者的角色，中期是协助者角色，后期则担任评估者、使能者的角色。在社会工作者角色的引导下，小组过程进展顺利，小组氛围越来越好。留守儿童参与到小组活动中，分享的积极性也逐渐提升。

就小组目标实现来讲，留守儿童主动与人交往沟通的意识有提升，同时留守儿童的沟通方法与技巧也得以锻炼，通过彼此的经验分享学习双向沟通。

在小组工作服务过程中，面对留守儿童之间存在的冲突和次小组，则主要通过小组契约的约束、组员之间的共同商讨、社会工作者的协调等方法。

（三）关注留守儿童，用生命影响生命

留守儿童是社会普遍关注的群体，留守儿童的健康成长，需要政府经费的投入和社会工作者专业力量的服务。本案例关注留守儿童的需求，透过小组工作的专业方法，社会工作者陪伴留守儿童成长，实现其沟通能力的提升，助人自助，达到留守儿童全面发展，用生命影响生命，实现爱的传递。

参考文献：

[1] 刘梦. 小组工作 [M]. 北京：高等教育出版社，2003.

[2] 芮洋，杨启秀. 小组工作 [M]. 北京：北京大学出版社，2014.

[3] 赵芳. 小组社会工作：理论与技术 [M]. 上海：华东理工大学出版社，2015.

"去标签化"视角下的社区矫正服务模式

——均安镇社区矫正项目"Y+V"计划

莫秋梅[①]

案例摘要：本文在梳理社区矫正以及标签理论研究的基础上，阐述了社区矫正人员如何被标签化以及社会工作者如何尝试帮助社区矫正人员去标签化的过程。最后阐述了项目计划的实施过程、实施过程中所遇的困难、项目开展所获取的成效以及项目未来开展的展望。

一、背景介绍

2003年由最高人民法院、最高人民检察院、公安部和司法部联合下发的《关于开展社区矫正试点工作的通知》指出："社区矫正是与监禁矫正相对的行刑方式，是指将符合社区矫正条件的罪犯置于社区内，由专门的国家机关在相关社会团体和民间组织以及社会志愿者的协助下，在判决、裁定或确定期限内，通过思想改造和劳动改造，矫正其犯罪心理和行为恶习，并促进其回归社会的非监禁刑罚执行活动。"这一规定概括了社区矫正的主体、对象、目的和性质。[1]

均安镇社区矫正项目是由顺德区司法局购买社会服务，锐智社会工作服务中心承接，通过"政府购买服务+司法部门指导+社会组织运营"的模式，运用社会工作专业知识和方法，为均安镇社区矫正人员、刑释解矫人员提供心理状况评估、情绪安抚疏导、个案跟踪等服务，引导社区矫正人员参与社区服务和法制教育，让社区矫正人员更好地矫正犯罪心理与行为，以便更好地融入社会，预防重新犯罪，维护社会稳定。

锐智社会工作服务中心自2015年7月进驻均安社区矫正项目以来，共服务了200多名社区矫正人员以及刑释解教人员，其中未成年社区矫正人员有

---

① 莫秋梅，佛山市乐从镇锐智社会工作服务中心。

10多名，青年社区矫正人员约占总人数30%，这两类人群是社区矫正社会工作开展的重点与难点。社会工作者在服务中发现，青年社区矫正人员对其"社区矫正人员"身份产生强烈的抗拒心理，在社区服务中表现很被动，不愿意配合社会工作者的安排。同时，均安镇在册社区矫正人员中22%的社区矫正人员处于青年阶段，而青年阶段也正是人生的"动荡期"，面对人生阶段的任务、压力、困扰等，更需要正向引导和支援才能顺利回归和融入社会。此外，据均安社区矫正项目在册资料统计，90%的青年社区矫正人员非常抗拒"罪犯"这个称谓，他们在社区服刑期间，受到他人歧视和冷眼，严重影响了社区矫正的质量，同时也违背了社区矫正的初衷，社区矫正重于教育而轻于惩罚。然而在现实生活中，社区矫正人员难以扯去"罪犯"的标签，其一直影响社区矫正人员的工作、学习、社交等方面。因此，帮助社区矫正人员实现"去标签化"，对于帮助其恢复社会功能，重新融入社会有着重要的意义。

社会工作者在服务中发现，社区矫正工作主要存在三个问题：第一，社区群众对社区矫正认知度与认同感较低，许多社区居民认为罪犯应该在监狱里接受惩罚，这样才是他们"罪有应得"，不应该让社区矫正人员继续在社区中生活、获得"自由"。这些居民在与社区矫正人员接触中，会被社区矫正人员戴上有色眼镜看待。第二，社区矫正人员自我标签化现象严重，社区矫正人员对于其身份依然存在着心理障碍，他们往往会给自己标签化，认为自己就是罪犯，是与他人不同的；尤其是一些自尊心较强的青年社区矫正人员会觉得因为自己曾经犯过错，而无法面对身边的人，否定自己的未来。第三，传统的社区矫正手段更注重对社区矫正人员的监督和限制，使其产生强烈的监禁感和惩罚感，从而达到让他们畏惧司法的惩治、远离犯罪的效果。由于传统社区矫正手段过于强硬和机器化，即使社区矫正人员通过矫正考核，也会留下不少后遗症，如自卑感增加、焦虑感的产生、社交恐惧，等等，对社区矫正人员重新融入社会产生不利的影响。

二、需求分析

（一）标签理论与被标签过程

标签理论（labeling theory）是以社会学家莱默特（Lement）和贝克尔（Becker）的理论为基础而形成的一种社会工作理论。这种理论认为每一个人都有"初级越轨",但只有被贴上"标签"的初级越轨者才有可能走上"越轨生涯"。一个人被贴上"标签",是与周围环境中的社会成员对他及其行为的定义过程或标定过程密切相关的。标签理论主要探究越轨行为产生的过程而非越轨行为产生的原因,认为一个人之所以成为越轨者,往往是因为在社会互动过程中,在父母、老师以及社会组织处理个人的越轨行为时,被贴上诸如坏孩子、不良少年的"标签",而这些标签是一种社会耻辱性"烙印",它将越轨者同"社会的正常人"区分开来。而被贴上"标签"的人也在不知不觉中修正"自我形象",逐渐接受社会对其的不良的评价,并开始认同他人的观点,确认自己是坏人,进而被迫与其他"坏人"为伍,进行更加恶劣的越轨行为。[2]

标签理论的主要内容有三点,即对越轨行为的重新解释、标签的张贴具有选择性以及越轨行为的养成是一种互动的过程。其中,从越轨行为到公开标签,主要分为三个步骤:第一步是权威者或关系亲密的人对越轨行为的觉察,第二步是越轨者的标签,第三步是越轨群体或越轨亚文化为加入该群体或文化的人提供越轨的社会化支持。[3]

社区矫正人员在其接受社区矫正的过程就是一个从越轨行为到公开标签的过程。例如未成年社区矫正人员,其在学校的时候或许出于好奇、刺激、义气等因素,做出了某些越轨行为,因此被其老师、同学或家人觉察,从而被冠以"坏孩子""小混混""不正经""没出息"等标签,久而久之他们自己也会认同这样的标签,从而加入"坏孩子"的群体,最后做出了犯罪行为。在接受社区矫正过程中,他们也会因为被贴上"罪犯"这样的标签而感觉到受社会歧视、不尊重,从而产生自卑心理,乃至"自暴自弃"。因此,他们会放弃与正常人的社交,而更愿意与越轨者来往,他们会感觉在越轨者群体中得到更多的尊重与认同感。

社区矫正人员在接受社区矫正过程中或多或少会被贴上"罪犯"的标签,其所生活的社区,周围的人,甚至当事人都会给自己贴上这样的标签。这样的标签不但不利于达到社区矫正的目的,还会给矫正人员留下心理创伤,甚至使矫正人员"习惯性越轨",真正走上"越轨生涯"。

(二)"标签化"对社区矫正人员的影响

与来自邻里、朋友或家庭的非正式标签相比,社区矫正人员头上的"标签"是经过司法机关这种权威的组织明确的"罪犯",在社会环境尤其是社区公众对社区矫正人员的角色认知中以及社区矫正人员的"自我概念"中具有极高的影响力。也就是说，标签是被正式贴上的，是经过"堕落典礼"这种仪式的[4]。

社会工作者发现，"罪犯"的标签对社区矫正人员的生活与工作产生了极大的影响，大部分社区矫正人员处于失业状态，他们都深受"罪犯"标签的影响，部分的企业与商家会因他们"有案在身"而不愿意接收他们，造成社区矫正人员在就业方面的困难，而大部分青年社区矫正人员都属于家里的主要劳动力，失业意味着他们家里少了主要的经济来源，增加了家里的经济负担，同时，社区群众对他们的歧视、嘲讽以及不接纳使得社区矫正人员产生强烈的自卑感，从而导致他们的社会功能受损。

此外，未成年社区矫正人员都在辍学，未成年人脱离学校教育。对于涉世未深的未成年来说，过早地进入社会生活，不利于未成年人身心的健康成长。青少年正处于人生的发展期，各方面均处于发展阶段，尚未定型，其思想与意识等各方面的认识都极其容易受到外界的影响，从而造成思想的动摇。在这样一个自我意识发展的阶段，若不能得到正确的指引，青少年就会容易形成角色混乱，从而影响其成长。未成年社区矫正人员被标签上"罪犯""问题孩子"后，或多或少都会受到其所在正常群体的轻视、排挤或遗弃，在失去归属感与自尊心受损的情况下，他们迫不得已与其他"问题"群体为伍，最后他们自身就会认同外界给予的角色定位。可见，社区层面、学校层面、家庭层面给予他们的标签与不接纳，对他们的成长会产生极为恶劣的影响，甚至会影响他们的一生。

由以上影响可知，社区矫正人员被贴上负面标签，使得他们的学习、生活、工作深受其害，不利于他们重新融入社会，可能导致他们脱离社区，从而增加他们重新犯罪的概率。因此，均安社区矫正项目提出"Y+V"计划，尝试帮助社区矫正人员去标签化。

三、服务计划

(一) 服务目标

1. 总目标

运用个案、小组、社区活动等工作手法，帮助青年社区矫正人员以"志愿者"身份为社区提供服务，提高社区公众及社区利益相关者对于社区矫正的认识，改变公众及社区利益相关者对社区矫正人员的"标签"现象，提高社区矫正人员的自信心，从而实现去标签化，促进社区矫正人员的自我成长，达到预防犯罪的社区矫正效果。

2. 具体目标

（1）通过志愿服务、社区宣传、微电影拍摄等手段提升社区公众对社区矫正的认识与了解，协助社区矫正人员去标签。

（2）通过小组方法，帮助社区矫正人员自我提升，发展其优势，挖掘其潜能，增强其自信心。

（3）通过个案服务手法，帮助社区矫正人员认识自我，撕掉自我标签。

（二）服务策略

Y（youth）代表的是青年社区矫正人员，V（volunteer）代表的是志愿者，"Y＋V"优化计划指的是青年社区矫正人员通过志愿者身份发展其优势，挖掘其潜能，实现去标签化，再社会化的过程，增强社区矫正人员的自信心，促进其更好地融入社会，完成角色转变，最后发展成为一个积极奉献自我，热心回报社会的良好公民。青年社区矫正人员在社会工作者的带领下以志愿者的身份，利用自身的特长技能为社区服务，获取社区群众对他们的认同，帮助他们完成"去标签化"过程。

"Y＋V"优化计划实质上是一个将社区矫正人员的身份转化成志愿者的身份，提升他们的自我认同感的过程，以防止"破罐子破摔"，达到去标签化的效果。项目的内容从组织青年社区矫正人员在社区服刑，逐渐将社区服刑的任务转变成社区志愿服务的责任，让他们从一群相互陌生、消极应对的社区矫正人员，发展成为一支亲密的志愿者队伍。项目组织他们成立一支名为"暖心志愿服务队"的志愿者队伍，随之逐渐灌输其社会责任，以教育替代惩罚、体验代替服刑的理念开展志愿服务。组织他们主动策划和执行志愿工作，在志愿服务当中，项目工作员积极引导他们进行沟通和互动，并让他们以志愿者身份服务社区，在这潜移默化的过程当中，真正让他们实现从社区矫正人员向志愿者的角色蜕变。

四、服务计划实施过程

(一) 服务实施内容

计划实施至今已有一年多的时间,服务内容主要分为三个阶段:第一个阶段为计划萌芽阶段,在这个阶段,社会工作者主要进行需求的分析以及联动有关部门,成立志愿者服务队;第二个阶段为服务介入阶段,社会工作者主要以个案、小组、社区为介入手法,为社区矫正人员提供服务;第三个阶段为服务成效总结阶段,社会工作者对计划实施一年后的服务成效进行总结与评估,为计划的下一年实施积累经验。

其中服务介入分为以下五项内容:第一,个案服务。使用个案访谈、家访等方法切实了解社区矫正人员的需求,并根据个案的需求提供相应的服务,例如针对失业的社区矫正人员,社会工作者联动司法部门共同链接就业资源,为社区矫正人员提供就业机会;针对有特长的个案进行志愿者辅导,鼓励其发挥自身特长为社区服务,例如有舞蹈特长的个案,鼓励其为社区弱势群体提供舞蹈表演或舞蹈教学等服务。第二,小组服务。①开展情绪管理小组,帮助社区矫正人员认识情绪,学会管理情绪;②抗逆力小组,提高社区矫正人员抗逆力;③生涯规划小组,提高社区矫正人员自我认识及对于自己生涯的规划能力;④减压小组,帮助社区矫正人员了解并掌握减压的方法。小组服务帮助社区矫正人员提高自我认识,发挥自身优势,提高抗压能力,增强自信心,达到去自我标签化的目的。第三,志愿服务:①探访困难长者志愿服务,社区矫正人员以志愿者的身份为长者提供服务;②社区义剪服务、慰问环卫工人服务、义务献血服务、清洁公交站服务等志愿服务,提高社区公众对于社区矫正人员的认同感,改善负面标签的现象。第四,社区宣法服务,联动司法部门开展宣法服务,社区矫正人员以志愿者身份参与其中,提高司法部门对于社区矫正人员的认同感。第五,媒体宣传。拍摄微电影,提高社区公众对于社区矫正的认识与了解,去除社区公众贴给社区矫正人员的负面标签。

(二) 实施过程中所遇困难

万事开头难,"Y + V"优化计划从萌芽到实施,并没有想象中那么顺利,而是遇到了各种各样的困难。计划提出起初,司法部门对于成立志愿者服务队表示担忧，他们担心社区矫正人员成立志愿服务队会使得他们过于接触频繁，会造成交叉感染，增加重新犯罪的概率；社区矫正人员也不配合，社会工作者向社区矫正人员提出"Y + V"优化计划时，大部分社区矫正人员认为他们只是在行刑，是在完成任务与要求，做公益劳动是自己"罪有应得"，很多时候都只是应付了事。此外，社区矫正人员对社区矫正普遍存在认识偏差：一是社区矫正人员对社区矫正的性质存在误解，认为回到社区"混"够时间便可，未能真正领悟社区矫正的意义。二是社区矫正人员对社区矫正服务抱有漠视态度，自认为处于被压迫者的角色，对社会工作者开展的服务抱着"多此一举"的漠视态度，平时以不参与或是敷衍参与的表现来应付社区矫正工作。而且，社区矫正人员在工作时间与服务时间方面较难协调，对于已就业的社区矫正人员，其休息时间多数是一个月一两天居多。社区服务时间需要社区矫正人员利用个人休息时间或是请假来参与，存在影响社区矫正人员工作质量和服务时间难以协调的情况，一定程度上影响了社区矫正人员的工作生活。

面对这些困难，社会工作者仍然迎难而上，不断地与司法部门沟通解释计划的初衷，以及帮助服务对象"去标签化"的重要性，初步取得司法部门的信任与帮助。针对服务对象的不配合，社会工作者组织他们去参与志愿服务，并在服务中向社区群众介绍他们的志愿者身份，社区矫正人员在服务中接受了来自社区群众的感激及赞美，这鼓励了社区矫正人员，增强了他们的信心。同时，社会工作者在服务中发现社区矫正人员的特长，组织社区矫正人员利用自己的特长去服务社区，例如针对有跳舞爱好特长的社区矫正人员，社会工作者会组织其为敬老院老人表演街舞；有电工维修方面特长的社区矫正人员，社会工作者会组织其帮助社区的困难长者检查电线、维修电器等。社区矫正人员在服务中得到了他人的接纳，接受了他人的感激与认同，久而久之他们就慢慢地认同了自己志愿者的身份。

五、总结评估

至今，项目已服务均安镇所有在册青年社区矫正人员，成功建立了一支特殊的志愿者队伍，在辖区内开展了一系列志愿服务，志愿服务不是短暂的志愿服务，而是有持续性发展的志愿服务，社区矫正人员在期满后，仍然参与到社区的志愿服务中。社区矫正人员通过志愿服务，使得他们对于社区矫正概念有了新的认识，对自身角色也有不同的看法，逐渐认同其志愿者身份，完成了从

"罪犯"到"志愿者"的角色转变,从被动服务参与社区服务到主动参与并投身志愿服务当中,从个人层面、社区公众层面、社区利益相关者层面改善了负面标签的现象,初步营造了"去标签化"的环境。

(一)社区矫正人员由被动服务转变为主动服务,增强自信心,实现去自我标签化

针对社区矫正人员个人层面的标签化现象,社会工作者运用个案及小组等工作手法,开展情绪管理小组、抗逆力小组、生涯规划小组、减压小组等,帮助社区矫正人员进行自我提升,提高他们的情绪管理能力,增强抗逆力,减轻自我标签所带来的心理压力,提升自我认同感,社区矫正人员敢于直视自己的过去,更加勇敢地面对外界的压力,更为清楚自己未来的生活规划。

阿乐是"Y+V"优化计划中的一名成员,他因故意伤害罪被判刑,从而接受社区矫正。阿乐一开始对社区矫正有着强烈的抗拒心理,他认为社区矫正只是为了监督服刑人员的一项工作,毫无意义。他每次参与社区服务都只是形式性地出席,对于社会工作者的介入也爱答不理,阻抗现象严重。社会工作者在服务中了解到其热爱街舞,因此社会工作者以街舞为突破口,多次邀请其为敬老院长者表演街舞,在"Y+V"优化计划起初,邀请其共同参与策划,在志愿者队伍成立时邀请他带领所有队员进行入队宣誓。他慢慢地转变了对自己社区矫正人员身份的看法,开始认同自己的志愿者身份,除了参与规定的社区服务外,他还自愿为社区提供自己的志愿服务。从此以后,在各种各样的志愿服务中都能够看到他的身影,他从一名被动消极的社区矫正人员转变成一名主动积极的志愿者。

(二)改善社区公众对社区矫正人员的负面标签现象,营造"去标签化"环境

项目开展至今,在一定程度上改善了社区公众对社区矫正人员的刻板印象,社区矫正人员在志愿服务中的无私奉献与刻苦勤劳,给社区公众留下了深刻印象。社区矫正人员为社区独居长者检查用电安全,为长者们打扫屋顶树叶,定期为长者们送去真诚的慰问,在炎热的夏天为"城市美容师"送去清凉饮料,冒雨为社区居民策划开展义剪活动,"暖心志愿者"服务队的身影无处不在。每每服务结束后,社区矫正人员总是能够得到社区居民真诚的感谢与感激的微笑,此刻,社区矫正人员在他们眼里不再是人人嫌弃的"罪犯",而是充满正能量的志愿者。

（三）促进司法部门与社会工作组织的联动

传统的社区矫正工作，主要是以监管与教育改造为主，而司法社会工作的一个重要任务就是通过重新定义或标定过程帮助社区矫正人员"去标签化"，发展成为"正常人"。项目的开展实施，使得司法部门的"硬"手法与社会工作的"软"手法相互结合、相互配合，增强了社区矫正的效果。在项目开展过程中，司法部门在资源链接、调动等方面给予了大力支持。例如司法部门会联系辖区内的社会企业，为失业的社区矫正人员提供就业机会，帮助社区矫正人员重新融入社会。

六、专业反思

对于社区矫正人员的去标签化过程，其实也就是减弱社会环境对社区矫正人员的负面标签化，改善社区公众对社区矫正人员的偏见、歧视以及排斥的现象，帮助社区矫正人员重新融入社会，重新胜任正常的角色身份、争取相应的权利和资源的过程。通过"Y+V"优化计划，不仅有利于增加社区公众与社区矫正人员互相了解与积极互动的机会，促进全社会共同参与矫正工作，而且有利于预防社区矫正人员再次越轨，以达到社区矫正的效果。项目在实施过程中，社会工作者运用了个案、小组、社区等社会工作专业手法，联动司法部门、村（居）委会、社会志愿者为社区矫正人员提供服务。从单一的社区服务转变为多元化的志愿服务，从社区矫正人员的被动参与转变为主动参与策划、执行及链接资源。

社区居民对于社区矫正已然形成了一定的刻板印象，较难在短时间里真正地去掉权威的司法组织贴在社区矫正人员头上的"标签"，社区矫正社会工作任重道远，因此项目仍需不断地自我完善与创新：①加强司法部门、村（居）委会、社区、社会工作组织之间的联动，加强社区矫正宣传服务，使社区群众对社区矫正制度从"知"到"懂"，从而营造"去标签化"的社会环境。②"因材施教"，根据已就业社区矫正人员工作时间开展内容更为丰富、时间更为灵活的服务，解决他们工作时间与服务时间冲突的问题，可以在他们休息的时候为他们提供社区服务与法律学习服务，提高社区矫正人员的法律意识，增强其自信心，提高其社区主体意识，改善自我标签现象。③建立未成年犯罪三级预防机制，联动司法部门、村（居）委会与学校，进到校园里向未成年人普法、宣法，提高未成年人的法律意识，减低犯罪的概率。④为社区矫正人员的家属提供相应服务，社区矫正人员的家属或因家中有成员曾经犯罪而自卑，受到社区负面标签的影响，因此社会工作者需要开展相应服务，帮助社区矫正人员的家属克服自卑心理，提高对于社区矫正制度的认识，从而起到家庭支持的作用。

参考文献：

[1] 周焱. 论我国社区矫正的现状与完善 [D]. 济南：山东大学，2012.

[2] 康树华，张小虎. 犯罪学 [M]. 北京：北京大学出版社，2004.

[3] 束钰. 标签理论下的青少年犯罪问题探析 [D]. 合肥：安徽大学，2010.

[4] 波普诺. 社会学 [M]. 10 版. 李强，等，译. 北京：中国人民大学出版社，1999.